"河北省青年拔尖人才"项目资助出版

一学就会的
中医学基础

徐红欣　乔晓强　主编

化学工业出版社

·北京·

内容简介

《一学就会的中医学基础》共分为九章。其中:第一章"绪论"和第二章"中医学的哲学基础"介绍了中医药的经典著作,中医学的基本特点与思维方法,中医学的哲学基础——气一元论、阴阳学说、五行学说;第三章"气血精津液"阐述了气、血、精、津液的概念及其生理功能;第四章"脏腑经络"阐述了心、肝、脾、肺、肾的生理功能及其与体液志窍六腑的关系,以及奇恒之腑与经络学说;第五章"病因"、第六章"发病与病机"讲述了六淫、疫疠、七情等致病因素,发病原理及邪正盛衰、阴阳失调、气血津液失常等基本病机;第七章"诊法"、第八章"辨证",论述了四诊所得到的症状、体征的诊断意义,以及八纲辨证、气血津液辨证、脏腑辨证等辨证方法;第九章为"预防与治则"。全书以现代语言系统、完整地介绍了中医药学的概念、原理、理论与思维方式,配图多样化,以期满足"零基础"自学者的需求。

《一学就会的中医学基础》适用于中医学基础的初学者,可作为中医药类相关专业的教材,也可供中医药学相关专业人士参考使用。

图书在版编目(CIP)数据

一学就会的中医学基础/徐红欣,乔晓强主编.
北京:化学工业出版社,2022.5(2023.11 重印)
ISBN 978-7-122-40973-7

Ⅰ.①一… Ⅱ.①徐… ②乔… Ⅲ.①中医学-基本
知识 Ⅳ.①R2

中国版本图书馆 CIP 数据核字(2022)第 040503 号

责任编辑:褚红喜 满孝涵　　文字编辑:陈艳娇 陈小滔
责任校对:宋　夏　　　　　　装帧设计:关　飞

出版发行:化学工业出版社
　　　　　(北京市东城区青年湖南街 13 号　邮政编码 100011)
印　　装:北京捷迅佳彩印刷有限公司
787mm×1092mm　1/16　印张 15¾　字数 367 千字
2023 年 11 月北京第 1 版第 3 次印刷

购书咨询:010-64518888
售后服务:010-64518899
网　　址:http://www.cip.com.cn
凡购买本书,如有缺损质量问题,本社销售中心负责调换。

定　　价:　58.00 元　　　　　　　版权所有　违者必究

前言

　　中医药学是由中华民族原创、富有中国传统文化特色、具有独特的理论体系与诊疗手段的医学。千百年来，它为中华民族的繁衍昌盛做出了巨大的贡献。学习中医药学，不仅仅是民族中医文化传承的内在要求，更是提高个人医疗卫生保健水平的重要途径。我们几乎每一个人都有提高自己医疗卫生知识水平、掌握医疗保健技能的需要，特别是中老年人，因其所处生命阶段的特殊性，这种需求尤其旺盛。此外，中医文化早已与我们的衣食住行、语言文字等融为一体，不可分割，所以中医药学除简、便、效、廉外，更具备"接地气"的特点。因为"接地气"，所以它备受想自学医疗保健知识的人所青睐。为满足广大人民群众的学习需要，我们特地编写了这本"零基础"学习中医学基础的图书。

　　中医基础理论是整个中医药学术体系的奠基石，是整个中医药学理论与临床实践经验知识体系的灵魂。它所包含的概念、原理、理论、思维方法与内在逻辑贯穿于中医药学术体系的各个学科。学习了它，你就可以了解任何一门中医药学科理论及技能的知识基础，并且能够判断一些理论与技术是不是"真中医"？是否适合自己及家人。也许有人会说，我学中医药知识，直接从《黄帝内经》《伤寒杂病论》等经典学起就可以了，这样的认识没有错误。但经典中的核心内容都是散在的、不系统的，表述往往也是晦涩的。而中医基础理论将经典所蕴含的世界观、方法论、思维方法、诊疗逻辑等进行了提炼、整理、总结，并做了系统地、完整地现代语言描述，更有利于我们迅速掌握中医药学的概念、原理、理论与思维方式，让我们得到一把学习经典的"金钥匙"，即先基础理论再经典的学习顺序，更能提高学习效率。

当我们学习新知识的时候，如果这些"新知识"不能与我们的生活经验或者已有的知识相结合，它就容易成为个人知识领域的"空中楼阁"与"海外飞地"，难以成为活学活用的"真知识"。为达到好读易懂又不失知识正宗的目的，本书写作过程中，参考了多种版本的《中医基础理论》和《中医学基础》教材，立足于专业知识，立足于日常生活经验，立足于"零基础"，语言浅显平实，配备了较多的知识说理图，以达到图文对应、承前启后，巩固知识的目的；对于一些专业术语采取脚注的方式给以通俗解释，读者无需再假借其他工具，即可顺利读懂领会。当然，每个人都有适合自己的"知识版本"及易接受的讲述方式，如果此书能帮助一些读者就此进入中医药知识的殿堂，也不枉编者的一番工夫。

结合多年授课经验写一本普及中医学基础的书，让更多的人受益于中医药学是本人多年夙愿，然毕竟才疏学浅能力局限，故疏漏不足甚至谬误恐在所难免，在此敬请各位专家学者、各位同仁、各位朋友指评指正，提出您的宝贵意见为盼。

编者
于 2021 年秋

目
录

第一章 绪论

一、奠基之作

中医学起源于人类零星的生活医疗经验，由口耳相传到文字记载，再到理论的形成，历经数千年。我国中医学理论体系形成于战国至两汉时期，以《黄帝内经》《神农本草经》《伤寒杂病论》等医学专著的问世为标志。

1. 《黄帝内经》

《黄帝内经》简称《内经》，它的作者并不是黄帝本人，一般认为，《黄帝内经》非一人一时之作，即它的作者不是一个人而是多个人，也不是在一个很短的时间段内写成的。所以我们通常把它看作是古代医家医学理论与临床经验的论文集。

"经"的本义是丝织品的纵线，织布时一旦固定即不能更改，以"经"命名的书，代表着最重要的原理、最基本的理论，是必须遵守的，也就是"经"代表着亘古不变的真理。《黄帝内经》分为《素问》《灵枢》两部，每部各有81篇文章，全书共162篇。

《黄帝内经》是一部问答式、对话体的著作，大部分内容是黄帝与岐伯的对话记录，后世出于对他们二人的尊崇，将中医医术称为"岐黄之术"。

《黄帝内经》构建了中医理论的基本框架，阴阳学说、五行学说、气血精津液学说、藏象学说、经络学说、病因与病机学说、诊法、"治未病"思想等都源于《黄帝内经》，教材中这些学说的内容都是根据《黄帝内经》的思想精炼整理出来的。

《黄帝内经》对中药学的发展也产生了巨大的影响，它为中药学性能的基本理论——四气五味、升降浮沉、归经与毒性提供了理论基础与依据。同时，

《黄帝内经》记载方剂 13 首，有汤、丸、散、丹、膏、酒等剂型，总结出有关辨证、治法、组方原则、组方体例等理论，这也为方剂学的发展奠定了理论基础。

2. 《神农本草经》

《神农本草经》简称《本经》，是现存最早的中药学专著。约成书于东汉末年，托名"神农"所作，实则是秦汉时期众多医家搜集、整理、总结出来的药物学经验成果的精华。

全书共收载药物 365 种，根据药物的毒性和功效将药品分为上、中、下三品。上品药 120 种，能滋补强壮、延年益寿，无毒或毒性很弱，可以长期服用；中品药 120 种，治病、补虚两种功效兼备，有毒或无毒，要斟酌使用；下品药 125 种，治病攻邪，多具毒性，不可长期服用。

《神农本草经》为中药学的全面发展奠定了理论基石。一是在理论方面此书有较大的贡献。它在"序例"中简要论述了中药的基本理论，如四气五味、有毒无毒、配伍法度、辨证用药的原则、服药的方法，以及丸、散、膏、酒等多种剂型，并对中药的产地、采集、加工、贮存、真伪鉴别等做了简单介绍。由此可见，"序例"几乎全面涉及了当前中药学科的所有内容。二是它收载的药物临床疗效显著。在 365 种药物中，有 234 种至今仍在使用，可以看出，其收载的中药品种"含金量"非常高。在中医临床用药中，常用中药材约 500 种，最常用中药材有 200～300 种，高校教材《中药学》中所载药材可视为最常用中药材，其中《本经》所载药物为其最主流的品种。如在药学专业所用教材《中医药学概论》中，正文共收载中药 200 种，其中有 127 种出自《本经》。

3. 《伤寒杂病论》

《伤寒杂病论》为东汉著名医学家张仲景所作。它确立了辨证论治的理论体系，融理、法、方、药于一体，为临床医学及方剂学的形成和发展奠定了基础。

《伤寒杂病论》在后世被分为《伤寒论》和《金匮要略》两部书。其中《伤寒论》记载方剂 113 首，《金匮要略》记载方剂 262 首，去掉重复的，两书共载 314 首。这些方剂配伍严谨，用药精当，疗效卓著，因此《伤寒杂病论》被后世誉为"方书之祖"，并将该书所列方剂称为"经方"。被《中医方剂大辞典》以及现行高校教材等也广泛收录。以《中医药学概论》（王建主编）为例，其正文共收载方剂 100 首，其中源于《伤寒杂病论》的有 32 首；《方剂学》（李冀、连建伟主编）共载方 414 首，其中出自《伤寒论》与《金匮要略》的共 102 首。

由于电视、网络等对于中医药特别是中医养生知识的传播，"辨证论治"和"理法方药"已经是很多人耳熟能详的词汇。"辨证论治"的含义我们将在辨证部分讲述。那么什么是理、法、方、药呢？理、法、方、药是中医诊断与治疗疾病的四个必不可少的步骤。"理"是指根据中医学理论对疾病做出病变机理解释，这是第一步。"法"是指在对疾病有了病变机理判断的基础上，确定相应的治疗原则与方法，这是第二步。"方"是根据前面确定的治则治法选择最恰当的方剂，这是第三步。"药"是指对选定方剂中药物的配伍和剂量做出最终选择，这是第四步。

综上，《黄帝内经》奠基了中医学基础理论，《神农本草经》收载了最基本的药物，奠定了中药学的基本理论，而《伤寒杂病论》是方剂之祖，确定了最经典的方剂与主治病证（图1-1）。

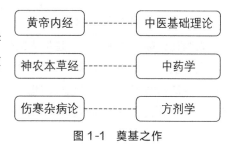

图1-1　奠基之作

二、中医学理论体系的基本特点

中医学理论体系的主要特点有两个：一是整体观念；二是辨证论治。

1. 整体观念

《黄帝内经》所建立的是天、地、人三才一体的整体医学模式。它非常注重人体自身的统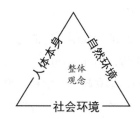一性、完整性以及人与自然界和社会的相互关系，把人和人所处的自然环境与社会环境看作一个统一体，人与环境息息相关。中医在观察、分析和认识人的健康、疾病等问题的时候，都会把人放进天、地、人组成的整体系统中去考虑。

这种在观察分析和研究处理问题时，注重事物本身的统一性、完整性和联系性的观念就叫"整体观念"。整体观念是现代人对中医学经典内容的总结提炼，并不是经典原文。在中医学理论中，整体观念体现为三个统一性，即人体本身的统一性、人与自然环境的统一性和人与社会环境的统一性。

（1）人体本身的统一性

人体本身的统一性，是指人虽然是由不同的组织、脏器所构成，但任何局部都是整体的组成部分，各脏器组织间不是各自为政，而是时时刻刻相互联系在一起，在生理上相互协调，在病理上相互影响。具体而言，人体本身的统一性表现为以下几个方面：①从组织结构来说，人是以五脏为中心，通过经络将六腑、形体、五官、九窍、四肢百骸等联系在一起的有机体。②从物质基础来说，人体的气、血、精、津液是一体不可分割的。③从生理病理方面来说，不同脏腑在生理功能上虽然各不相同，但相互之间是协调配合的，在病理条件下也会相互影响。比如诊断治疗眼睛疾病的时候，就不能只考虑眼睛这个局部器官，而是要考虑它与全身五脏六腑的关系，尤其是与肝的关系，因为肝开窍于目。

（2）人与自然环境的统一性

人与自然环境的统一性，是指人的生理活动会随自然界季节气候、昼夜晨昏、地区方域的变化而发生相应的适应性变化。比如夏天汗多尿少，冬天汗少尿多，这就是人与季节的统一性；白天人精力旺盛，可以工作学习，而到了夜间，人就疲乏了，需要休息睡眠，这就是人与日夜节律的适应性。一方水土养一方人，不同地域，意味着气候条件、地理条件、物产、人文环境等的不同，所以不同地方的人的体质、生活习惯、易患疾病也就不同，离开了原来熟悉的环境，身体就容易出现水土不服的问题，这就是人与地理环境的统一性。

（3）人与社会环境的统一性

人与社会环境的统一性，是指人的体质、心理与健康状况与所处的社会环境有关。社会地位、经济状况、职业、人际关系等都会影响人的生理健康。体力劳动者与脑力劳动者的体质不一样，生活习惯不一样，易患疾病也不一样。穷人与富人生活条件不一样，易患疾病也不一样。另外，社会环境的陡然变化，比如骤然失去亲友、位高权重的人突然被罢免等，往往也容易让人生病。

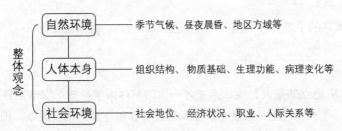

医学的根本目的是治病救人，中医学在预防、诊断、治疗、康复疾病的过程中，时时处处把人与自然环境、社会环境相联系，时时处处把人体看作一个统一的整体，而非头痛医头，脚痛医脚。整体观念贯穿在中医药学的方方面面，因为无论医学怎样发展，建立起多少学科，影响疾病的因素都超不出整体观念所包括的范围，时间医学、气象医学、医学地理学、心身医学等所研究的致病因素都包括在整体观念中，所以说整体观念是极富有智慧的观念，以整体观念为基本特点的中医学自然是极富有智慧的医学。

2. 辨证论治

中医学的第二个特点就是"辨证论治"，它是中医认识疾病和治疗疾病的基本原则。

注意"辨"字不是以言语来"辩"。"辨"是辨别清楚，"证"是对疾病过程中一定阶段的病因、病位、病性、病势等病机本质的概括。

病、症、证三者是有区别的。"病"概括的是疾病的全过程；"症"是人生病时表现出来的症状和体征；"证"是疾病某个阶段的病机概括。"病机"是疾病发生、发展及其变化转归的机理，是说明病是怎么从无到有、怎么发展变化、最终结果会如何的道理的。一个疾病可能分几个阶段，每个阶段对应一个证，也就是说一个病的整个病程可以包括几个证。

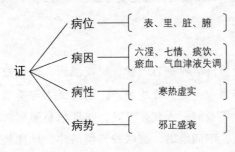

每一个"证"都包括四个要素——病位、病因、病性、病势。病位，是指哪里生病了；病因，即得病的原因；病性，疾病的性质，即虚实寒热的性质；病势，疾病的发展趋势。比如脾胃虚弱证，虚是指正气不足，是病因，病位在脾与胃，疾病的性质是虚证，病情的发展是如果不及时给予医治与疗养，脾胃会变得越来越虚弱。

那这个"证"是怎么辨的呢？它是医生根据四诊（望、闻、问、切）所收集的各种病情材料，进行综合分析辨别出来的。这种综合分析不是随意地猜想，而是根据中医学的基本理论与临床经验进行综合分析，再遵循中医理论进行辨别，最后得出结论。

"论治"是在"证"的基础上，选择和确定相应的治疗原则和治疗方法。

从这里可以看出，中医是对"证"下药的，不同的人即使得了同样的病，若所处疾病的阶段不同，辨出来的"证"也可能不一样，不同的证对应的治疗方法也不一样，这就是"同病异治"。而不同的病，如果辨出来的"证"是一样的，那么治法就是一样的，这就是"异病同治"。比如脱肛、子宫脱垂、胃下垂、肾下垂等虽是不同的疾病，但从中医学辨证角度来说，它们都属于"中气下陷"证，所以都可用"升阳举陷法"来治疗，这就属于"异病同治"。而麻疹有初、中、后期三个阶段，初期主要症状是疹发不畅，所以应该发表透疹；而中期肺热明显，需要清泄肺热；后期往往肺胃阴伤，此时适合养阴清热。由此可见，麻疹这一个疾病，在三个不同的阶段，可分别对应三个不同的治疗方法，这就属于"同病异治"。

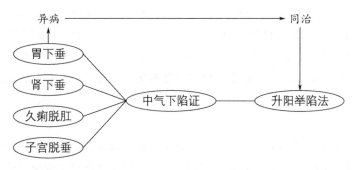

前面我们提到，张仲景在《伤寒杂病论》中创立了辨证论治的理论体系，将理、法、方、药融为一体。辨证论治作为诊断治疗疾病的两个环节，其辨证环节就相当于理法方药的寻"理"阶段，论治环节就相当于法、方、药的治疗阶段。

三、中医学的主要思维方法

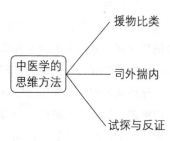

中医学的思维方法，是指中医学在观察和认识人体生理、病理现象时的认知方法和思考方法。这种方法根植于中国传统文化中，体现着中医药学的本质与特色，有相对稳定的模式。中医学的思维方法可以概括为：援物比类、司外揣内、试探与反证。

1. 援物比类

援物比类是运用形象思维，根据被研究对象与已知对象某些属性的相似或类同，推论两者在其他属性上也有可能相似或类同，并由此推导出被研究对象某些性状特点的认知方法，又称为"取象比类"。在这里，被研究对象是未知的事物，要找一个已知的事物来和它比较，而这个找来和它对比的已知事物和这个未知的事物之间要有很多属性相同。如表 1-1 所示。

表 1-1　援物比类推理表

甲（已知）	性质 1	性质 2	性质 3	性质 4	性质 5
乙（未知）	性质 1	性质 2	？	性质 4	性质 5

从表 1-1 可以看出，未知事物乙与已知事物甲有 4 个相同的性质，但乙是否具有性质 3 却未知，而援物比类的方法就是在两事物已有共同性质的前提下，推论乙可能有与甲一样相同的性质 3。但这只是推论，乙到底是否真的也有性质 3，还需要实践检验。这种思维方式，能够由此事物推导到彼事物，即能够由此达彼，根据一个个体的性质推导另一个个体的性质。

我们再从"取象比类"这个名称来理解一下。"取"就是获取、采取、择取、用取。"象"是指我们能够观察、感知、意会到的宇宙万物的一切现象、征象、形象等。比如自然界中万事万物的一切现象（物象）、形体之象（形象）、人类社会中的社会现象、人的生命活动之象、生理功能之象、意识之象（意象）、生病状态下一切症状与体征的病象、体内脏腑的形象和生理功能以及外在之象（称为"藏象"）等。此外，还有大家更熟知的与看病直接有关的，如看舌有"舌象"，切脉有"脉象"等。中医学的思维方法离不开"象"，正如我们最早的文字是象形文字，"象"是我们思维的起点和必不可少的元素。"比"是指比较、对比、比喻、类比。"类"是指分类、归类、归纳、类推。因此，"比类"即比较、推导、归纳、归类。

取象比类的认知与思维方式，不仅可以由此事物推知彼事物，还可以通过归类，从具体到抽象总结出大类事物的性质、规律，如阴阳学说、五行学说就是采用取象比类方法总结出来的经验定律。同样，中医学的很多基本理论知识都是借助这一方法产生的。比如对于五脏在人体的功能地位，为了让人们更加明白就采用了比喻的方法："心者，君主之官，神明出焉。肺者，相傅之官，治节出焉……"，我们熟知皇帝、宰相在一个国家的地位，把心比作君主，把肺比作宰相，心肺在人体内的地位就很容易明白了。再比如，大自然的风会把草木吹动，甚至会把树吹倒，故而中医认为人体四肢、头部不由自主地摇动或突然昏倒，都是"风"所致。前者把人体的内脏与社会中的官职作类比，后者则把人体症状与自然现象作类比。

这种认识有什么作用呢？可以指导医生对疾病的治疗。不要觉得不可思议，中医学的理论是自洽的，从理论到临床，逻辑贯通没有矛盾。人体出现不由自主的摇动症状，那就是人体"起风"了，医生就要"治风"，治了风，人体就不摇动了。中药中有"息风止痉"药，方剂中有"治风剂"，其中又有平息"内风"的方剂，主要由息风止痉药构成，这在临床都是有明确疗效的。

2. 司外揣内

"司"是观察、视察；"揣"是揣测、推测；"外"指外在的表现，如因疾病而表现出的症状、体征等，就是前面说到的"象"；"内"指内在的本质，比如脏腑等内在的病理本质。"司外揣内"是指通过观察事物的外在表象，推测分析其内在变化的认知方法，又称为"以表知里"。它的原理就是事物内在的变化可通过某些方式从外部表现出来，即所谓的"有诸内，必形诸外"。中医理论中很多有关人体生理、病理的认识，都是由此方法建构出来的。

举例说明，一个电路是否通畅，灯不亮的时候，我们是不能一望而知的，但是如果我们接通灯的开关，灯亮了，我们就可以判断，它的电路是通畅的。同样，心在人体内是主血脉的，主血脉的功能正常与否，我们也是不能直接判断的，但是我们可以通过观察患者的脸色得到"脸象"、摸脉搏得到"脉象"，再看看他心胸部有没有不正常的"症状"等，来判断他的心主血脉功能是否正常。

3. 试探与反证

试探，是指通过对研究对象不断的试验，并根据试验结果，对原来的设想做出适当调整与修改，消除误差，以寻求逐步逼近真实本质的一种认知方法。反证，是指用结果来证明已有的结论或追溯及推测原因的一种逆向的认知方法，即反推，或反向推理。

试探的方法一般是医生在诊治疑难病证时运用的。疑难证往往让人对判断结果是否正确拿捏不准，此时可以用小方（剂量小的方剂）试探一下。比如，医生判断这个人是虚证，应该用"补"法，但是又不十分确定，那就先让患者服用药力很小的消导之剂来验证一下，因为虚证的治疗都是长期的，略略补一下，患者症状是没有多大变化的，但虚的人，不禁消导，也就是禁不起"泻"，禁不起再耗费正气，愈耗费正气，患者愈虚，即使是药力很小的消，患者的症状都会发生可以观察到的症状变化，如果症状变得比原来更严重，那就可以判断，这个人确实是虚，反之亦然。

中医认识病因的"审证求因"法就是典型的反证法，即通过对患者症状和体征的审察，反向推求病因。中医学对于"六淫"的认识，大多是这样形成的。

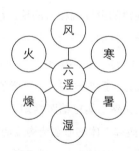

综上可知，中医学的基本理论知识，如阴阳学说、五行学说、藏象学说、病因学说等，大多是由以上特有思维认知方式形成的。取象比类、司外揣内、试探与反证都离不开"象"，同时也离不开人的主观意识与思维，如取象是人在取，揣测、推测是人在推测，审证求因也是人在审，中医的基本知识就是这样主客观相互作用的结果。

气一元论、阴阳学说、五行学说，都是中国古代中医学的哲学理论，是认识和解释物质世界发生、发展和变化规律的宇宙观，是构建中医学理论体系的基石。

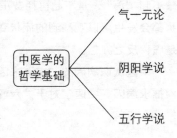

这三个学说原本是用以解释宇宙间万事万物发生、发展、变化规律的世界观和方法论，盛行于天文、地理、历法、政治、经济、兵法、农业等自然科学与社会科学的各种学科领域，从而也将所有古代学科联系在一起。

中医学以气一元论、阴阳学说、五行学说这种关于宇宙物质性质和运动变化的思维模式为理论工具来归纳总结医学知识及临床实践经验，认识人类生命的发生（生命的产生）、阐释人体的形态结构及功能活动（人体结构与功能）、辨析疾病发生的原因和机理（病因病机）、制定养生和诊治的原则，从而构建起独具特色的理论体系。在这个构建过程中，这三种学说也就不可避免地有了中医学特色，所以我们后边讲的都是具有中医特色的阴阳学说、五行学说、气血精津液学说。

第一节　气一元论

气一元论的基本内容主要包括以下几个方面。

（1）气是物质

气是无形的、极细微的、运动不息的物质，"气"最基本的特性是物质性，是构成万物的基本物质。

气 ── 气是物质
　　 ── 气是万物的本原
　　 ── 气的运动是万物变化的根源
　　 ── 气是天地万物相互联系的中介

（2）气是万物的本原

"气"是构成天地万物包括人类在内的共同的原始物质，是万物的本原。万物同一本原，所以万物具有同构性。

（3）气的运动是万物变化的根源

① 气是运动不息的，气的运动是物质世界存在的基本形式，气的运动是万物变化的根源。

② 气的运动，称为"气机"，其基本形式是升、降、出、入、聚、散。气聚成万物，万物分散而成无形之气。有聚就有散，有升就有降，有出就有入。升、降、出、入、聚、散相互对立，又相互协调平衡。

③ 气的变化，称为"气化"。气化就是物质的变化。气的运动是宇宙产生各种变化的动力。万物以气为本原，万物的生长衰亡、形态变化、盈亏虚实都是气化的结果。如人的生、长、壮、老、已（死亡），自然界的生、长、化、收、藏，都是气的运动产生的气化过程。

（4）气是天地万物相互联系的中介

中介，是在两个事物之间起联系作用的媒介。气是万物的共同本原，万物之间以气相通，气自然也就成了万物相互联系、相互作用、相互感应、相互传递信息的中介。比如磁石吸铁、日月吸引海水形成潮汐、乐器之间共振共鸣、人与人之间的志趣相投等都是自然感应现象。这种感应都是以气作为信息传递的中介实现的。

中医学以气一元论为指导构建了"天人一体"的"整体观念"，以及气是生命的本源，气机、气化是生命活动特征的理论，并用以解释人的生命活动、认识健康与疾病、指导诊断与治疗，成为中医学重要的理论基础和思维方法。

第二节　阴阳学说

阴阳学说是研究阴阳的内涵（即什么是阴阳）及其运动变化规律，并用以解释宇宙间事物发生、发展、变化的一种古代哲学理论。阴阳学说认为，世界是物质性的，物质世界是在阴阳二气（气可根据不同的性质和作用分为阴阳二气，这样气一元论就与阴阳学说结合在一起了）的相互作用下发生、发展和变化的。将其应用到医学领域，与中医学的具体内容融为一体，就形成了中医学的阴阳学说。中医学的阴阳学说，是用阴阳的运动变化规律解释人体的生命活动和病理变化，并用以指导临床实践的一种基本理论。

一、阴阳的基本概念

阴阳的本义与太阳的向背有关，即向着太阳，能得到阳光照射的为"阳";背着太阳，得不到阳光照射的为"阴"。随着古代思想家对自然现象的观察，又将阴阳的含义引申开来，如天地、上下、明暗、寒热、动静、刚柔、进退、男女等。这其中的每一组都是一对阴阳，即天为阳、地为阴，上为阳、下为阴……由此可以看出，阴阳都是成对出现的（图2-1）。**阴阳是对自然界相互关联的某些事物或现象对立双方的概括。它既可代表相互关联但性质相反的两种事物或现象，又可代表同一事物或现象内部相互对立的两个方面。**每一对阴阳所代表的两个事物或同一事物内部的两个方面：首先是相互关联的、相互之间是有联系的；其次是相互对立的，对立又相关，其中相关是前提，对立是根本。

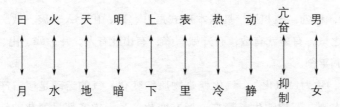

图2-1 阴阳：对既相关又对立的事物和现象的概括

那么两个相关的事物与现象或同一事物内部的两个方面之间，哪个是阴哪个是阳？怎么判断呢？其实不难！因为阴阳是有属性规定的，可以作为判别事物或现象阴阳属性的标准。我们只要按照属性来对应判断就可以。

那阴阳的属性是怎么规定的呢？凡是运动的、外向的、上升的、弥散的、温热的、明亮的、兴奋的、强壮的……都属于阳的特性；而相对静止的、内守的、下降的、凝聚的、寒冷的、晦暗的、抑制的、虚弱的……都属于阴的特性。

注意：阴阳属性的规定都是形容词，都是抽象的性质，可以概括很多具体的事物与现象，而且我们还要看到，属性是列举不尽的，所以我们需要随时分清在具体的语言环境中到底是在说哪一对阴阳，这非常重要。

二、阴阳的特性

（1）普遍性

宇宙间的任何事物都可以概括为阴和阳两类，任何一种事物内部又可分为阴和阳两个方面，而每一事物的阴或阳的任何一方，还可以再分阴阳。

（2）关联性

阴阳所概括的一对事物或现象应共处于一个对立统一体中，若不在一个统一体中，而是无关联性的事物，就构不成一对阴阳。如寒与上、夜与外等是不能用阴阳来概括说明的。

（3）规定性

阴阳学说对阴阳各自的属性有着明确的规定，这种规定不可改变，也不可反向相称。比如水与火构成一对阴阳，水是阴，不能称为阳，火是阳，也不能反称为阴。也就是说，在每一对阴阳中，何为阴、何为阳是绝对的。

（4）相对性

事物的阴阳属性并不是一成不变的。这主要表现在以下三个方面。

① 事物的阴阳属性可以转化。

在一定的条件下，一个事物的阴阳属性是可以发生变化的。这个"一定的条件"就是该事物内部对立两个方面的力量对比发生根本性、格局性的改变。如人体温热全身的能力与寒凉全身的能力就是一对阴阳，健康的时候，两者是能力平衡相当的，所以人才有恒定的体温。但在疾病状态下，两者不再平衡，当温热的能力超过寒凉的能力时，人就表现为热证，属阳；反之，当寒凉的能力超过温热的能力时，人就表现为寒证，属阴。如果一个人在疾病过程中先表现为热证，后表现为寒证，就是发生了阴阳转化，其背后的变化基础就是温热的能力由最初的优势与主导地位变为后来的弱势与附属地位，而寒凉能力的变化方向则相反，由弱势转为优势。

② 阴阳之中复有阴阳。

每一对阴阳中的双方都可以再分阴阳。比如白天与夜晚相比，白天为阳，夜晚为阴，而白天还可以再分阴阳，上午为阳，下午为阴。

③ 阴阳的属性随着相互比较的对象而变化。

每一对阴阳，都可以看作一个小系统，当一个事物在不同的小系统的时候，阴阳属性可能是不一样的，因为事物的阴阳属性是通过比较对立双方划分出来的。比如六腑与五脏相比，五脏藏精属阴，六腑传化水谷属阳；但六腑若与四肢构成一个阴阳小系统，六腑因居于内为阴，四肢居于外为阳。

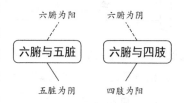

三、阴阳学说的基本内容

阴阳学说的核心内容是阴阳之间的相互关系，即对立统一和相互作用的关系。阴阳学说就是以阴阳之间的关系来解释宇宙万物生成、发展和变化的根本规律的。阴阳之间的关系主要体现在阴阳对立、阴阳互根、阴阳消长、阴阳转化等方面。

（1）阴阳对立

阴阳对立是指自然界相互关联着的一切事物或现象，都存在着相互对立的两个方面。阴阳之间的对立关系表现为阴阳之间相互抑制、相互约束、相互排斥的矛盾斗争关系。如水与火、寒与热、动与静、升与降、出与入、上与下、刚与柔、矛与盾等之间的关系。

阴阳对立

水火不容

那对立是不是不好呢？对事物是不是不利呢？是不是没有对立更有利于事物的发展呢？不是的！事物之间的阴阳对立是必然存在的，是不以人的意志为转移的，是不可改变的客观存在。阴阳之间的对立关系贯穿于一切事物发展的始终，进而在一定范围内取得统一，才促进了事物的发展，维持了事物阴阳之间的协调平衡。这个一定范围内的统一状态就是阴阳之间的平衡状态，对于人而言就是健康状态，中医称为"阴平阳秘"；如果阴阳失衡，那就是病理状态，中医称为"阴阳失调"。也就是说，阴阳对立在每一对阴阳系统中是自始至终存在着的，正是因为有阴阳之间的对立才能维持事物阴阳之间的平衡和协调，事物才能正常存在与发展。如果阴阳不再对立了，事物也就终结了，也就是阴阳系统解体不复存在了。

（2）阴阳互根

阴阳互根，是指阴阳双方相互依存、相互促进、互为根基。其含义有两个方面：其一，阴或阳的任何一方都不能脱离对方而单独存在，都以对方的存在作为自己存在的前提和条件。没有上，就无所谓下，没有下，也就无所谓上；没有寒，就无所谓热，没有热，也就无所谓寒；没有男，就无所谓女，没有女，也就无所谓男；人的生理功能，没有兴奋，也就无所谓抑制，没有抑制，也就无所谓兴奋。其二，阴阳互根还表现为阴阳之间相互促进、相互为用，也就是阴阳之间互相资助、互相为对方所用。

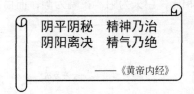

阴平阴秘　精神乃治
阴阳离决　精气乃绝
　　　　　——《黄帝内经》

如果阴阳互根的关系遭到破坏，会出现两种情况。一是"阴阳互损"，阴阳双方中的一方虚损到一定程度，就不能资助另一方或促进另一方的生化，从而导致另一方也虚弱不足，形成"阴损及阳"或"阳损及阴"的"阴阳互损"的病变。二是"阴阳离决"，如果阴阳互根的关系被彻底破坏，就会出现有阴无阳的"孤阴"或有阳无阴的"独阳""孤阴不生""独阳不长"，以致"阴阳离决，精气乃绝"。人如果阴阳离决，精气灭绝，那生命就终止了。

（3）阴阳消长

阴阳消长是指事物或现象中相对立的阴阳两个方面在数量、力量上的变化。阴阳双方在相互对立、相互作用中，不是静止不变的，而是始终处于"阳消阴长"或"阴消阳长"的不断运动变化中。因为阴阳之间的相互对立斗争，就如战争中敌我双方一般，力量对比肯定一直处于不断变化的过程中。比如一年四季的气候，由夏到秋再到冬，阴气渐渐长而阳气渐渐消，气候由热变凉再变寒，这个过程就是"阳消阴长"；反之，从冬至春再至夏，则是"阴消阳长"的变化过程。

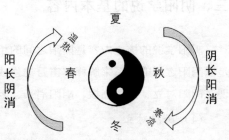

阴阳消长的幅度只要还在前述所说的"阴阳平衡"的范围与限度之内，那就是消长平衡的，对于人而言就是健康的。如果这种阴阳消长的变化超越了这个平衡的限度与范围，那就会形成阴或阳的偏盛与偏衰，阴阳力量就失衡了，此为阴阳失调，人就生病了。

（4）阴阳转化

阴阳转化，指事物的阴阳属性在一定的条件下可以向其相反的方向转化，即属阳的事物可以转化为阴，属阴的事物可以转化为阳。

首先，阴阳转化是指事物总的阴阳属性的改变，而不是同一事物内部对立的两个方面的改变，事物内部的阴永远是阴，阳永远是阳，但因为消长的原因，阴阳之间的比例关系出现了颠倒，力量对比发生了根本性变化，导致主导方、优势方发生了变化，就像原来是东风压倒西风，现在变成了西风压倒东风，事物的阴阳属性就变了。其次，这种阴阳的变化一定是有条件的，不是无端发生的，一般是发生在"物极必反"的"物极"阶段。

在疾病发展过程中，阴阳转化常常表现为在一定条件下的寒证与热证的相互转化。如急性热病，患者出现高热、面红、汗出、气粗、烦渴、脉数有力等实热性表现，属阳证，但这个阳证是一个大量消耗人体正气与能量的过程，高热就是在消耗人体原来储存的能量，当正气消耗到极限，发热难以为继，人体就会突然出现面色苍白、四肢逆冷、精神萎靡、脉微欲绝等虚寒性表现，属阴证。热势盛极，就是促成阳证转化为阴证的条件。

综上，阴阳学说的基本内容就是阴阳对立、阴阳互根、阴阳消长与阴阳转化。阴阳的对立与互根，说明了事物的对立统一关系；阴阳的消长与转化，是事物运动变化的基本形式。消长是事物的量变过程，此时，事物根本的阴阳性质没有发生变化，而转化则是事物的质变过程，事物的阴阳属性发生了变化。

四、阴阳学说在中医学中的应用

阴阳学说在中医学中的应用非常广泛，可以说，中医学没有一个领域不在应用阴阳学说来分析问题、解决问题。其应用情况如图 2-2 所示。

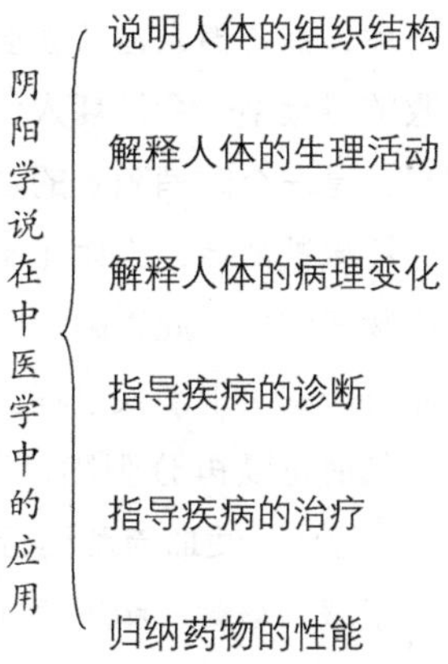

医学的根本目的是预防与治疗疾病，防治疾病的前提，是对人体本身及人的生命现象有正确的认识，在人的形体结构与生理功能的认识中，阴阳学说应用如下。

（1）说明人体的组织结构

将人体组织结构进行阴阳分类，并且认为阴阳之中又有阴阳。具体表现如表 2-1 所示。

阴阳学说在中医学中的应用
- 说明人体的组织结构
- 解释人体的生理活动
- 解释人体的病理变化
- 指导疾病的诊断
- 指导疾病的治疗
- 归纳药物的性能

图 2-2　阴阳学说在中医学中的应用

表 2-1　人体组织结构阴阳划分表

| 阳 | 背 | 体表 | 上部 | 外侧 | 六腑 | 阳经 | …… |
| 阴 | 腹 | 体内 | 下部 | 内侧 | 五脏 | 阴经 | …… |

如表 2-1 所示，体表肌肤属阳，体内脏器属阴，我们可将其称为"表里阴阳"；就体表而言，背为阳，腹为阴；肢体外侧为阳，内侧为阴，这可称为"内外阴阳"；就体内脏器而言，六腑为阳，五脏为阴，此可称为"脏腑阴阳"。在表里阴阳的基础上再分阴阳，六腑可算阴中之阳，五脏可算阴中之阴，以下以此类推。五脏之中，还可再分阴阳，心肺居上属阳，肝肾居下为阴。心肺可以再分阴阳，其中，心为阳中之阳，肺为阳中之阴；肝肾也可再分阴阳，肝为阴中之阳，肾为阴中之阴。

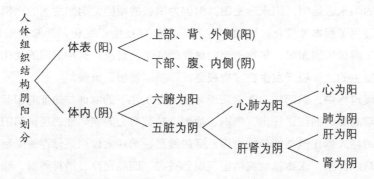

（2）解释人体的生理活动

例如人在日夜两个时间段精神状态不同，表现为白天清醒兴奋，夜晚睡眠抑制，据此则判定为人在白天状态属阳，夜晚状态属阴；人的形体、组织、器官等为人体的物质组成，人能说、能听、能反应、能自主进行各种活动等，此为人体的功能部分，在物质和功能之间，物质属阴，功能属阳。人的正常生存需要新陈代谢，需要能量维持生命活动，需要不断地生长和修复身体，需要摄入营养物质并将其消化吸收。消化吸收饮食物是人体正常的生理功能，在消化吸收的过程中，会消耗人体的能量，而能量来源于之前人体储存的物质，此过程中物质转化为能量，是一个阴消阳长的过程；饮食物经消化吸收，又可以转化为人体新的物质，在这个过程中，能量被消耗，人体可利用可储存的新物质产生，此过程中，人体不断做功消耗能量，最终人体物质增加，此为阳消阴长的过程。也就是说，人体能量与物质的新陈代谢过程，就是一个不断进行的阴阳消长过程。

气血可以再分阴阳，气为阳，血为阴，此可谓气血阴阳。气有生血（血从无到有谓之生）、行血（使血流动运行）和统血（统摄管理血液，使血液不溢出血管）的功能，而血有载气（承载、运载）和养气（从少养到多）的作用。

（3）解释人体的病理变化

那用阴阳学说怎么解释人的健康状态呢？健康状态就是阴阳平衡，或者说"阴平阳秘"的状态。无论是脏腑阴阳、气血阴阳，还是物质与功能阴阳，都要阴阳平衡，人体才是健康的。

那用阴阳学说怎么解释人的病理状态呢？就是阴阳平衡或者说"阴平阳秘"的状态被破坏，阴阳之间出现了各种不平衡的状态，又称"阴阳失调"状态。阴阳失调的情况有多种，中医学用阴阳失调的不同状态来解释人体的病理变化。具体有阴阳偏盛、阴阳偏衰、阴阳互损、阴阳转化等不平衡状态，其具体内容，在后面病机学说中具体阐述。

前面我们讲过阴阳的属性，阳是温暖的力量，阴是寒凉的力量。"盛"就是过，超过了正常的力量范围，"虚"就是不足，达不到正常的生理活动水平。温暖的力量强了，人体会发热，体温升高，此谓"阳盛则热"。反之，寒凉的力量强了，人体会发冷，此谓"阴盛则寒"。同样的，产热不足，人就容易手脚发凉，此谓"阳虚则寒"；寒凉的力量不够，人的体温会略略上升，此为"阴虚则热"。

（4）指导疾病的诊断

那怎么判断患者的实际状态到底属于阴阳失调的哪种情况呢？这就涉及疾病的诊断了，中医学用阴阳学说来分析患者的各种生理和病理表现，如患者的色泽、声息、脉象等，并分别阴阳，最终判断疾病属于阴证还是阳证。如从色泽来说，明亮的、鲜艳的属阳，晦暗的属阴；从声音来说，高亢有力的属阳，低弱无力的属阴。更详细的内容参见诊断部分。

（5）指导疾病的治疗

在诊断疾病之后，就需要进行治疗，治疗的总原则很简单，即将"阴阳失调"状态复位成"阴阳平衡"状态。针对阴阳失调的情况不同，治疗原则也不同。

阴阳偏盛是阴阳双方中有一方力量超过正常水平而相对应的另一方水平正常，此为"实证"，要恢复阴阳的平衡状态，就要把超出的部分去掉，所以阴阳偏盛的治疗原则是"损其有余"或者叫做"实则泻之"。反之，偏衰的治疗原则即是"补其不足"，又叫"虚则补之"。而对于"阴阳互损"造成的"阴阳两虚"，采取的治疗原则是"阴阳双补"。

阴阳偏盛的情况示意如图 2-3 所示，假如以 50 作为阴或阳的正常水平，阴阳偏盛即阴阳中有一方是正常的（达到 50），而对应的另一方却远远超过了 50，如图中达到了 90 的状态，那将双方力量恢复平衡的方式就是把多余的部分去掉，此为"损其有余"，或称"实则泻之"。其他情形以此类推。

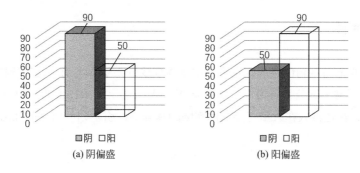

图 2-3　阴阳偏盛示意图

（6）归纳药物的性能

诊断疾病、确定治疗原则之后，就要治疗疾病，药物治疗是中医的主要治疗手段，中医学同样用阴阳学说来归纳药物的性能。

中药的性能是药物在人体引起的生理反应的概括，主要包括四气五味、升降浮沉、归经与毒性等。"四气"指的是寒、热、温、凉四种性质，其中寒、凉属阴，温、热属阳。凡是能减轻或者消除人的热证症状的药物，其性质就是寒凉的；而能减轻或者消除人的寒证症状的药物，其性质就是温热的。比如一般人吃了辣椒、姜等会上火，那辣椒与姜的性质就是温热的。反之，我们日常口语中所说的"败火"食物或者药物，其性质就是寒凉的。药物性能阴阳划分情况如表 2-2 所示。

表 2-2　药物性能阴阳划分表

中药性能	阳	阴
四气	温热	寒凉
五味	辛甘（淡）	酸苦（咸）
升降浮沉	升浮	沉降

综上，我们可以看出，中医学在认识人体形体结构、生理功能、病理状态以及诊断、治疗疾病和用药等方面，时刻不离阴阳。

第三节　五行学说

古人认为，世界万物是由五种基本物质构成的，这五种基本物质就是木、火、土、金、水，当然这个"基本物质"是在具体物质的基础上抽象概括出来的"概念物质"。

"五"就是指五种基本物质；"行"，一指行列次序，二指运动变化。"五行"指的是五种基本物质的运动变化和排列次序。五种基本物质的相互作用可引起彼此的运动变化，它们之间相互作用的方式是有规律的。而五行学说就是研究木、火、土、金、水这五种物质的概念、特性、生克制化规律，并用以阐述宇宙万物的运动变化规律及其相互联系的古代哲学理论。

一、五行的特性

五行学说依据五行各自的性质规定把宇宙万物分成五大基本类别。对五行特性最经典的概括就是《尚书·周书·洪范》所说的"水曰润下，火曰炎上，木曰曲直，金曰从革，土爰稼穑"。这些性质，都是古人在大量观察具体实物的基础上，引申归纳出来的理论。

1. 木的特性

"木"的代表物是草木，是植物。"木曰曲直"是指植物具有能曲能直、能屈能伸、向上向外伸长舒展的特性，引申为凡是具有生长、升发、条达、舒畅等作用和性质的事物及现象，其属性均可用"木"进行归纳，即归为"木"类。"木"性指生长、升发、条达、舒畅等特性。"生"指从无到有，"长"指从小长到大，"升"指向上，"发"指发生、发展，"条达、舒畅"指无阻碍地发展，顺畅伸展的样子。生长、升发、条达、舒畅等是"木"性的概括性描述，代表性质，与阴阳学说中阴与阳的性质描述是一样的，后面有个"等"字，是不能尽列的，其他各行情况相同。

2. 火的特性

"火"的代表物就是火，大火熊熊，火苗激烈地向上窜，是烧灼的，是火热的。"火曰炎上"，"炎"有焚烧、灼热的意思，"上"指向上，即火具有温热、升腾、向上等特性，引申为凡是具有温热、升腾、向上等性质和作用的事物和现象均可归为"火"类，"火"性指温热、升腾、向上等特性。升腾与升发有别，虽然二者都有向上的含义，但升腾是猛烈地、急迫地、急剧地向上，相对而言，升发是柔和地、舒畅地向上。

3. 土的特性

"土"的代表物是大地，土地可供人类种植并收获庄稼，进行农事活动。万物都由土地承载，我们人类生活产生的一切，大地都包容、接纳，我们的生活所需无不取自大地。"土爰稼穑"指土地可供人类进行农事活动，引申为凡是具有生化、承载、受纳等作用与性质的事物与现象，其属性均可归为"土"类。"土"性指生化、承载、受纳等特性。生化与生长有别，"化"是物质由一种形式变成另一种形式。

4. 金的特性

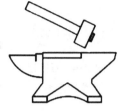

"金"的代表物是金属，金属是从矿石冶炼而来，"金曰从革"的"从革"，可理解为顺从变革，金属的产生过程是一个顺从变革（铁是被"打"出来的，被打的过程，就是铁顺从改变的过程）、去除杂质，最终变得纯净的一个变化过程。金属又往往被做成农具与武器等，用来收割庄稼、伐木或者进行战争，因此引申为凡是具有肃杀、收敛、清洁等作用与特性的事物与现象，可归为"金"类。"金"的特性为肃杀、收敛、清洁等。"肃杀"，严肃、有杀气；把散在的东西收到一起，谓之"收敛"；"清洁"就是使事物洁净化。当秋天万物凋零、农作物被收割之后，天地之间是收敛的，大地是干净的，是秋风扫落叶一般的无情，是肃杀的。

5. 水的特性

"水"的代表物就是水，水能滋润万物，水往低处流，水是有方向的，是向下流动的，是凉的。"水曰润下"，"润"是滋润，"下"是向下、下行。引申为凡是具有寒凉、滋润、向下等作用与特性的事物，均归为"水"类。即"水"性为寒凉、滋润、向下。

以上五行特性的规定，可用表2-3表示。

表2-3　五行特性归纳表

五行	经典概括	特性
木	木曰曲直	生长、升发、条达、舒畅等
火	火曰炎上	温热、升腾、向上等
土	土爰稼穑	生化、承载、受纳等
金	金曰从革	肃杀、收敛、清洁等
水	水曰润下	寒凉、滋润、向下等

古人根据五行的性质规定，把世界万物分为五大类，这五类事物之间随时都在发生联系并相互作用着，那它们之间到底是如何发生联系的？相互之间又是怎么作用的？这就要看五行之间的生克制化关系了，这种生克制化表现出了很强的次序性，即有前有后有顺序。

二、五行的生克乘侮

五行的生克制化是指木、火、土、金、水五行之间相互滋生、相互制约的正常关系。正是因为五行之间存在相生相克的联系，才能维持自然界的生态平衡，才能维持人体的生理平衡。

1. 五行相生

相生是指一事物对另一事物的促进、滋生、助长、协同作用。五行相生是指以五行划分的

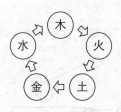

图 2-4 五行相生次序图

五大类事物之间的相互滋生、助长、促进的关系。五行相生的规律和次序为：木生火、火生土、土生金、金生水、水生木，即木、火、土、金、水依次相生，如图 2-4 所示。

五行相生关系，可以通过我们日常的生活经验和常识来理解与记忆：木柴可以生火；东西烧完只留下灰，是灰土；矿石是来源于大地的，金属由矿石冶炼而来，所以金是来自土的；金属加热会变成液态金属，像"水"；有水的地方才能长草木。

相生的双方构成"母子关系"，相当于父母生育子女。比如木生火，木为"母"，火为"子"。如果以木为"我"时，火相对于木而言为"我生"；如果以火为"我"，那木对于火来说为"生我"。任何一行都有"生我"与"我生"的关系。"母子关系""生我""我生"都是五行学说的专业语言。

2. 五行相克

相克是指一事物对另一事物有抑制、约束、拮抗作用。五行相克是指五行之间存在着有序的递相克制、制约的关系。五行之间相互制约的次序是：木克土、土克水、水克火、火克金、金克木，如图 2-5 所示。这里同样遵循严格的相克次序。

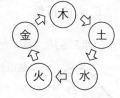

图 2-5 五行相克次序图

五行相克关系同样可以联系我们日常生活经验和常识来理解与记忆：水是用来灭火的，水克火；兵来将挡，水来土掩，土克水；造林种草种植植物可防止水土流失，木克土；金属是要靠火来炼的，火克金；草木都是用金属工具来收割的，金克木。

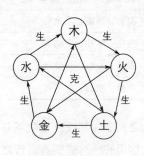

图 2-6 五行相生相克示意图

与相生关系类似，相克的双方构成"克我"和"我克"的关系，"克我"者为"我""所不胜"，"我克"者为"我""所胜"。每一行都存在"克我"与"我克"，"所胜"与"所不胜"的关系。比如金克木，从金一方来说，木为"我克"，是金的"所胜"；从木的一方来说，金为"克我"，为我"所不胜"。相克的内涵类似于生物学上的"天敌"，五行之间天生一物克一物。

将五行相生与相克关系合成一图来表示（图 2-6），可以看出，木、火、土、金、水之间，依次相生，隔一位相克。无论是相生还是相克都是天地万物本有的造化。

3. 五行制化

五行相生与相克是同时存在的，并且力量均衡，五行之间既有资助、促进关系，又同时存在着制约与拮抗关系，正是由于相生与相克的平衡，事物才能正常的存在与发展。所以从这个角度说，生就是克，克就是生，克即谓"制"，生即谓"化"，所以又称为"生克制化"。实际情况也是如此。具体来看，木生火、火生土，但木与土之间，却是木克土的关系。同样木克土、土克水，但木与水之间是水生木的关系。所以相生中就蕴藏着相克，相克中就孕育着相生，这就是"生中有克，克中有生"。没有相生就没有事物的发生和生长，没有相克事物就会过度亢奋，进而就不能维持事物间的正常平衡协调关系。

具体到一"行"事物而言，只有它受的相生的力量和相克的力量是均衡的，它才能跟其他四"行"事物保持协调。比如水生木，金克木，生与克二者力量必须协调平衡有度，"木"才能正常的存在。也就是说，五行之间相生相克的力量都有一个"正常水平"存在着，五行各行本身的力量也有一个"正常水平"存在着。低于正常则不足，高于正常则太过，只有"正常"才能"平衡"，只有"平衡"才能"正常"。

那如果五行之间相生相克不正常了又会出现什么情况呢？那就是五行乘侮。

4. 五行乘侮

乘侮是五行之间正常的生克制化关系遭到破坏后出现的不正常的相克现象。

（1）相乘

相乘指五行相克太过。太过就是克制的力量超过了"正常水平"。比如木克土，以50分相克力度为正常水平，现在克制的力量为80分了，远远超出正常水平，就会发生"相乘"现象。相乘克制的方向与顺序不变，仍然是木、火、土、金、水隔一位相克，只是克制的力度大大超出正常水平。

（2）相侮

相侮指反向相克，又称为"反克"或"反侮"。"反克"的意思是反过来相克，比如本来正常情况下是木克土的，但现在木不但不能克制土，反而受土克制了，就发生了"相侮"现象。自然界正常的克制次序就是木克土，以地位而言，木为上，土为下，现在土克木，以下犯上，此为"侮"。

相乘与相侮之所以发生，是由双方力量不均衡引起的，这种不均衡表现为一方"太过"或者另一方"不及"，或者一方"太过"与另一方"不及"同时发生。比如各行力量均为50时，彼此之间能正常的相生相克。当突破这种力量均衡时，相乘相侮的情况就会发生。以金克木为例来说明相乘的情况，通常有如图2-7所示几种情形。

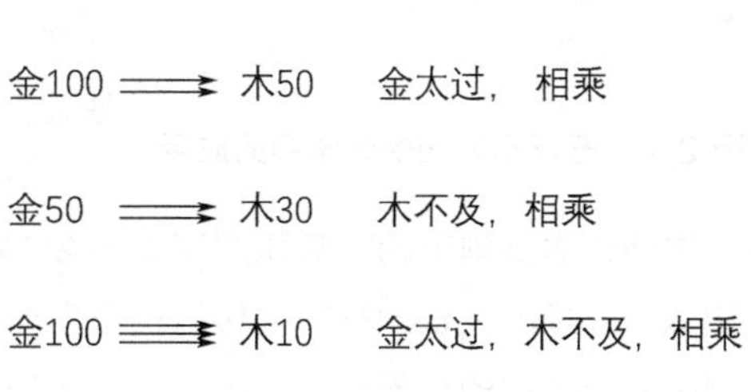

由图2-7，我们也会理解相侮是如何发生

金50 ———→ 木50　　力量均衡，正常相克

金100 ══⟹ 木50　　金太过，相乘

金50 ══⟹ 木30　　木不及，相乘

金100 ══⟹ 木10　　金太过，木不及，相乘

图 2-7　相乘的几种情况

的。例如，大锯是能锯断树木的，是力量均衡的金克木，但是如果用一只削铅笔的小刀片去砍大树的时候，不但树砍不下来，还可能把小刀片崩坏，这就是因为大树太大，而小刀片的力量相对而言太小，就发生了木侮金的情况。同样的，"杯水车薪"这个成语，其实也是一种火水相侮的情况，水的力量太小，不但灭不了大火，反而会被大火所灭。

以上为五行学说的基本内容，包括五行的概念、五行的特性、五行之间生克乘侮的关系，注意五行无论相生相克都有一种次序的含义在里面。

三、五行学说在中医学中的应用

五行学说将人体内脏及组织结构分属五行，还将自然界的五方、五季、五气、五味、五色等与人的五脏生理系统相联系，建立起"人与天地相应"的五行系统，说明了人体自身以及人与自然界的联系性与统一性，是整体观念的充分体现。表 2-4 为五行系统表。

表 2-4　五行系统表

自然界							五行	人体								
五音	五味	五色	五化	五气	五季	五方		五脏	五腑	五官	五体	五志	五液	五华	五声	五脉
角	酸	青	生	风	春	东	木	肝	胆	目	筋	怒	泪	爪	呼	弦
徵	苦	赤	长	暑	夏	南	火	心	小肠	舌	脉	喜	汗	面	笑	洪
宫	甘	黄	化	湿	长夏	中	土	脾	胃	口	肉	思	涎	唇	歌	缓
商	辛	白	收	燥	秋	西	金	肺	大肠	鼻	皮	悲	涕	毛	哭	浮
羽	咸	黑	藏	寒	冬	北	水	肾	膀胱	耳	骨	恐	唾	发	呻	沉

这个"五行系统表"是以五行特性将人体结构与自然界进行分类的结果。它把自然界与人体的许多复杂的事物和现象联系在一起，形成了木、火、土、金、水五大系统。表 2-4 中的每一横行同为一行，同行之间同气，"同气相求""同气相应""同类相通"。比如肝为木行，有生长、升发、条达、舒畅之"木"性，在自然界，季节上与春天相应，春天万物复苏，草木青青，在色彩上与青色相应，在方位应东方，是太阳升起的地方，在气候与风相应，在味道应酸，在人体自身，情绪表现为"怒"，声音表现为"呼"，与胆、筋、眼睛、爪、泪等同属于"木"系统，同系统的各方面现象有相关性、同现性、相互呼应性。这个分类的结果是中医理论知识的基础，对于我们学习者来说，是需要接纳的理论知识。

五行学说在中医学中的应用
{
说明脏腑的生理及相互关系
解释五脏系统疾病的传变规律
指导五脏系统疾病的诊断
指导五脏系统疾病的治疗
}

图 2-8　五行学说在中医学中的应用

五行学说在中医学中的具体应用都是建立在这个五行系统理论的基础上的，具体应用如图 2-8 所示。由图 2-8 我们可以看出，五行学说与阴阳学说相似，都是用来认识解释人体结构及生理和病理现象，并指导诊断与治疗的。这种认识是基于阴阳五行学说的世界观与方法论，而不是人为地强加解释，因为这种解释与阐明，最终可以真实地落实到有效防治疾病上来，从而证明了阴阳五行学说的真理性。

下面我们对上述四个方面的应用一一讲述。

1. 说明脏腑的生理及相互关系

（1）解释人体的组织结构

中医学在五行学说的基础上，将人体组织结构分属五行，形成了以五脏为中心的脏腑结构系统，从而奠定了藏象学说的基础。如前述"五行系统表"所示，这个系统以五脏为中心，由五腑、五体、五官、五华等共同组成。

（2）说明脏腑的生理功能

五脏配五行，五脏的功能各有其所属的五行的"行"特性。比如心五行属火，具"火"性，对人体有温热作用。

（3）说明脏腑之间的关系

五脏既然有了五行归属，那五脏之间自然就具有五行之间的生克制化关系。五脏之间正常状态下有相生、相克的关系，异常状态下可发生相乘相侮的关系。

2. 解释五脏系统疾病的传变规律

在健康状态下，五脏在生理上相互联系协调配合，在疾病状态下，病理上自然也会相互影响。传变就是疾病的变化，"传"是疾病由病的初发部位传到未病的部位，"变"就是疾病的变化。从五行学说的角度，疾病的传变有母子（相生）传、相乘传、相侮传等。

（1）母子（相生）传

母子传，有"母"脏传病到"子"脏与"子"脏传病到"母"脏两种情况。前面讲五行学说时，五行相生形成"母子"关系。比如脾五行属土，土生金，肺属金，所以脾脏为肺脏的母脏，肺脏为脾脏的子脏，如果先有脾病，进而有肺病，是为"母病及子"，反之为"子病及母"或称为"子盗母气""子病累母"。同样的，肾病及肝为"母病及子"，肝病及肾为"子盗母气"。

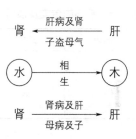

（2）相乘传与相侮传

相乘传是两脏之间发生了"相乘"的情况，如肝病日久波及脾，引起脾病。肝为木，脾为土，是肝木乘土的传变过程。相侮传是两脏之间发生了"相侮"的情况，如肺病日久波及心，引起心病，肺金相对心火而言，本来是火克金，现在发生了金反克火的情况，是肺金侮心火的传变过程。

从上述两种情况可以看出，母子传是相生传变，相乘、相侮传是相克传变。

从前面已经了解到，五行之间构成一个有序的"网络系统"，所以从理论上来说，一脏有病，可以通过不同的途

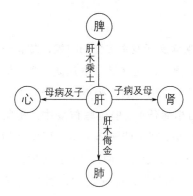

径传到其他四脏。相克相生的关系都是疾病的传变途径。临床上，到底传变到什么程度与患者的体质、生活条件、性情等因素有关，每个人的情况都不一样。

3. 指导五脏系统疾病的诊断

人体自身是一个有机的整体，诊断疾病时，医生将望、闻、问、切四诊得来的资料，运用五行学说的相关理论进行分析，可作为诊断疾病的主要依据。

（1）指导疾病的定位诊断

运用五行学说可以从脏腑角度诊断出到底是哪一脏哪一腑生了病。如患者面见青色、喜食酸味或口中泛酸水、见弦脉，可诊断为肝病。其原理在前面的"五行系统表"中可见，因为青色、酸味、弦脉，均属"木"行，与肝同"行"，所以诊断为肝病，道理并不深奥难懂。

（2）判断疾病的传变途径及预后

判断疾病的传变途径及预后，即从脉象与面色的五行属性，根据五行生克理论来判断疾病从何而来，以及发展趋势又将怎样。比如脾虚患者，面见青色，又见弦脉，是肝木乘土（青色、弦脉属肝木，而脾为土行）。还可根据病色与病脉之间的生克关系来推测疾病的预后，得生色之脉预后良，得克色之脉，预后不良。再如肝病面青，见弦脉，为色脉相符；如果不见弦脉，反见浮脉，则为克色之脉（浮脉五行属金，面色青，属木，金克木，脉克面色），预后不良，病情较重；若见沉脉，即为生色之脉（沉脉五行属水，水生木，脉生面色），预后良好，病情轻（详见表2-5）。

表2-5　疾病的传变及预后

病脏	病色	病脉	脉色生克	预后
肝 （木）	青 （木）	弦脉（木）	脉色同气	正常
		浮脉（金）	脉克色	病情重，预后不良
		沉脉（水）	脉生色	病情轻，预后良好

4. 指导五脏系统疾病的治疗

运用五行学说指导疾病治疗，体现在控制疾病的传变、确定五脏疾病的治疗原则、指导针灸取穴以及脏腑用药等方面。

（1）控制疾病传变

从理论上来说，一脏病可传及其他四脏，但在临床上，疾病实际发生传变的时候，却有一定的倾向性，有些传变更容易发生。对于常见的传变要提前预防，这就是"既病防变"。例如，肝病可通过相生传变，传到心、肾（"我生"与"生我"），也可通过相克传变传到脾、

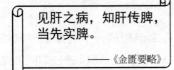

见肝之病，知肝传脾，
当先实脾。
——《金匮要略》

肺（传脾为相乘传，传肺为相侮传）。但这些传变中，更常发生的却是肝病及脾。任何传变都可使病情加重，那么怎么预防这种传变发生呢？《难经·七十七难》说："见肝之病，则知肝当传之与脾，故先实其脾气"。也就是说，看见肝病

了，就要想到肝病会传变到脾，导致脾也生病，为了防止脾生病，就要在未传变之前，先健脾，脾气强健，肝病就传变不到脾了。

（2）确定五脏疾病的治疗原则与治疗方法

治疗原则是治疗疾病时的总体思路。运用五行学说确定的治疗原则有两个：一个是根据相生理论确立的治疗原则，为"虚则补其母，实则泻其子"；另一个是根据相克理论确定的治疗原则，为"抑强扶弱"。这两个原则与前面阴阳理论确定的"损其有余，补其不足"或者"虚则补之，实则泻之"的治疗原则在本质上是一致的，都是虚补实泻。

"虚则补其母"是指在母子关系"虚证"的情况下，即脏腑功能达不到正常水平时所采用的治疗方法。一脏太虚，如果直接补益这个虚的脏腑，可能是补不进去的，产生不了好的治疗效果，此时应以补它的"母脏"为主，通过补"母脏"达到补"子脏"的目的，这就是"虚则补其母"。好比一个瘦弱的小婴儿，我们想让他强壮起来，就要给他吃点儿营养充足的，可是他的胃口太弱了，补的食物消化吸收不了，那我们就把营养价值高的食物让他的母亲吃，母亲长出奶水，再喂养这个婴儿，这个婴儿慢慢就强壮起来了，因为母亲是婴儿天然的养育者，没有比母亲更善于养自己孩子的了，因为，"母脏"与"子脏"之间的关系类同于母子关系，它们是一个道理。

当然这只是其中的一种情况，还有一种情况，就是母子俱虚，也就是母亲和婴儿身体都差，母亲奶水不足，婴儿就得不到足够的营养，身体就长不好，此种情况也以补母为主。比如肾阴虚，对肝阴资助不够，导致肝阴虚，这时候，我们可以补肾为主，肾阴补起来了，肝阴自然就足了，这种方式就叫"滋水涵木"。再比如脾胃虚弱，不能滋养肺脏而导致肺虚脾弱，我们可以用补益脾气的方法而达到补益肺气的效果，这就是"培土生金"法。

滋水涵木

肾（水）　——母病及子——→　肝（木）
母　←——子病及母——　子

补肾阴以补肝阴，肾水生肝木

"实则泻其子"是指母子关系在"实证"的情况下，一脏功能力量超过了它的正常平衡限度，人体失去平衡则处于"病"的状态，这种情况下以"泻子"为主。因为"子脏"一旦被泻，其"母脏"就需要消耗更大的力量来资助它，从而间接达到了泻"母脏"以恢复人体平衡状态即健康状态的目的。如肝火炽盛，属实证，肝木是母，心火是子，这种肝之实火的治疗，可采用泻心法，泻心火有助于泻肝火。

总之，临床上，凡是母病及子、子病及母的母子两脏同病，以及单纯一脏的疾病均可运用五行相生规律，按照"补母泻子"的原则来治疗。

肝（木）　——木旺乘土——→　脾胃（土）

疏肝健脾，抑木扶土

而对于相克异常产生的疾病，即相乘或相侮的情况，其发生的基础是前面讲过的"太过"与"不及"。对于"太过"的一方，损其有余，泻之；对于"不及"的一方补其不足，补之，合称"抑强扶弱"。如木旺乘土，出现肝脾不和、肝胃不和的病证，采用疏肝健脾的方法治疗，称为"抑木扶土"。

（3）指导针刺选穴

人体经络中与五脏六腑直接相关的"十二正经"，分别是心、肝、脾、肺、肾、心包、小肠、胆、胃、大肠、膀胱、三焦经。这十二经络均有各自的特定穴位——"五输穴"，即井、荥、输、经、合五穴，分布在人体肘、膝关节以下。每条经的五输穴，均有五行配属。对于五脏而言，其五输穴各有五行配属，即井穴（木）、荥穴（火）、输穴（土）、经穴（金）、合穴（水）。针刺治疗疾病的时候，仍然遵循"虚则补其母，实则泻其子"的原则取穴治疗。临证时又分为"同经子母补泻法"和"异经子母补泻法"。

例如，肺气虚的治疗原则是"虚则补其母"，如果在同经（肺经）选穴治疗，肺五行属金，我们要选它的母穴，那就是"土"穴，即太渊；如果在异经选穴，要选它的"母经"的"母穴"，肺经的"母经"是脾经，脾经的"土"穴是太白，所以肺气虚时，可针刺太白与太渊两穴进行治疗。反之，如果是肺气实，要采取"实则泻其子"的治疗原则与方法，那肺金之子是"水"，肺经的"水穴"是尺泽，按"同经子母补泻法"选穴，要选尺泽，而按照"异经子母补泻法"选穴，要选其"子经"的"子穴"，肺经的"子经"为肾经，肾经的水穴是阴谷，所以肺气实，可以选择尺泽与阴谷两穴来进行治疗。针刺选穴子母补泻示例见表2-6。

表2-6　针刺选穴子母补泻示例表

经络	井（木）	荥（火）	输（土）	经（金）	合（水）
脾经（土）	隐白	大都	太白	商丘	阴陵泉
肺经（金）	少商	鱼际	太渊	经渠	尺泽
肾经（水）	涌泉	然谷	太溪	复溜	阴谷

（4）指导脏腑用药

五行中的每一行都具有"同气相求"的特点。从前述"五行系统表"中可知，五脏、五腑、五体、五官都有其五行归属，而药物本身的五色、五味也同样有五行归属，所谓"同气相求"就是同一行的药物与脏腑之间，有天然的"亲和力"，即药物会优先进入五行同类的脏腑，并调节该类脏腑组织的功能状态，这就是药物的"归走"，或者"所入"。如五行系统表所示，酸味、青色的药物首先入肝，苦味、红色的药物首先入心，以此类推。比如，黄芪色黄，味甘，优先入脾，故善补脾气；山茱萸味酸入肝，能滋养肝血；朱砂色红，入心安神；石膏色白，入肺，能清肺热；玄参色黑、味咸入肾，能滋养肾阴等。

这里我们要注意，阴阳学说和五行学说都有其局限性，不可机械的生搬硬套，药物的性能还是以实际引起的人的生理反应为依据。

气一元论强调物质世界的本原统一性，阴阳学说重在对立统一，五行学说揭示了物质世界复杂的多元的结构与联系。万物本于一气，一气分为阴阳，阴阳化生五行，五行中又有阴阳。

综上所述，气一元论、阴阳学说、五行学说构成了中医学的哲学基础。对中医学理论体系的形成产生了重要影响，并且贯穿于中医学理论体系的各个方面，成为中医学理论体系的重要组成部分。中医学将三者有机结合起来，建立了气——阴阳——五行的认识论，用来阐释人体生命活动的规律、病变机理、得病原因及总结出诊断与治疗的原则与方法。

第三章 气血精津液

气、血、精、津液是构成人体和维持人体生命活动的基本物质。

第一节　气

一、气的含义

气一元论认为宇宙万物由气构成，气是构成宇宙万物的最基本物质，宇宙万物都是由气的运动变化所产生。那么人体自然也是由气构成的，人体的生命活动也是由气的运动变化产生的。

什么是气呢？气是人体内活力很强、运行不息、无形可见的极细微物质，既是人体的重要组成部分，又是机体生命活动的动力。具体含义（图 3-1）如下。

① "气"是物质，这是它的物质性。"气"是极细微的、无形可见的、没有形状、没有重量、没有质量的物质。如果想拿二斤气做药理实验，这是不可能的。"气"是人感知得到、体验得到，但是分离不出来、拿不到、看不到的。气细微到什么程度呢？细胞、分子、原子，这些我们都可以通过仪器看得到，但"气"不能通过仪器看到。另外，"气"还是运动不息的物质，正常情况下，人体之气一分一秒都不会停止运行。此为"气"的物质性。水谷之气、呼吸之气都是讲的气的物质性。

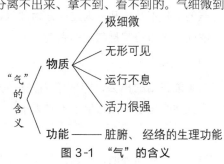

图 3-1　"气"的含义

②　"气"是脏腑、经络的生理功能，这是它的功能性。"气"是有生理功能的物质，气的活力很强，是机体生命活动的动力，"活力"是生命的力量。"气"还指脏腑、经络的生理功能，这是"气"的功能性。脏腑之气、经络之气讲的就是脏腑与经络的生理功能。

综上所述，"气"具有物质性和功能性两方面的含义，即"气"既是构成人体和维持人体生命活动的精微物质，同时又是脏腑、经络的生理功能。

二、气的运行

气是运行不息的，它的基本运动形式有升、降、出、入四种形式。气的升降出入运动，称为"气机"（图3-2）。自下而上运行，谓之"升"；由上而下运行，谓之"降"；由内向外运行，谓之"出"；由外向内运行，谓之"入"。升降是一对阴阳，出入亦是一对阴阳，气的升降出入平衡协调的状态，称为"气机调畅"。"调"指协调、平衡，"畅"指通畅无阻碍，气机调畅的状态就是阴阳平衡的状态。

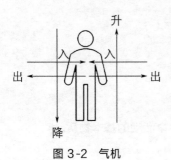

图 3-2　气机

气机调畅的状态是健康状态，若气机升降出入的运动平衡失调，即为"气机失调"，人就会发生病变。气机失调就是气的升降、出入不再平衡，其不平衡状态有以下几种。

（1）气滞

气的运行不顺畅、不通畅、阻滞不通，称为"气滞"。"滞"是停在某处，不通则痛，气滞就像交通拥挤阻塞，局部"气"停留过多，所以会感觉"胀痛"，或者兼痛处走窜不定，也就是一会儿这里痛，一会儿那里痛，即滞在哪里，哪里痛。现实中，交通阻塞一旦发生，警察就会来疏通，人体有自我平衡功能，感觉气滞在某处了，也会自行来打通使之再行，但如果引起气滞的原因不消除，气运行一段儿之后，难免会再次停滞在其他地方，这就是走窜性疼痛的原因。

（2）气陷

气的升发不及或下降太过，称为"气陷"。"陷"，指陷落，比正常位置下移了。脱肛、胃下垂、肾下垂、子宫脱垂等都是气陷的表现。

（3）气逆

气的下降不及或升发太过，称为"气逆"。"逆"，指反了，比正常位置上移了。咳嗽、喘、呕吐、咯血等都是气逆的表现。

（4）气闭

气不能正常的出去，阻闭于内，称为"气闭"。"闭"，指被关住了，闭而不出了。此时，人往往会出现突然昏倒、不省人事。

（5）气脱

气不能内守而外泄，称为"气脱"。"脱"，指逃脱、逃逸、失脱，也就是气跑掉了、逃逸了、失脱了，气出而不返了。此时人往往嘴巴张开，手撒着，全身瘫软，出大汗，或者昏迷。

从以上几种"气机失调"的表现可以看出，"气滞"是气的运行障碍，"气陷"与"气逆"是气的升降失常，而"气脱"与"气闭"，则是气运动的出入障碍（图3-3）。

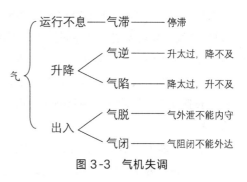

图 3-3　气机失调

三、气的生理功能

气运行不息、活力极强，在人体所产生的功能活动主要表现在推动、温煦、防御、固摄、气化等方面。

1. 推动作用

"推动"，即推动人生命活动正常进行。具体表现为"四推动"：一，推动人体的生长发育与生殖，使人由小长到大，由婴儿到青壮年，能够繁育后代；二，推动人体脏腑、经络等组织器官的生理活动，如心的泵血、肺的呼吸、胃的消化食物等都依靠气的推动作用；三，推动人体物质如精、血、津液的新陈代谢；四，推动精神活动的正常进行。如果气的推动作用不足，人体就会发生相应方面的病变与功能的不正常，如影响人体的生长发育或者早衰，脏腑、经络功能减退，精血、津液生成不足或者发生运行、输布、排泄障碍，出现精神委顿等。

2. 温煦作用

"温煦"，即柔和、深透、适中、舒适的温暖作用，指"气"对机体有温暖、熏蒸的功能。也就是气是能使人体温暖起来的力量，是人体热量的来源。它温暖了整个机体，温煦了脏腑、经络、形体、官窍、精、血、津液，使人体体温恒定，脏腑、经络生理活动正常进行，精、血、津液正常地生成、输布、排泄。如果气温煦的力量不足，人就会体温低下，四肢不温，怕冷喜热，脏腑功能减退，血和津液运行缓慢、迟缓，出现一派"寒象"。若气滞，局部气聚过多，就会气郁化火，表现为温煦太过，出现发热、烦躁、恶（恶、厌恶、讨厌、不喜欢，有很强的情绪性）热喜冷的表现，表现出一派"热象"。无论是"寒象"还是"热象"，其实都是"病象"，是人生病出现的症状。这说明气的温煦作用也要适当，"过"与"不及"都会让人生病。"过"则热，"不及"则寒（图3-4）。

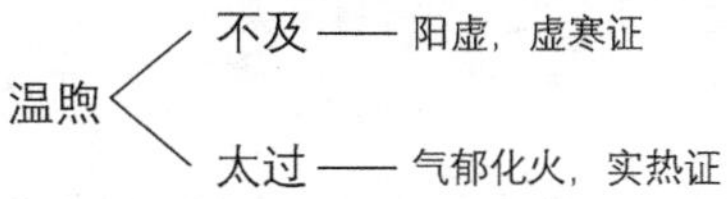

温煦 ─ 不及 —— 阳虚，虚寒证
　　　太过 —— 气郁化火，实热证

图 3-4　气的温煦失常

3. 防御作用

"防御"，指预防、提防、抵御侵略等。气的防御作用，指气具有护卫肌表、防御外邪侵犯人体并能与侵入人体的病邪做斗争，驱邪外出，使身体康复的能力。

"外邪"指人体之外的能导致人生病的因素。外邪侵入人体会使人发病，在外邪侵犯人体的时候，"气"会自动奋起与外邪作战，不让外邪侵入，就像边境战士防止外敌入侵一样，人体与外界接触的肌表，就是人体的"国境线"。如果"气"与"外邪"在"国境线"作战失利，外邪就侵入了人体，人就会发病。饶是如此，"气"也不会屈服，会继续与外邪搏斗，最终将外邪驱逐于人体之外。祛邪外出之后，人就恢复了健康。这个防御过程，其实就是正邪相争的过程。

气的防御能力就是我们人体的抗病能力，如果气的防御作用弱，人体就容易受外邪侵犯而患病，或者表现为生病以后难以痊愈，病程长。所以气的防御功能与疾病的发生、发展及转归都有密切关系。

4. 固摄作用

气的固摄作用是指气对体内的液态物质有统摄、控制作用，对腹腔的脏器有固摄作用。

人体内的液态物质有血液、汗液、尿液、唾液、胃液、肠液、精液、月经、白带等，"气"统治、控制着血在血管中的正常运行，使它不溢出到血管之外，控制其他液态物质的分泌量和排泄量，防止它们无故流失。气还可以固摄体内的器官如胃、肾、子宫、大肠等，使它们的位置固定、不下移，保持稳定正常的"海拔高度"。

如果"气"的固摄作用减弱，体内的液态物质会不正常的流失，导致出血、流涎、自汗、尿失禁、泄泻、滑精、早泄、崩漏、带下等，以及胃下垂、肾下垂、子宫脱垂和脱肛等一系列"症状"（图 3-5）。

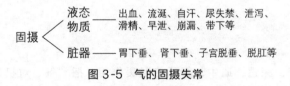

图 3-5　气的固摄失常

气的推动作用是往前推的力量，气的固摄作用是往回收摄的力量，二者相辅相成，相互协调，调节和控制着体内液态物质的正常运行、分泌和排泄。

5. 气化作用

"气化"指通过气的运动而产生的各种变化。气化作用实际上是人体内物质和能量的转化过程。简单来说，就是在"气"的作用下，人体内发生的一切生命变化过程。"气化"，指气会带来变化。气能促使精、气、血、津液的化生和相互转化，如食物经吸收转化成水谷精微，水谷精微再转化为精、气、血、津液，津液再输布、排泄，最后变为汗和尿液排出体外，食物残渣转化为粪便排出等。这一系列的变化过程，都是气化的具体表现。所以如果气化失常，人体的物质代谢就会发生异常。

四、气的分类

人体内的气是充沛于全身无处不到的，没有一个地方没有气，气是没有阻隔与界限的，是浑然一体之气。但这浑然一体之气，因其生成来源、分布部位、和功能特点不同，又各自有不同的名称，分别被称为元气、宗气、营气、卫气。气的种类与分布示意图见图 3-6。

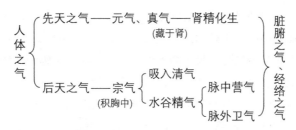

图 3-6　气的种类与分布示意图

1. 元气

"元气"又名"原气""真气"，是人体最基本、最重要的气。元气，本原之气、本真之气。

（1）生成来源

元气的来源是肾中精气。肾中精气的来源有两部分：一是来源于父母的生殖之精，这对于每个人来说，都是先天的，所以又叫先天之精；一是来源于食物被消化吸收后所化生的水谷精气，又称为后天之精。人吃的水谷（水谷代表人吃的一切食物，古时候以饮水与五谷为主）经过人体消化吸收，变成人体可以利用的"水谷精气"。先天之精有赖于后天之精的培育充实，后天之精的形成有赖于先天之精的推动和激发。水谷的消化吸收离不开脾胃，先天之精原本在肾，所以元气的盛衰与肾、脾胃的功能密切相关。

（2）分布部位

元气发于肾，即元气在肾中化生，它的运行以肾为出发点，运行的通道是三焦，最终通达全身，内而五脏六腑，外而肌肤腠理，无处不到。

（3）功能特点

元气是人体生命活动的原动力，是维持生命活动的最基本物质。其功能有：①元气推动人的生长发育。②调节和激发脏腑、经络等组织器官的生理活动。生长发育需要的最初的原动力来源于元气，而脏腑、经络等组织器官的活动，代表着人体的所有的生命活动。

（4）相应病变

如果元气不足，就会引起人生长发育迟缓，各脏腑功能低下，从而发生种种病变。

2. 宗气

"宗气"又叫"大气"。

（1）生成来源

宗气由肺从自然界吸入的清气和脾胃从饮食物中运化而来的水谷精气在胸中结合而成。"清气"指肺吸进来的气中，人体可以利用的气。宗气化生的场所是胸。它的盛衰与肺（清气的来源）和脾胃（水谷精气的来源）有关。

（2）分布部位

宗气积聚于胸中，上出咽喉，贯注心肺之脉，下蓄丹田，经气街注入足阳明而下行至足。

详细来说，宗气在胸中积聚之处称为"气海"，又称"膻中"。膻中在人体前正中线与两乳头连线的交会处。人痛苦生气的时候，会不由自主地捶胸，是因为情绪不良时，气的运行会紊乱或停滞，人本能地想恢复气的正常运行，所以会去捶打"气海"。"下丹田"在脐下三寸（本人四横指宽）关元穴处，也有说是脐下一寸半处的气海穴处，两穴都在人体前正中线上。"气街"指气运行聚集的共同的通路，《灵枢》有"请言气街：胸气有街，腹气有街，头气有街，胫气有街"和"四街者，气之径路也"的记载。通俗来说，如果把气比喻成人，它走的街道，就是气街了；"气街"还可指胃经的气街穴（又称气冲穴），在腹股沟动脉搏动处。这里"气街"可以指胸、腹、胫等气街，也可以指气冲穴。"足阳明"指的是"足阳明胃经"。由此总结来说，宗气的分布部位就是：宗气积聚在胸中，向上运行到咽喉，贯注到心肺，向下积聚在下丹田，经气街注入胃经，再下行到脚。

（3）功能特点

宗气功能有：①上走呼吸道，推动肺的呼吸。②贯注于心脉，促进心脏推动血液运行。由此可见，宗气与心肺功能紧密相关。

（4）相应病变

宗气不足，可出现气短、气喘、呼吸急迫、气息低微、心脏搏动无力，或者心律失常、肢体活动不便（元气经足阳明经至足，与四肢相关）等。

3. 营气

"营气"是血脉中有营养作用的气。"营"，指营养，因营气富有营养，又称为"荣气"。"荣"，草木茂盛，营气会使人如草木般茂盛地生长。营气在血管中，与血液关系密切，能化生血液，所以常"营血"并称。营气与卫气从性质、功能、分布部位来比较，可构成一对阴阳关系，营气称为"营阴"，卫气称为"卫阳"。

（1）生成来源

来源于水谷精气中的精华部分，即最富有营养的部分所化生出来的。也可理解为它来自精细的富有营养的食物。人若想营气充足，就要吃富有营养的食物。

（2）分布部位

分布在血脉中，随着血液循环，流遍全身各处，周而复始。

（3）功能特点

营气为人体五脏六腑、四肢百骸提供营养，是脏腑、经络等组织器官生理活动的物质基础。简单来说就是为生命活动提供物质基础。

（4）相应病变

营气不足，人会头晕眼花、唇淡无华、妇女月经量少，甚至闭经等。

4. 卫气

"卫"是保卫之意，有保卫人体作用的气，称为"卫气"。卫气运行于脉外，有护卫肌表、抗御外邪的功能。与营气相对而言，又被称为"卫阳"。

（1）生成来源

来源于水谷精微中慓疾滑利的部分，由水谷精气中最富有活力、卫外最有力的部分所化生。食物中具有保护作用的往往是"皮"，动植物都有保护自身的保护组织，是"卫外"的，被消化吸收以后，会转化为水谷精微中具有卫外作用的成分，所以从阴阳平衡的角度出发，我们的食物要粗细搭配。

（2）分布部位

卫气经肺的宣发，运行于脉外，皮肤之中，分肉之间，熏于盲膜，散于胸腹。

"分肉"是一块儿一块儿分开的肌肉；"脉"，指血管；"盲膜"是心下膈上部位的脂膜，也指肠外的脂膜，即肠系膜。卫气运行于脉外，肺具有宣发卫气的功能，肺可以将卫气宣散、发散、散布到全身内外各处，尤其是散于肌表、皮毛，所以常常"肺卫"并称。

（3）功能特点

卫气功能有：①护卫肌表，抗御外邪。一旦有外邪入侵人体，它就会奋起抗邪。②温养全身，内而脏腑，外而肌肉、皮毛。温养，一是温煦，一是濡养、营养，卫气使全身脏腑得到温煦，使皮毛得到营养物质而润泽。③开合汗孔，调节体温。卫气负责调节肌腠开合，通过管理汗毛孔的开合来控制汗液的排泄，以维持体温的恒定。汗孔相当于人身上一扇扇的"门"，门开了，人流汗，但同时，人体门户大开，外邪有可乘之机；门关上，汗不出。人放松的时候，"门"会开；遇到危险情况，"门"会自动紧急关闭，此时人会起"鸡皮疙瘩"，会毛骨悚然，汗毛竖立。卫气就像是这个开关门的人，是人体表的"看门人"。"门"的开合要有度，每开关一次，卫气都会被消耗。夏天吹空调是普遍现象，人在室外，气温很高，汗毛孔是张开的，而进入相对低温的空调间时，温度骤然降低，人的汗孔会迅速关闭，再从空调间到室外，那汗孔就会再次张开，如此反复。如果一个人短时间内，反复出入空调间与室外，就会大量消耗卫气，防御能力下降，人就易受外邪侵袭，变得容易感冒。

（4）相应病变

卫气虚弱，人易感冒。

营气与卫气的来源都是由脾胃所化生的水谷精气，所以卫气与营气都是人"吃"来的。营在脉中，卫在脉外，营气主内守属阴，卫气司卫外属阳，二者之间遵循阴阳之间的关系规律。营卫协调，就是阴阳协调。营卫和调，人才健康；如果营卫失调，人就会生病。

除上述四种气之外，还有"脏腑之气""经络之气"，二者都是人身之气的一部分，整体之气分布于某一脏腑、某一经络，就成为该脏腑或者该经络的气，是构成各脏腑、经络的最基本物质。从这个意义上说，有心气、肝气、脾气、肺气、肾气等脏腑之气，也有心经、肝经、脾经、肺经、肾经等经络之气。

第二节　血

血是运行于脉中的红色的富有营养的液态物质，是构成人体和维持人体生命活动的物质基础。

一、血的生成

血由营气和津液组成，即血＝营气＋津液。中医学里的血液成分，不是红细胞、白细胞、粒细胞、血浆等，而是由营气与津液相合而成。营气与津液的来源都是由脾胃化生的水谷精微。"水谷精微"或者"水谷精气"指的是饮食物被消化吸收后成为的人体可以利用的精微物质。

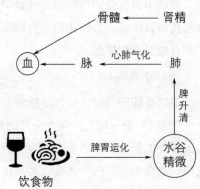

图 3-7　血液的化生示意图

血液的生成，与全身所有脏腑的功能活动密切相关。其生成途径（参见图 3-7）有：一为饮食物经脾胃运化，化生"水谷精微"，水谷精微经脾的升清上输到肺，与肺吸收的清气结合，通过心肺的气化作用，注入脉中，化而为血；二为肾中所藏的肾精，精可化血。

二、血的运行

血在脉中周而复始的循环，心、肺、肝、脾、脉构成了血的循环系统。脉是血液循环的场所，被称为"血府"。

血液在血管中流动，需要推动力。心主血脉，心脏的跳动，是推动血液运行的主要力量，肺主气，气行带动血行，肺助心行血，同样是推动血行的力量；如果只有往前推的力量，血液就会有冲出血管造成出血的危险，脾主统血，肝主藏血，是固摄血液使之不逸出血管的力量，是收摄的力量。二者力量平衡，血液才能在血管中平稳顺畅地流动。

所以，血液在体内正常循环的条件是血管系统没有破损，脉道通畅无阻碍以及心、肺、肝、脾等脏腑功能正常。

三、血的生理功能

1. 血具有营养和滋润全身的生理功能

人体各组成部分正常运行所需要的营养都是血液运来的，通过血液循环得到供给。各脏腑器官只有得到足够的营养，才能维持正常的生理功能。

2. 血是神的物质基础

神有两层含义：广义的神，指人生命活动的外在表现；狭义的神，指人的精神、意识和思维活动。在脏腑理论中，心主神志。血气充盛，人的神志活动才能正常，才能精力充沛、思维敏捷。对于学生来说，就是学习能力强、学习效率高。

第三节　精

一、精的含义

"精"指精微物质，是人体生命活动的本原，是构成人体和维持生命活动的最基本物质。

中医学的"精"有多种含义，有"广义之精"与"狭义之精"。"广义之精"泛指人体内的一切有用的精微物质，包括先天之精、后天之精、生殖之精、水谷之精及脏腑之精、血、津液等一切精微物质。"狭义之精"专指生殖之精，具有繁衍后代的作用。但一般来说，精指先天之精、后天之精、水谷之精及脏腑之精，并不包括气、血、津液，所以本章将气、血、精、津液并列而谈。

二、精的生成

精的生成来源有"先天之精"与"后天之精"之分。

1. 先天之精

"先天之精"来源于父母的生殖之精，与生俱来，是生育繁殖构成胚胎的原始物质，现代医学认为的生命最原始的物质就是父母的精子与卵子，中医学谓之父精母血。先天之精，秘藏于肾，轻易不能泄漏。

2. 后天之精

"后天之精"是人出生以后，通过饮食物的摄取、消化、吸收得到的水谷精微及肺吸收的清气，由脏腑气化所生成。可称之为"吃来的"和"呼吸来的"。后天之精被运输分布到五脏六腑就成为"五脏六腑之精"，用以维持各脏腑的生理活动，如果各脏腑藏满精并满足本脏自身需求之后还有剩余的，就

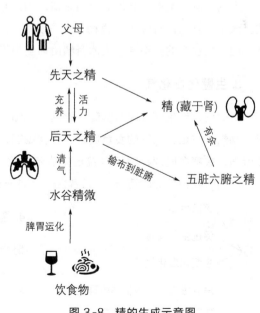

图 3-8　精的生成示意图

贮藏在肾里。

如图 3-8 所示，"人体之精"以"先天之精"为本，但"先天之精"需要"后天之精"的培育与充养，"后天之精"需要"先天之精"的活力资助。比如一个新生儿，体格强壮，声音洪亮，四肢有力，食欲好，精神旺，反应灵敏，就是先天之精很足。但他出生后，如果没有得到很好地喂养，后天摄入食物不能满足生长发育的需要，他的体质就会慢慢变差，这就是先天之精没有得到后天之精的滋养。同样的，如果是一个出生时体重不足两公斤的早产儿，消化吸收能力很差，父母即使精心哺育，充分给予富有营养易吸收的食物，让他身体强壮也是有较大难度的，这是后天之精因缺乏先天之精的活力资助而难以生成的缘故。所以说，人之"精"根源于先天，而充养于后天，二者相互依存，相互为用。肾中所藏之精是一体的，先天之精与后天之精是分不开的，密切结合成"肾精"，维持着人的生命活动和生殖能力。

三、精的生理功能

精的生理功能主要有以下四个方面。

1. 繁衍生殖

精是繁衍后代的物质基础，生殖之精是与生俱来的，是生命起源的原始物质，具有生殖以繁衍后代的作用。父母的"生殖之精"，是子女的"先天之精"，子女在生长发育的过程中，"先天之精"与"后天之精"不断的相互促进，产生自己的"生殖之精"，就可以繁育后代，如此这般一代代传承下去。

2. 促进生长发育

人的生命之始源于父母的生殖之精，由此精而成形，所以精是胚胎形成和发育的物质基础。人出生以后，有赖于"肾精"的充养，以促进和维持人的生长发育，人的生、长、壮、老、已（死亡）的过程是与人体肾精由弱到强再由盛而衰的过程紧密相伴发生的。

3. 生髓化血化气

肾藏精，精生髓，髓有脑髓、脊髓、骨髓，三者均由肾精所化生。脑为髓海，所以肾精充盛，脑髓就充足，人脑的发育良好，人就聪明，四肢活动灵活。肾精充盛，骨髓强健，生血功能就强，故精血同源，精足血就足。精还可化气，先天之精化生元气，水谷之精化生水谷之气，肺则吸收自然界的清气，三者合一而成一身之气，因此，精是气的化生本原。

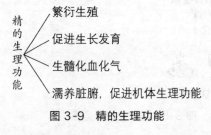

图 3-9　精的生理功能

4. 濡养脏腑，促进机体生理功能

精能滋润、濡养人体各脏腑形体官窍。它们得到精的滋养才有进行正常的生命活动。

综上，精的生理功能总结见图 3-9。

第四节　津液

一、津液的含义

津液是人体内正常水液的总称，包括各脏腑组织器官内的液体（非红色血液的那一部分）及其正常的分泌物，津液也是构成人体和维持人体生命活动的基本物质。津液是正常水液，是人体可以利用的精微物质之一，不正常的分泌物和病理状态下产生的水液不是津液，比如体内的病理性积水并不是津液。

津液包括"津"与"液"，它们都来源于饮食水谷，由脾胃所化生。但二者在性状、功能及其分布部位方面又有区别，津与液的区别具体见表 3-1。

表 3-1　津与液的区别对照表

分类	性状	流动性	分布部位	功能	关系
津	较清稀	较大	布散于体表皮肤、肌肉和孔窍，并能渗注于血脉	滋润作用	两者可相互转化
液	较稠厚	较小	灌注于骨节、脏腑、脑、髓等组织	濡养、润滑、保护、补髓	

二、津液的生成、输布与排泄

津液的生成、输布与排泄是一个复杂的过程，多个脏腑参与其中，每个脏腑所起的作用不同。

1. 津液的生成

在津液的生成过程中，胃对饮食水谷起"受纳腐熟"作用。"受"，接受；"纳"，容纳；"腐熟"，指胃对食物的初步消化作用，将食物消磨成食糜。小肠的作用是"分清泌浊"。"清"指精华部分，人体可以利用的精微物质，即水谷精微；"浊"是人体不可以利用的，需要排出体外的食物残渣。小肠消化食物后，利用脾"升清"的作用将"清"上输到肺，肺再将津液散发到全身各处，后小肠将剩余的"浊"排出体外，即"分清泌浊"（图 3-10）。"大肠主津"，即大肠可以吸收食物残渣中的津液。

2. 津液的输布

津液的输布主要与脾、肺、肾、三焦、肝有关。脾主运化，"运"即运输、输布，"化"即气化、变化，脾将小肠传来的"清"气化为津液，然后运到全身。三焦是水液运行的通道，可以简称为"水道"；肺的作用是通调"水道"；肝的作用是疏通"水道"；肾主水，主持调

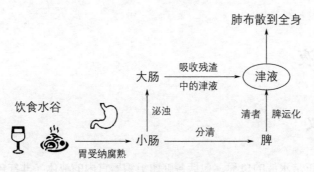

图 3-10　津液的生成示意图

节水液代谢，肾通过蒸腾气化作用，主宰整个水液代谢。

3. 津液的排泄

津液排泄就是人体排出水液的过程，其途径有：汗液、尿液、大便、呼出的气（图 3-11）。

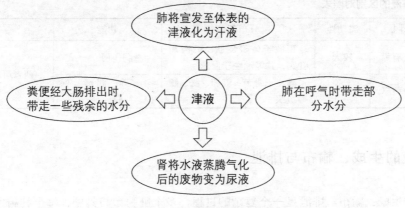

图 3-11　津液的排泄示意图

三、津液的生理功能

津液的生理功能主要有以下几个方面。

1. 滋润营养

津液能润泽皮毛、肌肤，滋润和濡养各脏腑组织器官，润滑和保护眼、鼻、口等孔窍，充养骨髓、脊髓、脑髓，滑利关节等。

2. 化生血液

津液是血液的组成部分，是血液生成的重要物质，脉（血管）外津液渗入到血脉中，即成为血液的基本成分。

3. 运载

脉外的无形之气必须依附于有形的津液才能运行到全身各处。在脉外，气依附于津液而存在，运动变化于津液之中，所以人在大汗、大吐、大下（泻下，拉肚子）后，损伤大量津液的同时也会损失大量的气，即"气随津脱"或"气随液脱"，所以有"吐下之余，定无完气"的说法。又因为气属阳，津液属阴，所以有时候也说"大汗亡阳"。这符合我们的生活常识，大家都知道，连续腹泻会有脱水的危险，"脱水"其实就是"脱津液"了。

4. 排出废物

汗液、尿液等都会带走代谢废物，维持人体体内环境的洁净。

第五节　气血精津液间的关系

气、血、精、津液四者，虽然性状、功能、分布各异，但都是构成人体和维持人体生命活动的基本物质，都需要脾胃化生的水谷精微的充养，它们之间存在着相互依存、相互促进、相互转化的关系。

一、气与血的关系

气属阳，血属阴，构成一对阴阳，气与血相互资生，相互依存。如图 3-12 所示，气血之间的阴阳消长，是"同长同消"的关系，血足则气足，气足则血足；血衰则气衰，气衰则血衰。气血之间协调配合共同维持人体正常的生理活动。气与血之间的关系可概括为八个字，即"气为血帅""血为气母"。

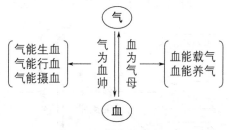

图 3-12　气与血的关系

1. 气为血帅

"帅"，统帅，领导。气是血的统帅。统帅作用表现为化生、推动与统摄三个方面。

（1）气能生血

"生血"，即使血由无到有化生出来。血液的化生离不开气及其运动变化。从饮食物到水谷精微，从水谷精微到营气和津液，再由营气和津液转化为血，每一个阶段都是气作用的结果。精转化为血，也需要气的作用。

（2）气能行血

"行血"，即使血行、给血动力使之运动起来。这个动力就是气的推动力，气是运行不息的，气行的时候带动血一起运行。

（3）气能摄血

"摄"，即统摄、约束、管束。"摄血"，指使血在脉管中运行，不溢出脉管之外造成出血。

2. 血为气母

"血为气母"指血为气的物质基础，血能化气，血是气运行的载体，具体表现为血能养气、血能载气。

（1）血能养气

"养"，培养、抚养、养育、充养。"血能养气"指血为气的功能活动提供物质基础，使气不断得到补养而保持充盛状态。

（2）血能载气

血是气在血脉中的载体。气必须依附于血才能运行到全身，在大出血时，气会随着失血而大量亡失，即"气随血脱"。

二、气与津液的关系

气属阳，津液属阴，气与津液的关系（图3-13）与气与血之间的关系类似，可概括为气能生津、气能行津、气能摄津以及津能载气。

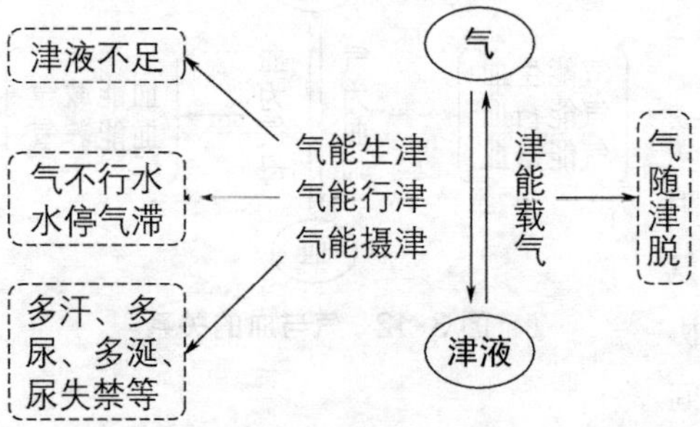

图 3-13　气与津液的关系

津液的生成有赖于脾胃的运化，脾胃之气足，则化生津液力强，人体津液就充盛，反之，脾胃之气虚衰，气化功能减退，化生津液力量减弱，则导致"津液不足"的病证。故脾胃之气与津液也表现为"同长同消"的协同关系。气虚、气滞时，气行津力量不够，就会造成津液停滞，称为"气不行水"；津液停滞以后，又会成为阻滞气正常运行的障碍物，称为"水停气滞"。气统摄不住津液时，津液就会不正常的外泄、损失，表现为多汗、多尿、多涎、尿失禁等；津液中载着气，津液大量丢失的时候，气也会受到损伤，出现"气随津脱"，即前面讲过的"吐下之余，定无完气。"

三、血与津液的关系

血与津液均来源于水谷精微。血在脉中，津在脉外，津液从脉外渗注于脉中则成血，血从脉内渗于脉外则为津液，二者之间可相互渗透，相互转化，因此称为"津血同源"。大出血的时候，津液会大量渗入血管，所以大出血的人，往往会口渴、尿少、皮肤干，称为"耗血伤津"。同样的，人体在大量流失津液的时候，血脉中的血液也会有一部分渗出于脉外，导致血脉空虚，称为"津枯血燥"。血与津液的关系，见图 3-14。

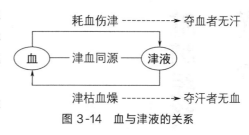

图 3-14 血与津液的关系

因此，临床上对于失血患者，不能再让其发汗，即"夺血者无汗"。无，通"勿"，不要；"汗"指汗法，使人发汗以治疗疾病的方法。"衄家不可发汗""亡血家不可发汗"的警告亦是此意。"衄家"指常流鼻血的人，常常流血，必然血不足。"亡血家"指平素患有呕血、衄血、尿血、便血、崩漏和金疮等失血性疾病的人。同样，对于汗出太多、吐泻太过的患者，不能用放血疗法，因为大汗、大吐、大泻必然使津液受伤，津血同源，血液也同时空虚，即"夺汗者无血"，此时不能再采取"放血"疗法。

四、精与气、血、津液的关系

1. 精能化气，气能生精

精与气相互滋生，相互依存（图 3-15）。精藏在肾中，称为肾精，肾精与肾气相互化生，故常并称"肾中精气"。肾精化生元气，水谷精微化生宗气、营气、卫气。全身的脏腑经络之气都赖精的化生，精的生成又赖气的充盛。气不仅生精，还能摄精（此精指男性的精子），气对精固摄力不够的时候，就会早泄、滑精。

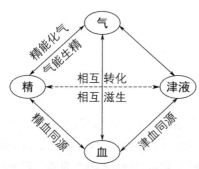

图 3-15 精与气、血、津液的关系

2. 精与血、津液的滋生与转化

"精血同源""津血同源"，精、津、血三者之间可相互滋生、相互转化（图 3-15），也会一损俱损，血、津液亏虚可致精亏，精亏可致血、津液亏损。

脏腑经络

"脏腑经络"一章内容包括两个学说，即藏象学说与经络学说。

第一节　藏象学说

一、概述

藏象是指藏于体内的脏腑与表现于外的生理、病理征象，以及与之相应的自然界的事物和现象。"藏象"一词，始见于《素问·六节藏象论》。"藏"，藏于体内的脏腑，包括五脏、六腑、奇恒之腑；"象"，可以从外部察知的征象、现象，即表现于外的生理病理征象，及内在脏腑的解剖形态及其与自然界相通应的事物与现象。

（一）脏腑的含义

脏腑，是人体内脏的总称，指我们体内的一切脏器。根据生理功能特点的不同，脏腑分为五脏、六腑、奇恒之腑三类。

"五脏"，指心、肝、脾、肺、肾；"六腑"指胃、胆、大肠、小肠、膀胱、三焦；"奇恒之腑"指脑、髓、骨、脉、胆、女子胞。

此处根据生理功能的特点来分类，说明藏象学说更多是在强调脏腑的生理功能，而不是其实体的组织结构。

以上脏腑除三焦外，都有与之相应的具有解剖学意义的器官组织，"脉"对应血管，"女子胞"对应子宫、卵巢，其他各自对应，如心对心脏，肝对应肝脏等。

（二）脏腑的生理功能特点

五脏、六腑、奇恒之腑在形象和功能上都有不同的特点，具体如表4-1所示。

表4-1　脏腑形象功能对照表

脏腑	形象	功能	功能特点
五脏	实体性器官	藏精气	藏而不泻，满而不能实
六腑	中空管腔性器官	传化物	泻而不藏，实而不能满
奇恒之腑	中空性器官	藏精气	藏而不泻

从表4-1可以看出，五脏的生理功能是藏精气，六腑的生理功能是传化物，奇恒之腑的功能与五脏相同，也为藏精气。

1. 什么是藏精气呢？

"藏精气"即生化和贮藏气血、津液、精气等精微物质并主持复杂生命活动的过程。这是两个过程，一个是生化，即将精气化生出来；一个是贮藏，使不轻易流失，然后在贮藏精气的基础上主持复杂的生命活动。五脏藏精气，以满为佳，既然是藏，就不能轻易泻出体外。所以《素问·五脏别论》说："所谓五脏者，藏精气而不泻也，故满而不实。"其中，"满"指精气充盈满足，"实"指水谷（饮食物）充实。

2. 什么是传化物呢？

"传化物"的"传"指传导、转送、输送；"化"，指消化、吸收，使之发生变化；"物"，这里指饮食物。"传化物"主要是对饮食物的消化、吸收、输送、排泄作用。六腑除三焦外，胃、胆、小肠、大肠、膀胱构成了人体的消化道，食物在消化道中由上到下依次传送，在传送过程中被消化吸收，化生出对我们身体有用的水谷精微和无用的糟粕。整个消化道在不停地传化水谷，不能停滞，否则人就会生病。食物进入胃之前，胃是空的，食物进入胃中后，胃满而肠空，食物被进一步消化以后进入肠道，胃排空了，小肠中又有食物了，依次向下传递，整个消化道总在此满彼空、此空彼满地交替着，如果食物将整个消化道从头到尾全部塞满，则整个消化道的气就不能正常升降出入，人就有生命危险。所以《素问·五脏别论》说："六腑者，传化物而不藏，故实而不能满也。"

3. 奇恒之腑是怎么得名的呢？

"奇"者，异也，跟平常的不一样；"恒"者，常也，是平常、正常的状态。它们在形象上与六腑相近，是中空的，在功能上又跟五脏相近，是藏精气的，似脏非脏，似腑非腑，所以称为"奇恒之腑"。

（三）藏象学说的研究内容

藏象学说是研究脏腑的生理功能、病理变化，及其与形体、官窍、精、气、血、津液之间的相互关系的学说。也就是说，藏象学说第一研究脏腑的生理功能，第二研究脏腑的病理变化，第三研究脏腑与形体、官窍的关系，第四研究脏腑与人体四大基本物质——精、气、血、津液之间的关系。

1. 什么是形体与官窍呢？

广义的"形体"指有一定形态结构的组织，包括头、躯干与脏腑；狭义的"形体"指"五体"，即皮、肉、筋、骨、脉。"官窍"指机体有特定功能的器官，如耳、目、口、鼻、舌，称为"五官"。"窍"指孔穴、苗窍，是人体与外界相连的窗口，是人体上的"小洞穴"。"官窍"有"七窍"与"九窍"的说法。其中"七窍"指头面部的二耳、二目、二鼻孔、一口，我们常听说的"七窍流血"就是指的这七窍；"九窍"是在"七窍"的基础上再加上前阴、后阴，前阴指生殖器与尿道，后阴指肛门。"五官"与"五体"分属于五脏。

2. "脏腑学说"与"藏象学说"

脏腑学说是对脏腑生理功能和病理变化的认识，古时候叫"藏象"。"藏"指藏于体内的不能直接看到的脏腑，虽然不能直接看到，但脏腑表现于外的健康状态下的生理功能和患病情况下的病理变化，是可以直接观察到的，这称为"象"，二者合称"藏象"，即隐藏在体内脏腑的生理功能、病理变化表现于外的征象。"藏象学说"就是通过对人体表现于外的生理、病理现象的观察来探求人体内部各脏腑组织的生理功能、病理变化及其相互关系的学说。

中医学这种通过观察外在的"象"来考察人体内脏腑变化的方法，就是第一章中"司外揣内"的思维方法，其原理为"有诸内必形诸外"，即事物内在的本质，一定会通过外在的现象表现出来（图4-1）。

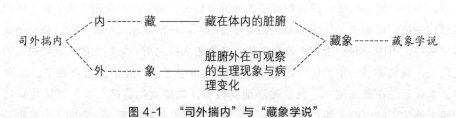

图 4-1　"司外揣内"与"藏象学说"

（四）藏象学说的特点

前面我们在讲"整体观念"的时候说过，中医学认为人是以五脏为中心，通过经络将六腑、形体、五官、九窍联系在一起的有机体。藏象学说讲的就是五脏中心论，其特点有以下两点。

1. "藏象学说"是以阴阳五行学说为指导的"五脏中心论"

"藏象学说"以阴阳来区分脏腑。脏为阴，腑为阳，脏腑之间由经络相互络属构成表里关系。以五行学说为指导，将脏腑概括为肝、心、脾、肺、肾五大系统。五脏各有与之有"特定联系"的形体官窍和密切相关的情志，具体如表4-2"五脏系统表"所示。

表4-2　五脏系统表

	阴	阳					
五行	五脏	五腑	五官	五体	五志	五液	五华
木	肝	胆	目	筋	怒	泪	爪
火	心	小肠	舌	脉	喜	汗	面
土	脾	胃	口	肉	思	涎	唇
金	肺	大肠	鼻	皮	悲	涕	毛
水	肾	膀胱	耳	骨	恐	唾	发

表4-2的每一脏所在的横行都代表一个五脏系统，五个系统的构成是一致的，其核心组合为一脏一腑，构成一对阴阳表里关系，脏为里为阴，腑为表为阳，并含有与之有"特定联系"的五官、五体、五液、五华、五志等。脏与腑之间，以经络为联系纽带，各大脏腑均有与之相应的经络，比如与肝对应的有肝经，与胆对应的有胆经，以此类推。其中心经属心络小肠，小肠经属小肠络心；肝经属肝络胆，胆经属胆络肝；脾经属脾络胃，胃经属胃络脾；肺经属肺络大肠，大肠经属大肠络肺；肾经属肾络膀胱，膀胱经属膀胱络肾。这就是经络的相互"络属"。

我们再以"肾系统"（图4-2）为例具体说明一下，肾与膀胱相表里，即足少阴肾经与足太阳膀胱经相互络属，肾开窍于耳与前后二阴，主骨，其华在发，在志为恐。由此，肾、膀胱、耳、二阴、骨、发等就构成肾系统，并将情志变化的"恐"分属于肾，五行属水。从这里可以看出，奇恒之腑也是纳入五脏系统之内的。

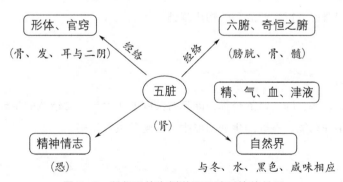

图4-2　以肾系统为例说明五脏系统的关系

各脏腑的生理功能相互协调、相互为用，并与自然界的变化息息相关，以保持机体内外环境的相对平衡与稳定，维持健康状态。

2. 脏腑是解剖、生理、病理的统一

藏象学说中的脏腑，其名称多数与现代解剖学的脏器相同，具有"一定的"现代解剖学概

念，同时，在功能上也部分具有现代医学中生理学、病理学的含义。但二者区别还是很大的，其侧重点、表述方式与现代解剖生理学、病理学都是不同的，具有非常浓烈的中医学特色。比如"肾"，不但是解剖学意义上的"肾"，更主要的是它具有主藏精、主生长发育与生殖、主水、主纳气、主骨生髓等生理功能。肾与膀胱相表里，肾、膀胱、骨、髓、脑、发、耳、二阴构成了肾系统。所以藏象学说更强调生理功能，因为生理功能是古人可以观察得到的，是每个人可以感受到的。"肾"不仅指"肾"，更指"肾系统"。肾的病证可见生长发育迟缓、阳痿不育或宫寒不孕、水肿气喘、骨软无力、头晕健忘、发白早脱、耳聋耳鸣、二便失常等病理变化（见表4-3）。所以藏象学说中的"肾"是一个解剖、生理、病理结合在一起的"整体观念"的肾。其生理功能异常出现的现象，就是"肾"的病理表现。所以当我们熟知肾的生理功能的时候，自然就了解了肾的病理变化，其他四脏以此类推。

表 4-3 肾的生理功能与病理变化对应表

生理功能	病理变化
主藏精、生长发育与生殖	遗精、滑精、早泄、生长发育迟缓、阳痿不育、宫寒不孕
主水	水肿
主纳气	气喘
与膀胱相表里	小便异常（便次、便量、便感异常）
主骨生髓	骨软无力、头晕健忘
其华在发	发白早脱
开窍于耳与前后二阴	耳聋耳鸣、二便失常

总之，中医学认为人体是以五脏为中心，结合六腑、奇恒之腑、气、血、精、津液、形体、官窍，通过经络互相络属组成的一个有机整体。同时，气、血、精、津液周流全身，又是脏腑、经络等组织器官进行生理活动的物质基础。

二、五脏

五脏是心、肝、脾、肺、肾的合称，除具有共同的化生和贮藏精气的生理功能外，同时又各自有其专有的生理功能。五脏的生理功能中，心起着主宰作用。

（一）心

心位于胸中，有心包络包围在它的外围。心是五脏之首，是人体生命活动的主宰，被喻为"君主之官"，像人体内的皇帝一样，具有最高的地位，拥有最高的管理职能，被称为"五脏六腑之大主"。

心的主要功能为主血脉、主神志。心在体合脉，开窍于舌，在志为喜，在液为汗，其华在面，在六腑合小肠。

图 4-3 为心的生理功能与系统连属示意图。

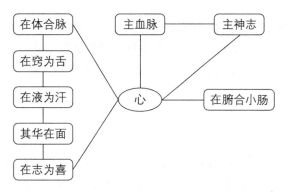

图 4-3　心的生理功能与系统连属示意图

1. 生理功能

（1）主血脉

"主"，主管、负责；"血"指血液；"脉"指脉管，是血液运行的通道。"心主血脉"指心具有推动血液在脉管中运行以营养全身的功能。心、血、脉组成循环于全身的系统，血在脉中循环不息，周而复始。心在其中起主导作用，心气提供血液运行的推动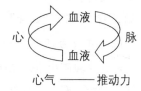

力。心主血功能的正常，需要心气充沛、血液充足、脉道通畅无阻三个条件。如果三个条件都具备，心主血功能正常，那人体就健康，脉象和缓有力。

（2）主神志

主神志也称为"主神明""心藏神"。"神"有两层含义：一为"广义之神"，指人体生命活动的外在表现，也就是人的体格、精神、智力水平、行动能力、反应能力、学习能力、言谈举止等生命活动现象；另一为"狭义之神"，指人的精神、意志、思维活动，如思考力、判断力、分析力、记忆力、反应力等。心主"广义之神"，是指心对人体整个生命活动起主宰作用，五脏六腑在心的指挥和调节下，彼此协调，共同完成人体的生命活动。心就像是君主，主政天下，所有生命活动均由心所主，其他脏腑则如封疆大吏，主政一方，主管人体生命活动的某些方面。其他脏腑都要在心的领导下工作，所以说"心为五脏六腑之大主""心者，君主之官，神明出焉"。心主"狭义之神"是指在心的正常主持之下，人神志清晰、思维敏捷、精力充沛。

神志与五脏均相关，但主要归属于心。虽然在我们的常识中主管思维的器官是大脑，但在藏象学说当中，思维是心的生理功能。

血液是心主神志的物质基础，心主神志与心主血脉两个功能关系密切，相辅相成。

2. 与体窍志液等的关系

（1）在体合脉

心在体合脉，指全身血脉都归属于心。

（2）在窍为舌

心与舌是通过经络联系起来的，经络是运行气血的，因此心的气血与舌相通。舌的功能有二：一为感知味觉，一为表达语言，即感知饮食物味道的能力和说话的能力。心主神志、主血脉功能正常，则舌体（舌的形体）红润、运动灵活、语言流利，能有条理地表达个人意志和思想。

（3）在志为喜

人有喜怒哀乐，喜是人正常的情绪反应之一，是人高兴起来的能力。

五志与五脏的关系可用一种模式表述，以心为例来说明。从脏腑出发，如果心功能正常，人就会当喜则喜，且喜乐有度。如果心功能异常，人在"喜"这个情绪上就会表现反常，或太过或不及。比如那种痴痴傻笑、嬉笑不止的精神病患者，就是喜之太过；而遇喜事不开心，当喜不喜，容易悲伤，就是喜之不及。《素问·调经论》之"神有余则笑不休，神不足则悲。"表达的就是这层意思。反过来，从情绪出发，一个人突遇大喜（暴喜），或者长期喜乐过度，就会伤害心的功能，使其主神志方面出现障碍。比如范进中举以后，就高兴得"疯癫"了。

（4）在液为汗

汗为津液所化生，津液是血的重要组成部分，血为心所主，所以说"汗为心液"。人过度出汗，会伤津液，津液流失过多，会"伤心气"，有诱发心脏疾病的危险，甚至可能昏迷（昏迷是神志障碍）；反之，人情绪过激也会导致异常汗出，比如吓出一身冷汗，急出一身汗。

（5）其华在面

"华"，指光彩、光辉，荣华显露于外，美丽而有光彩的样子。"心其华在面"，指心的生理功能是否正常可以通过面部的色泽变化反映出来。"色"指颜色，"泽"指光泽、润泽，面部的色泽包括颜色、光泽、滋润等。另外，"华"古义又同"花"，也可指"开花"，所以也不妨将其理解为"脸"是"心"开放到体表的"花"，心的荣华显露在脸上。我们常用"喜笑颜开"来形容心情愉快、满脸笑容的样子，其实是非常符合"心在志为喜"与"心其华在面"的基本理论的。

附：心包络

心包络指心脏外面的包膜，有保护心脏的作用。在藏象学说中，心为君主之官，是不会直接受外邪侵犯的，这跟古代社会生活中，皇帝不是外敌能够直接伤到的道理是一样的，当外邪侵犯心脏的时候，常先侵犯心包，所以心包有"代心受邪"的作用，心包受邪以后，必然影响心的功能，从而出现心的病证。所以高热引起的神昏谵语，常被称为"热入心包"；痰浊引起的神志异常，称为"痰蒙心包"或"痰迷心窍"，但其本质仍然是心主神志的功能异常。

3. 心的病理变化

心的病理变化，就是与心相应的生理功能、组织器官及情志等出现了异常。我们可以根据其基本要素推理出哪些情况是心系统出现异常，表 4-4 列出一些日常中可能涉及的情况，有助于我们形成相应的思维模式。

表 4-4　心的病理变化对应表

心系统	病理变化
主血脉	心血管疾病，如血虚、血瘀、出血、血压异常、血栓、血管变脆等
主神志	（1）广义之神：全身任何一处、任何脏腑的生命活动异常 （2）狭义之神：心烦乱，失眠多梦，神志不清，睡眠障碍，精神疾病，记忆力、反应力、思维能力异常等
在体合脉	血管壁弹性不够、增厚、变硬等，如动脉粥样硬化
在窍为舌	舌形异常，过大过小，舌色异常，舌运动失常，味觉失灵，口疮，言语障碍、语无伦次等
在志为喜	喜乐不休，情绪低落等
在液为汗	无汗，情绪异常导致异常出汗，大汗会伤心气等
其华在面	面部色泽不正，如发紫、发青、发白、发黑、发黄等，神情异常，精神萎靡，无精打采等
在腑合小肠	小肠功能失常

（二）肺

"华盖"，原指古代帝王车驾的顶盖。肺在胸腔中，左右各一，覆盖在五脏六腑之上，位置最高，所以肺又称为"华盖"。肺上通咽喉，与鼻相连，所以又说"咽喉为肺之门户"，鼻为肺的外窍。

肺的主要生理功能包括主气、司呼吸，主宣发肃降，通调水道，朝百脉，主治节。肺在体合皮，其华在毛，在窍于鼻，在志为忧，在液为涕，在腑合大肠。

图 4-4 为肺的生理功能与系统连属示意图。

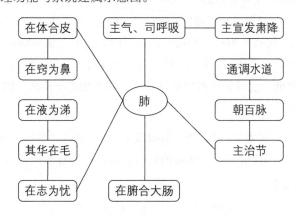

图 4-4　肺的生理功能与系统连属示意图

1. 生理功能

（1）主气、司呼吸

"肺主气"包括主呼吸之气和主一身之气两个方面（图4-5）。

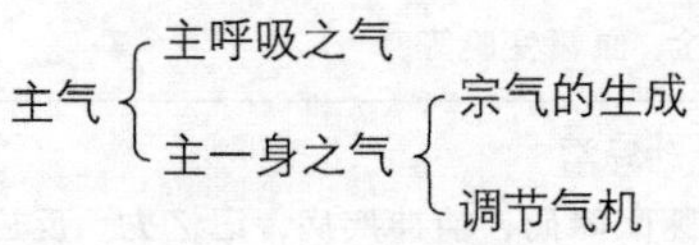

主气 {
　主呼吸之气
　主一身之气 {
　　宗气的生成
　　调节气机

图4-5　肺主气

① 肺主呼吸之气，是指肺具有吸入自然界的清气，呼出体内浊气（浊气指对人体无用的废气）的生理功能。肺通过呼吸进行着体内外的气体交换，吸清呼浊，保证人体新陈代谢的正常进行。

② 肺主一身之气，指肺有主持、调节、全身之气的生成和运行的作用。肺在主持气的生成方面，尤其体现在宗气的生成，如果没有肺吸入的自然界的清气，就不可能生成宗气（宗气由清气与水谷精微化生而来）。在主持气的运行方面，气的运动称为气机，气运行的基本方式为升、降、出、入。肺为气的主宰，对全身气机具有调节作用，一身之气皆受肺的统领。元气、宗气、营气、卫气等都靠肺的呼吸得以敷布。脏腑、经络之气也都依赖于肺的调节而实现其升降出入。肺调节气机的基础就是肺有节律的呼吸运动，肺的呼吸运动，是人体的"气泵"，是气运动的动力源泉。

"司呼吸"指肺有呼吸功能，肺的呼吸功能是肺主气作用的基础。

（2）主宣发肃降

"宣"指宣布、散布、宣传、宣扬等，使原来聚在一起的物质或信息散布开来为"宣"；"发"，指升发、散发、分发、发布等。二者意思相近，"宣发"，即宣布发散，指肺气有向上升宣、向外布散的作用。"肃降"，即清肃下降，指肺气有向下通降和使呼吸道保持洁净的作用。

肺气宣发，主要体现在三个方面：①呼出体内的浊气；②将脾转输至肺的水谷精微和津液上输头面诸窍，外达皮毛、肌腠（肌肉及其纹理，称为肌腠）；③宣发卫气于皮毛、肌腠。

相似的，肺气肃降，也主要体现在三个方面：①吸收自然界的清气，下纳于肾，以资肾中元气；②将脾转输至肺的水谷精微和津液向下布散，下输于肾，成为尿液之源；③肃清肺和呼吸道内的异物，保持呼吸道洁净。从宣发与肃降相关脏腑可以看出，肺、脾、肾三脏关系密切。

"宣发"与"肃降"构成一阴一阳的关系，其功能的发挥有赖于肺阴肺阳的协调，肺阴主肃降，肺阳主宣发，二者相互协调，相互制约，相互影响，相反相成。宣发与肃降，简单点儿说，就是一呼一吸，将精、卫气等散布到全身各处，将废物排出体外（图4-6）。

（3）通调水道

"通"指疏通，"调"指调节，"通调"即疏通调节，"水道"是水液运行的通道。"通调水道"，就是指肺通过宣发与肃降对体内水液的输布、运行和排泄的疏通与调节作用。

（4）朝百脉，主治节

"肺朝百脉"也可称为"百脉朝肺"，"百脉"代指全身的血脉，脉中有血液在运行着。"肺朝百脉"指全身的血液都要通过经脉而汇聚于肺，经肺的呼吸进行气体交换，而后输布于全身，这就是肺助心行血的功能（图4-7）。

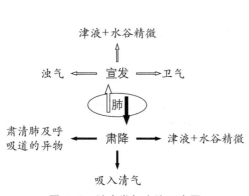

图 4-6 肺宣发与肃降示意图

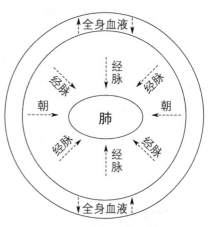

图 4-7 肺朝百脉示意图

"治节"，治理调节，指肺具有治理调节全身脏腑及其功能的作用。心被喻为"君主之官"，那肺对应的官职是什么呢？是"相傅之官"——宰相。宰相帮助皇帝治理全天下的政务，管理百官。肺治理调节的功能有四：一是肺主呼吸，主持人体有节律的一呼一吸的呼吸运动；二是随着肺的呼吸运动，调节全身之气的升降出入运动（人体基本物质之一——气）；三是通过调节气的升降出入运动，辅助心脏，推动和调节血液的运行（人体基本物质之一——血）；四是通过肺的宣发和肃降，治理和调节津液的输布、运行和排泄（人体基本物质之一——津液）。从这四个方面，我们可以看出，气、血、津液的生成、输布与代谢，肺以呼吸运动作为最基础的功能都参与其中，其他功能都是在呼吸运动的基础上实现的。我们还可以看出，肺主治节，是对肺的主要生理功能的高度概括，也就是把前面主气、司呼吸、宣发肃降、朝百脉的功能全部概括了，"主治节"这三个字突出了肺在人体中如宰相一般的重要地位。

2. 与体窍志液等的关系

（1）在体合皮

皮毛是人体最外围的组织结构，为一身之表，包括皮肤、汗腺、毫毛等，毛附于皮，所以"皮毛"常合称。皮毛是对人体起保护作用的组织，是人体抵御外邪的第一道屏障，外邪来袭，皮毛先受。皮毛又依赖于肺所宣发的卫气、津液和水谷精微的温养和润泽以维持其对人体的保护作用，另外，汗孔还能进行气体交换，有辅助呼吸的作用。

（2）在窍为鼻

鼻与肺相连，是呼吸之气出入人体的门户，肺通过鼻与自然界相通，肺的经脉与鼻相连，所以"鼻为肺窍"。鼻有通气、嗅觉和辅助发音的功能，鼻的功能的正常发挥有赖于肺气的和调。如果鼻子不辨香臭，可从肺气失调的角度考虑治疗方法。

（3）在志为忧

忧、悲是肺的情志。肺气不足，肺功能不正常，人往往容易悲忧，最突出的例子，就是《红楼梦》里的林黛玉，她有肺病，常常悲忧，一年四季，哭哭啼啼。反过来，大悲、过悲、长期悲伤，超出人体承受的限度，又会首先伤肺气，使人易患肺病。

（4）在液为涕

"涕"为鼻腔的分泌液，有润泽鼻腔、抵御外邪、利于呼吸的作用。它的正常状态应该是能润泽鼻腔又不外流，润鼻而不外泄。

（5）其华在毛

"毛"指皮肤表面的细小的汗毛（头发不算毛），它对人体有保护作用。肺宣发卫气，输布水谷精微以温养和润泽"毛"。如果"毛"得不到应有的营养与滋润，就会不柔顺，干枯不润泽。

3. 肺的病理变化

肺的病理变化如表4-5所示。

表4-5　肺的病理变化对应表

肺系统	病理变化
主气、司呼吸	咳嗽、气喘、气短、呼吸无力、发不出声音、喉痒、声音嘶哑等
主宣发肃降	（1）宣发异常：呼吸不利、胸闷、咳嗽、鼻塞、无汗等 （2）肃降失常：呼吸短促、咳痰、喘息等
通调水道	水液停聚、生痰、生饮（清稀的水液停聚物）、水肿等
朝百脉，主治节	气、血、津液的生成、输布和排泄异常
在体合皮	皮肤干燥、皮肤病、汗出异常等
在窍为鼻	鼻塞、不辨香臭、鼻腔干燥、流鼻涕、喷嚏、声音重浊等
在志为忧	易过分悲忧等
在液为涕	鼻腔干燥，流清涕、浊涕等
其华在毛	毛脆、枯槁、异常脱落等
在腑合大肠	大肠功能异常，如腹泻、便秘等

（三）脾

脾位于中焦，脾的生理功能是主运化、主升清和统摄血液。脾主肌肉、四肢，在窍于口，在志为思，在液为涎，其华在唇，在腑合胃。

图4-8为脾的生理功能与系统连属示意图。

1. 生理功能

脾的生理功能见图4-9。

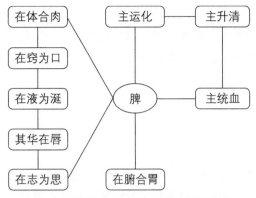

图 4-8 脾的生理功能与系统连属示意图

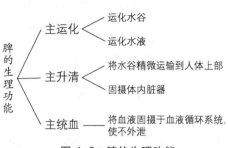

图 4-9 脾的生理功能

（1）主运化

"运"指运输、转送；"化"，指消化吸收，将饮食物化为水谷精微。脾主运化，指脾具有把水谷化为水谷精微，并吸收转输至全身的生理功能，具体而言，包括以下两个方面。

① 运化水谷：指脾对饮食物的消化、吸收和转输精微物质的作用。饮食入胃以后，脾助胃、小肠等将其化为水谷精微，水谷精微一方面由脾转运到肺，通过肺的宣发肃降散于全身。另一方面，脾也可以直接散精于全身。因为水谷精微有营养全身五脏六腑及各组织器官的作用，故又称"脾为后天之本""气血生化之源"。

② 运化水液：水谷，强调饮食物；水液，强调人体津液。运化水液，指脾在消化饮食物的基础上，对水液的吸收、转输和布散作用。饮食物中的水液（酒、水、饮料、羹汤等），经脾气化为津液之后，脾一方面直接布散津液于全身，另一方面将津液上输至肺，由肺将其布散到全身，通过肺、肾的气化作用，将津液代谢为汗和尿液排出体外（图 4-10）。其实"运化水液"就是将脾在水液生成、输布、排泄中的运化作用专门单列来讲述，跟肺"通调水道"的思路和表达方式是一样的。

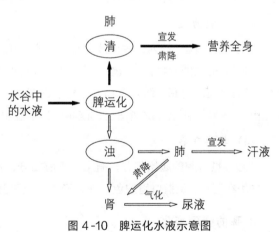

图 4-10 脾运化水液示意图

（2）主升清

"升"是向上，"清"是人体可以利用的水谷精微等营养物质。脾主升清，指脾气将水谷精微上输于心、肺、头、目（它们的位置都在人体上部，所以要将清升上去），通过心肺的作用化生为气血营养全身。脾气主升，脾的气机以升为主，除"升清"作用之外，还有"升举"作用，指脾还具有防止人体内脏（胃、肝、肾、子宫、肛门等）下垂的作用，使内脏维持相对恒定的位置，尤其是维持相对稳定的"高度"。

（3）主统血

"统"指统治、统摄，管制约束使不妄行。"脾统血"指脾具有统摄血液在经脉中运行，防止溢出脉外的功能。简单来说，脾管制、约束血液，使血液在血管中运行，不跑出血管之外，有防止出血的作用，是脾气固摄作用的体现。

2. 与体窍志液等的关系

（1）在体合肉，主四肢

"肉"包括肌肉、脂肪和皮下组织，有保护内脏、抵御外邪和进行运动的功能；"四肢"主管运动和支撑人的身体。"脾在体合肉，主四肢"，指脾具有运化水谷精微，充养肌肉和四肢的功能。反之，四肢适当运动，也可以促进脾的运化，增进食欲。

（2）在窍为口

"口"是消化道的最上端，饮食物摄入的门户。口腔有进饮食、辨五味、泌涎液、助消化、磨食物和助发音的功能。"脾开窍于口"，指人的食欲、口味与脾的运化功能有关。

（3）在志为思

"思"，思考、思虑。"脾在志为思"，指脾胃运化的水谷精微是思维活动的物质基础。思维活动必须以充足的水谷精微作为物质基础。脾不健，则思虑不能周密，反之，过度思虑也会伤害脾气，影响脾运化水谷的功能。

（4）在液为涎

"涎"与"唾"同为口中津液，是"口水"的一部分。唾液中质地清稀的称之为"涎"，当我们遇到美味的食物，"垂涎三尺"时，流出来的清清的口水就是"涎"。"涎"有滋润、保护、清洁口腔，湿润、溶解食物使之易于吞咽与消化的作用。"脾在液为涎"，指人体涎液主要由脾所主管，使之分泌量适当，能润口又不溢出口外。

（5）其华在唇

"唇"是口腔的起始部分，有上、下唇之分，由肌肉组成，靠水谷精微化生的气血充养。"脾其华在唇"，是指口唇的色、泽、形态能反映脾的运化功能是否正常。

3. 脾的病理变化

脾的病理变化如表4-6所示。

表4-6　脾的病理变化对应表

脾系统	病理变化
主运化	运化水谷异常：食欲不振、腹胀、便溏等 运化水液异常：水湿停滞，产生湿、痰、饮等病理产物，出现痰饮、咳喘、泄泻、水肿等
主升清	（1）升清异常：神疲乏力、头晕目眩、腹胀腹泻等 （2）升举异常：内脏下垂，如脱肛、子宫脱垂、胃下垂等
主统血	出血病症，鼻衄、皮下出血、便血、尿血、月经过多、崩漏等

脾系统	病理变化
在体合肉，主四肢	肌肉不健美、瘦削、肥胖，四肢软弱无力甚至痿废，如重症肌无力、多发性肌炎等
在窍为口	口味不正，口淡、口甜、口苦、口腻、食欲不振等
在志为思	思虑不能周密，思虑过度后不思饮食、腹胀等
在液为涎	涎少口干，涎多流溢等
其华在唇	唇瘦薄干枯、色淡无华、干裂、肿胀等
在腑合胃	胃功能异常，如胃胀、不消化等

（四）肝

肝在膈以下，腹腔右胁内。肝的生理功能是主疏泄和主藏血。肝在窍为目，主筋，在志为怒，在液为泪，其华在爪，在腑合胆。

图 4-11 为肝的生理功能与系统连属示意图。

1. 生理功能

肝的生理功能见图 4-12。

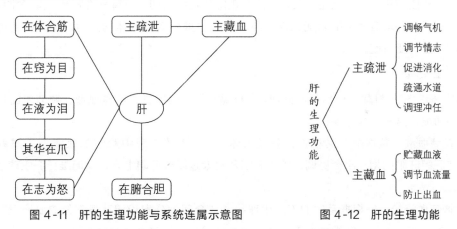

图 4-11　肝的生理功能与系统连属示意图　　　　图 4-12　肝的生理功能

（1）主疏泄

"疏"，疏通；"泄"，升发、开泄。"肝主疏泄"，指肝具有疏通、条达、升发的特性（即五行之"木"性）和调畅全身气机的功能，使气机疏通畅达，通而不滞，散而不郁。

肝对全身机能活动的调节是通过疏泄气机实现的。肝的疏泄功能具体表现在以下几个方面。

① 调畅气机：肝的疏泄作用可直接调畅气机，协调气血的正常运行。肝疏泄功能正常，则气血和调。

② 调节情志：人的精神情志活动，除了由心所主之外，还与肝的疏泄功能密切相关。肝疏泄功能正常，则气机调畅，气血和调，人就精神愉快，心情舒畅。

③ 促进消化：肝的疏泄功能正常，是保持脾胃升降协调的重要条件（图 4-13）。各脏腑在气机方面各有侧重，脾气以升为主，而胃气以降为主。脾升与胃降保持平衡，脾胃功能才能协调，才能共同对饮食物进行消化消收。而脾升胃降的平衡有赖于全身气机的协调平衡，肝调畅了全身气机，就给脾升胃降的协调平衡提供了条件，这是肝有助于消化的一方面。另一方面，肝分泌胆汁，胆汁有直接帮助消化的作用。

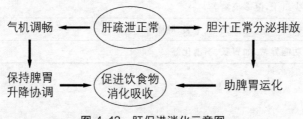

图 4-13　肝促进消化示意图

④ 疏通水道：人体水液代谢主要由肺、脾、肾三脏共同完成，但与肝主疏泄也有关联，因为水液的运行有赖于气的推动，只有气机调畅，水液才能维持正常的生成、输布与排泄，而肝调畅了气机，也就疏通了水道。

⑤ 调理冲任："冲"指冲脉，"任"指任脉。冲脉为血海，其血量主要靠肝的疏泄来调节；任脉为阴脉之海，与肝经经脉相通。冲任二脉与男女生殖功能密切相关，尤其与女性生殖功能相关，冲任调和，血液充盛，女性才能有正常的月经周期，孕育分娩顺利。女子排卵、男子排精，都需要肝疏泄气机的功能正常，因为排卵与排精都是人体的开泄，是肝疏泄的一部分，但"开泄"要有度。

（2）主藏血

"藏"指贮藏、封藏，使物质不外泄。"肝藏血"，指肝具有贮藏血液、调节血流量和防止出血的功能。这一功能体现在三个方面。

① 贮藏血液：从这个意义上说，肝是人体的"血库"。肝中贮藏的血液首先濡养肝自身，保持肝阴肝阳的相互平衡协调，防止肝阳升发太过以致肝阳上亢，从而维持肝主疏泄的功能正常。

② 调节血流量：肝根据身体的不同生理状态，合理的分配和调节各部位的血流量。当身体处于安静状态，尤其是睡眠状态下，外周需血量减少，相对富余的血就回流于肝；当身体剧烈运动时，肝中的血就会从肝中外流至心、肺、四肢等。

③ 防止出血："藏"本身有防止外泄的意义，肝为藏血之脏，有收摄血液、防止出血的功能，这是气的固摄作用在肝脏的体现。

2. 与体窍志液的关系

（1）在体合筋

"筋"包括肌腱、韧带和筋膜，有连接和约束骨节、肌肉，主持运动和保护内脏的机能。所谓"肝在体合筋"，又称"肝主筋"，指肝具有主管全身筋膜运动的功能。"筋"有赖于肝之阴血的滋养，肝阴肝血充足，则筋得其养，关节运动灵活有力。

（2）在窍为目

"目"，眼睛，有视觉功能，所谓"视万物，别白黑，审短长"者。"目"的视物功能依赖于五脏六腑之精的濡养，《灵枢·大惑论》说："五脏六腑之精气，皆上注于目而为之精……"虽然眼睛的视物功能与五脏均有关，但与肝的关系最为密切，肝的经脉上连于目系❶，视觉功能有赖于肝血的滋养。肝气调和，肝血充足，则视物清晰，眼动自如。肝的功能失常也可从眼睛的病变表现出来，所以有"肝开窍于目""目为肝之外候"的说法。

（3）在志为怒

"怒"，愤怒、恼怒，是人在气愤不平、情绪激动时强烈的情绪反应，属于不良情绪反应。怒以肝藏血为物质基础，与肝疏泄气机、主升发的作用密切相关，所以说"肝在志为怒"。当肝血充足、肝气平和时，人虽受外界刺激，也能怒而不过，即当怒则怒，怒而有节，未必对身体有害，但大怒、暴怒、郁怒不解等超过肝的承受能力则会伤肝。

（4）在液为泪

"泪从眼出"，有滋润、濡养、保护眼睛的作用。泪由肝阴所化生，受肝气控制，所以"泪为肝之液"。肝功能正常，则泪液分泌适量，滋润眼睛而不外溢，即使眼睛保持滋润而不流泪的状态。

（5）其华在爪

"爪"，爪甲，包括手指甲和脚指甲，对人体有保护作用。爪为筋延伸到体表的外露部分，所以有"爪为筋之余"的说法。"肝其华在爪"是指肝血是否充足可从爪甲的坚韧度、亮度、颜色等反映出来，肝血充足，则爪甲坚韧、明亮、红润有光泽。

3. 肝的病理变化

当肝的生理功能异常时，则构成肝系统的每一个要素都有可能出现相应的病理变化，肝的病理变化如表 4-7 所示。

表 4-7　肝的病理变化对应表

肝系统	病理变化
主疏泄	（1）气机不畅：疏泄不及则气机郁结，胸胁、两乳或少腹胀痛等；疏泄过度则头目胀痛、面红目赤、烦躁易怒，甚至吐血咯血等 （2）情志异常：疏泄不及则胸胁胀满，郁闷不乐，多疑善虑；疏泄太过则急躁易怒、失眠多梦、头胀目痛、目眩头晕等 （3）消化异常：脾胃不运纳，呕恶、腹痛、腹泻等；胆汁分泌排泄异常，口苦、纳呆、黄疸等 （4）水液代谢异常：水肿、痰饮等 （5）冲任失调：女子月经失调，男子排精异常、不孕不育等

---

❶ 目系，又称"眼系"，为眼球内连于脑的脉络。

肝系统	病理变化
主藏血	（1）藏血不足、调节血流量异常：眩晕、头目胀痛、头重脚轻、魂不守舍、惊悸多梦、卧寐不安、呓语、幻觉、两目干涩、肢体麻木、月经量少、闭经等 （2）防止出血失常：吐血、呕血、衄血、咯血、月经过多、崩漏等
在体合筋	关节活动失灵、麻木不仁、屈伸不利、手足震颤、肢软无力等
在窍为目	视力不清、视物昏花、双目干涩、夜盲、目赤肿痛、目赤痒痛、头目眩晕、目斜上视、白睛发黄等
在志为怒	当怒不怒、易怒、勃然大怒等
在液为泪	泪液分泌少眼干、目眵增多、迎风流泪等
其华在爪	手指甲或脚指甲变形、色淡或其他颜色、脆、软、薄、起棱线、开裂等
在腑合胆	胆功能异常，如黄疸、胆结石等

（五）肾

肾位于腰部，所以有"腰为肾之府"的说法。肾的生理功能为主藏精，主水，主纳气。肾主骨生髓，开窍于耳与前后二阴，在志为恐，在液为唾，其华在发，在腑合膀胱。

图 4-14 为肾的生理功能与系统连属示意图。

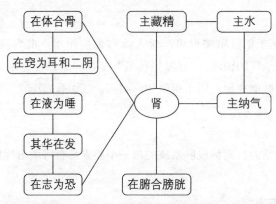

图 4-14　肾的生理功能与系统连属示意图

1. 生理功能

肾的生理功能见图 4-15。

（1）主藏精

"藏"，贮藏、封藏。"肾藏精"，指肾有摄纳、贮存、封藏精气的生理功能。摄纳是收摄、接受其他脏腑盈余的精气，封藏是使精气不轻易被泄出去。肾中所藏之精有"先天之精"和"后天之精"。"先天之精"来源于父精母血，与生俱来，具有促进生长发育和生殖的功能，在这个意义上，肾被称作"先天之

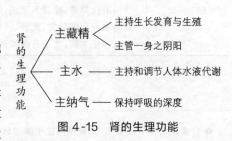

图 4-15　肾的生理功能

本"。"后天之精"是人出生以后，通过摄纳饮食物和脾胃运化而来。"先天之精"与"后天之精"相辅相成，共同构成"肾精"，维持人体的生命活动和生殖能力。精能化气，气能生精，肾精所化之气，称为"肾气"。"肾精"与"肾气"相互生化，相互为用，常合称为"肾中精气"（图 4-16）。

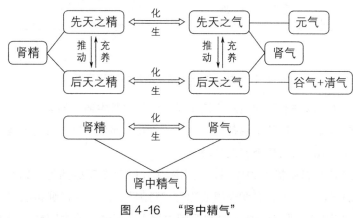

图 4-16 "肾中精气"

肾中精气是人体生命活动的根本，肾藏精的生理功能主要体现在以下几个方面。

① 主管生长发育与生殖：肾中所藏精气的主要功能是主持人体生长、发育与生殖。在第三章气血精津液中我们讲过"元气"由肾中精气所化生，有促进人体生长发育和生殖的作用；"精"有繁衍生殖和促进生长发育的功能，与此一致。

人的生、长、壮、老、已与肾中所藏精气的多少密切相关。《素问·上古天真论》说："女子七岁，肾气盛，齿更发长；二七而天癸至，任脉通，太冲脉盛，月事以时下，故有子；三七肾气平均，故真牙生而长极；四七筋骨坚，发长极，身体盛壮；五七阳明脉衰，面始焦，发始堕；六七三阳脉衰于上，面皆焦，发始白；七七任脉虚，太冲脉衰少，天癸竭，地道不通，故形坏而无子也。丈夫八岁，肾气实，发长齿更；二八肾气盛，天癸至，精气溢泻，阴阳和，故能有子；三八肾气平均，筋骨劲强，故真牙生而长极；四八筋骨隆盛，肌肉满壮；五八肾气衰，发堕齿槁；六八阳气衰竭于上，面焦，发鬓斑白；七八肝气衰，筋不能动，天癸竭，精少，肾藏衰，形体皆极；八八则齿发去。"这段话说明，人的生长发育与肾中精气的盛衰息息相关，从小到大，随着肾中精气的不断充盛，人体形、智力不断发育壮大，至壮年时达到顶峰，而后随着肾中精气的衰减而逐渐老去。女性生长发育与肾精增减曲线如图 4-17 所示，男女情况类似。

如果肾中所藏之精不能满足身体生长发育和生命活动的需要，不同年龄的人就会表现出不同的症状。小儿则会生长发育不良，如身材矮小、智力低下、头发稀疏、动作迟缓等，古人以"五迟""五软"❶ 来概括小儿发育不良的表现。肾中所藏精气不足，成年人会未老先衰，牙齿过早脱落，须发早白等。

此外，从前述这段《黄帝内经》原文我们还可以看出生殖能力的变化，女性二七月经来

---

❶ "五迟"，指立迟（站立晚）、行迟（走路晚）、齿迟（长牙晚）、发迟（头发稀少）、语迟（说话晚）。"五软"，即头项软（囟门闭合晚，脖子软）、口软（长牙晚）、手软、足软、肌肉软。

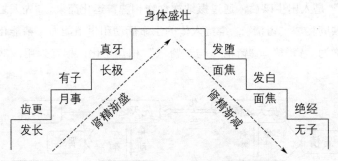

图 4-17 女子生长发育与肾精增减示意图

潮、七七绝经，男性二八排泄精液、八八精少无子，都与肾中精气的盛衰有关。随着肾中精气的变化，人体相应出现了由年幼不具备生殖能力，到青春期生殖器官发育具备生殖能力，再到年迈精气衰弱失去生殖能力的几个发展阶段。

② 主一身之阴阳：肾中精气的作用，从阴阳属性的角度可概括为"肾阴"与"肾阳"。对人体各脏腑组织器官起滋养、濡润作用的称为"肾阴"；对人体各脏腑组织器官起推动、温煦作用的，称为"肾阳"。肾阴肾阳为全身阴阳之根本，五脏六腑之阴精非肾阴不能滋生，五脏六腑之阳气非肾阳而不能温养，所以肾阴又称为元阴、真阴、真水和命门之水，肾阳又称为元阳、真阳、真火和命门之火。

"肾主管一身之阴阳"，是指肾具有主宰和调节全身阴阳以维持机体阴阳动态平衡的功能。肾阴肾阳的偏衰都会导致整体阴阳失调。若肾阴虚，则全身之阴皆虚，而出现一派虚热之象；同样，肾阳虚，则全身之阳皆虚，呈现一派虚寒之象。反之，其他脏腑有病，发生阴阳失调，若日久不能恢复平衡，也必然影响到肾，导致肾中精气损伤，这种情况临床上称为"久病及肾"。肾精、肾气、肾阴、肾阳的关系如图 4-18 所示。

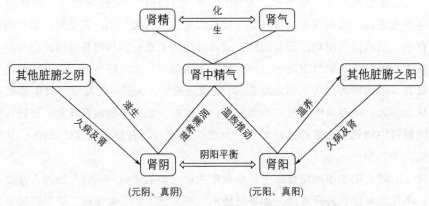

图 4-18 肾精、肾气、肾阴、肾阳的关系示意图

（2）主水

"肾主水"，指肾具有主持和调节水液代谢的功能，又称为"肾主水液"。人体水液代谢包括水液的生成、输布和排泄，是由多个脏腑参与的复杂生命过程。其中"肾阳"的功能最为重要，其作用表现在三个方面。

① 调节并参与津液代谢相关脏腑功能：温煦并推动参与水液代谢的肺、脾、肾、肝、胃、小肠、大肠、三焦、膀胱等脏腑，使其发挥各自的生理功能。

② 再吸收作用：将各脏腑组织利用后归于肾的水液，经肾阳的蒸腾气化作用再度升清降浊，将"浊"中之"清"吸收后输布到周身再重新利用，"浊"中之"浊"则化为尿液下输膀胱。

③ 司膀胱开合：肾阳控制膀胱的开合，使之开合有度，排出尿液，维持机体代谢平衡。

综上可见，肺的通调、脾的运化、尿液的生成与排泄都与肾的气化有关。

（3）主纳气

此"气"指肺吸入的自然界的清气。"肾主纳气"，指肾具有摄纳肺所吸入的清气，以防止呼吸表浅，保持吸气的深度，协助肺完成呼吸的功能。肺司呼吸的功能依赖于肾对清气的摄纳，才能使呼吸保持一定的深度，使体内外的气体交换充分完成。肾纳气实质上是肾主藏精在呼吸运动中的体现。肾中精气充足，摄纳有力，则纳气正常，肾能很好地助肺呼吸，使清气下达于肾，表现为呼吸有深度，均匀平稳，和调通畅；肾不纳气了，则会出现喘息。从这个意义上，有"肺为气之主，肾为气之根"的说法。

2. 与体窍志液等的关系

（1）在体合骨

"肾主骨生髓"，是指肾精具有促进骨骼生长发育和资生骨髓、脊髓、脑髓的作用。精、髓、骨之间的关系为：肾藏精，精生髓，髓在骨中，骨依赖骨髓的充养。髓有骨髓、脊髓、脑髓之分，脊髓与脑髓连为一体，大脑、小脑等都是脑髓，所以脑的功能与肾有关。一个人聪明不聪明在中医学学术体系中，与心肾相关。

牙齿是骨头，齿为骨之余，也由肾中精气所充养，牙齿的生长与脱落与肾中精气的盛衰密切相关。比如小儿"口软""齿迟"都是因为肾中精气不足，"老的掉牙"也同样是因肾中精气衰微。

（2）在窍为耳和二阴

耳的功能是听觉，听觉灵敏谓之"聪"，眼神明亮谓之"明"，肾中精气充足，耳聪目明，人就"聪明"。前阴包括尿道与外生殖器，是排尿与生殖的器官；后阴即肛门，是排泄粪便的通道。排尿与排便虽说是膀胱与大肠的功能，但都依赖于肾的气化，肾中精气充盛，二便才能通利。

（3）在志为恐

"恐"，恐惧、害怕的情志活动。"肾在志为恐"是指"恐"的情志活动与肾精关系密切。恐多内生，如果人知道有恐惧的事情存在着，即使危险尚未发生，也会害怕。正常情况下，恐惧能使人自觉避开危险，保护自身，但过度恐惧，会伤肾，"恐则气下"，出现二便失禁、遗精、滑精等症。文艺作品中常常看到有的人被吓得屁滚尿流，是符合恐则伤肾的理论的。

（4）在液为唾

"唾"是口腔中比较稠厚的液体，与"涎"同为口津，相对而言，涎比较清稀。唾具有溶润食物以利吞咽和保护滋润口腔的作用。唾为肾精化生，肾精充足，则唾液分泌正常，口腔滋润，吞咽流利。"涎"常常在人遇到美味食物的时候，不由自主地流出来，而"唾"必要由唾的动作才能排出，即"唾"是唾出来的，而口水是吐出来、流出来的。唾由肾精所化，多唾久唾，会损耗肾精。

（5）其华在发

"发"即头发，发的生长依赖于精血的滋养，所以说"发为血之余"。肾藏精，精生血，肾中精气的盛衰可从头发的色泽、疏密等表现出来，精血旺，则毛发粗壮、浓密、润泽。所以要想头发好，养好肾精是根本。

3. 肾的病理变化

肾的病理变化如表4-8所示。

表4-8　肾的病理变化对应表

肾系统	病理变化
主藏精	（1）主生长发育异常：小儿五迟、五软，成年人早衰等 （2）主生殖异常：生殖器官发育不良、性成熟迟缓、阳痿早泄、宫寒不孕、男子精少不育、女子不孕或滑胎等 （3）主一身阴阳异常：肾阴虚、肾阳虚等
主水	少尿、小便清长、尿闭、尿频、遗尿、尿失禁、水肿、痰饮等
主纳气	咳喘、吸气困难、呼多吸少、喘息等
在体合骨	小儿骨骼发育障碍、成年人骨骼软弱、老年人骨质疏松、小儿牙齿生长迟缓或畸形、青年人牙齿松动早落等
在窍为耳和二阴	（1）耳朵：耳鸣、耳聋等 （2）二阴：小便异常、生殖功能障碍、大肠排便异常，如便秘、排便艰涩、久泻滑脱、五更泄泻等
在志为恐	善恐善惊、恐惧不安、手足无措、两腿无力而软瘫、二便失禁、遗精、滑胎等
在液为唾	唾液分泌异常，唾少咽干、多唾等
其华在发	小儿头发生长迟缓或稀疏枯黄；成年人头发干枯没有光泽、分叉，或头发早白、秃顶落发等
在腑合膀胱	膀胱功能异常

三、六腑

"六腑"是胆、胃、小肠、大肠、膀胱、三焦的总称。六腑共同的生理功能是"传化物"。"传"指传导、转输、传送、转送，"化"指消化吸收，"物"指饮食物，"传化物"指六腑具有受盛和腐熟水谷、传化和排泄糟粕的功能，即消化吸收饮食的功能。如图4-19所示，食物入口，经食管入胃，经胃腐熟，下传小肠，小肠充分将食物消化后，分清别浊，清者（精微、津液）由脾吸收，转输于肺，布散全身，供生命活动需要，浊者（糟粕）下达大肠，经大肠传导，形成大便排出体外，"浊"中的液体部分（废液）经肾的气化形成尿液，渗入膀胱，排出体外。

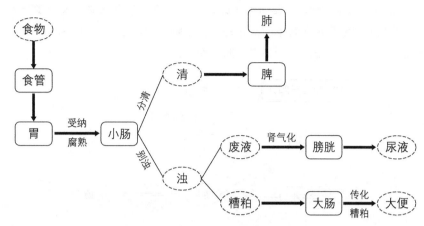

图 4-19 六腑"传化物"示意图

食物进入六腑后要不断地被消化吸收，逐级向下传送，最终废液、废渣排出体外。食物是不能长期滞留消化道的，同时也不能充满整个消化道，如果食物充满了整个消化道，人就会产生疾病，所以六腑的生理特点是"泻而不能藏""实而不能满"。

六腑的生理特性是受盛和传化水谷，具有通降下行的特性。食物一路向下运动，一路被消化吸收，每一脏腑必须适时排空其内容物，才能保证六腑通畅，功能协调，所以有"六腑以通为用，以降为顺"说法。

六腑的病理变化无外乎两种：一种是通降太过，另一种是通降不及。通降太过，会出现"完谷不化"的状况，即食物完全没有被消化吸收，几乎保留原形被排出体外；"通降不及"，指食物滞留消化道的时间过长，会腹胀、腹痛、便秘等。

另外，作为六腑之一的"三焦"，与胆、胃、小肠、大肠、膀胱不同，并没有一个实体器官与它对应。

综上所述，六腑特征总结见表 4-9。

表 4-9 六腑特征表

生理功能	传化物
生理特点	"泻而不能藏""实而不能满"
生理特性	"以通为用，以降为顺"
病理变化	通降不及或通降太过

（一）胆

胆在右胁，附于肝的短叶之间，"肝胆相照"的本义就是肝与胆的位置非常近。肝与胆通过其经脉络属构成表里关系，足厥阴肝经属肝络胆，足少胆经属胆络肝，肝属阴，胆属阳，肝胆五行属木。

　　胆是一个囊状器，有管道与小肠相通，胆内盛有肝所分泌的胆汁。胆汁，又称精汁、清汁，是一种精纯、清净、味苦而呈黄绿色的液体，所以胆又称为"中精之府""中清之府""清净之府"。胆既是六腑之一，又是奇恒之腑，它并不直接传化食物，却同脏一样具有藏精气的功能，所以胆与其他几腑亦有不同，它是六腑中唯一与情志相关的脏腑。

　　胆的生理功能是贮存、排泄胆汁和主决断（图 4-20）。

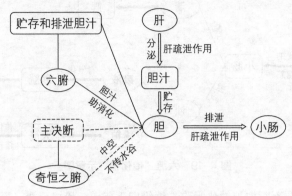

图 4-20　胆的生理功能示意图

1. 生理功能

（1）贮存和排泄胆汁

胆汁生成于肝，为肝之余气所化，贮存于胆。胆汁正常释放之后进入小肠，帮助消化食物，是脾胃消化吸收功能正常进行的重要条件。胆汁的生成与排泄受肝主疏泄功能的控制和调节，是肝疏泄功能的具体体现之一。肝疏泄功能正常，胆汁生成、贮存、排泄就正常。

（2）主决断

"决断"即决定，判断。"胆主决断"是指胆具有判断、作出决定采取措施的功能。《素问·灵兰秘典论》说："肝者，将军之官，谋虑出焉。胆者，中正之官，决断出焉。"肝主谋略，胆主决断，二者是相辅相成的关系。胆气充足，决断正常，表现为遇事判断准确，临危不惧，勇敢果断。

2. 病理变化

胆的病理变化见表 4-10。

表 4-10　胆的病理变化对应表

胆系统	病理变化
贮存和排泄胆汁	胆汁化生与排泄异常：胁下胀满疼痛、厌食油腻、腹胀、泄泻等 湿热滞留胆系：胆结石等
主决断	胆小怯懦、优柔寡断、易恐善惊、惊悸失眠

（二）胃

胃在膈下，上口为贲门，接食管，下口为幽门，通小肠。胃与脾以膜相连，同在中焦，足阳明胃经属胃络脾，足太阴脾经属脾络胃，二者构成表里关系，脾为阴，胃为阳，脾胃五行属土。胃分为三部分，分别为上脘、中脘、下脘，合称胃脘。

胃的主要生理功能是主受纳、腐熟水谷和主通降。

1. 生理功能

（1）主受纳、腐熟水谷

"受纳"即接受、容纳，"水谷"指一切饮食物。"胃主受纳水谷"，指胃具有接受和容纳饮食水谷的功能。水谷入口，经过食管，容纳于胃，所以胃又称作"水谷之海"或"太仓"❶。

"腐熟"指食物经胃初步消化变成食糜的过程。食物经胃磨化和腐熟之后，精微物质被吸收，并由脾气转输至全身，食糜则下传于小肠。

（2）主通降

"胃主通降"，是指胃具有使食糜向下输送至小肠、大肠，并促使糟粕排泄的功能。胃主通降不仅仅是食糜从胃排空至小肠这一小段，而是指食物从入口至最后以粪便形式排出体外的整个在消化道下行的过程（图 4-21）。

胃主通降是胃主受纳的前提条件，不降不纳。

2. 病理变化

胃的病理变化如表 4-11 所示。

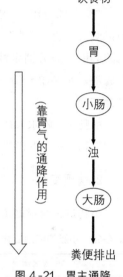

图 4-21　胃主通降

表 4-11　胃的病理变化对应表

胃系统	病理变化
主受纳、腐熟水谷	不及：食欲减退、纳呆、胃脘胀满等 太过：多食善饥等
主通降	食物停滞于胃，胃脘胀痛、纳呆厌食、嗳腐吞酸等 胃气上逆：恶心、嗳气、呕吐、呃逆、口臭等

（三）小肠

小肠位于腹中，是一个很长的管道器官，包括十二指肠、空肠和回肠，上接幽门与胃相通，下连阑门与大肠相连，是食物消化吸收的主要场所。手太阳小肠经属小肠络心，手少阴心

---

❶ 太仓原指仓廪，是储存粮食的仓库，这里以太仓喻胃。

经属心络小肠，二者构成表里关系，心为阴，小肠为阳，五行属火。小肠的主要功能是消化胃传来的食糜、吸收精微和传输糟粕，前人将其归纳为受盛化物和泌别清浊。

1. 生理功能

（1）受盛化物

"受盛"，即接受，以器盛物之意；"化物"，使物变化，具有彻底消化、化生精微之意。小肠主受盛化物，指小肠具有接受、容纳胃腐熟的食糜，并作进一步消化的功能。具体来说，包括受盛与化物两个方面：小肠接受由胃下移来的食糜而容纳之，称为受盛；食糜必须在小肠停留一段时间，被脾气与小肠的共同作用所进一步消化，化为精微和糟粕两部分，此称为化物。

（2）泌别清浊

"泌"即分泌，"别"即分别。"清"者，即精微物质，包括谷精和津液，经脾上输于肺以营养全身；"浊"者即食物残渣和水液（废液）。泌别清浊，指小肠对食物进一步消化的同时，有分清别浊的功能。残渣被传送到大肠成为粪便，水液经肾的气化下渗膀胱成为尿液。小肠泌别清浊的功能正常，则精微与糟粕各走其道，废液走小便，残渣走大便，二便正常。

小肠在吸收水谷精微的同时，也吸收大量津液。小肠的吸收功能与尿量有一定关系，所以有"小肠主液"的说法。

2. 病理变化

小肠的病理变化如表 4-12 所示。

表 4-12　小肠的病理变化对应表

小肠系统	病理变化
受盛化物	腹胀、腹泻、便溏等
泌别清浊	尿少而便溏等
主液	小肠实热则小便短赤涩灼痛，甚则尿血等

（四）大肠

大肠位于腹腔，上端在阑门处与小肠相接，下端紧接肛门。手阳明大肠经属大肠络肺，手太阴肺经属肺络大肠，二者构成表里关系，肺属阴，大肠属阳，五行属金。

1. 生理功能

大肠主要的生理功能是传化糟粕。

"传化"即传导、变化。大肠具有接受小肠下输的食物残渣，吸收水分，将糟粕变成粪便排泄出体外的功能。大肠吸收水分，参与体内水液代谢，所以又称为"大肠主津"。

大肠传导糟粕是对小肠泌别清浊功能的承接，此外还与肺气之肃降、胃气之通降、脾气的运化、肾气的推动和固摄作用有关（图 4-22）。肺胃之气降有助于大肠排便，脾气运化有助于大肠对津液的吸收，肾气的推动与固摄主司大小便的排泄，使排泄有度。

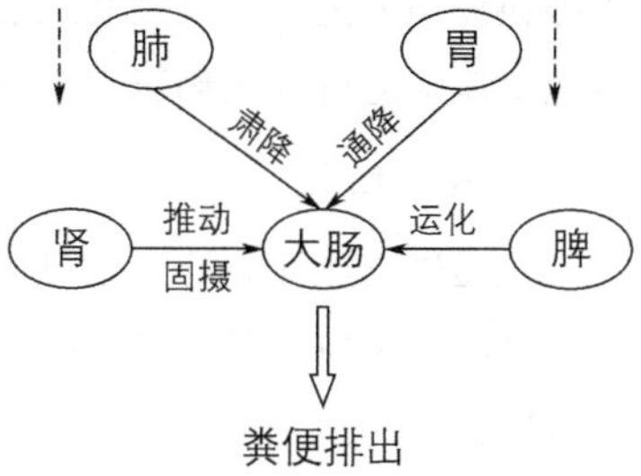

图 4-22　大肠与其他脏腑的
协调配合示意图

2. 病理变化

大肠的病理变化如表 4-13 所示。

表 4-13　大肠的病理变化对应表

大肠系统	病理变化
传导糟粕	排便异常，大便秘结或泄泻等 湿热蕴结大肠，可见腹痛、里急后重、下痢脓血等
主津	津液不得吸收，与糟粕俱下，可见肠鸣、腹痛、泄泻等 大肠实热，可见大便不通等

（五）膀胱

膀胱位于下腹部，与肾相连，下有尿道，开口于前阴。足太阳膀胱经属膀胱络肾，足少阴肾经属肾络膀胱，二者构成表里关系，肾为阴，膀胱为阳，五行属水。

1. 生理功能

膀胱主要的生理功能是贮存与排泄尿液。

水液经肾的气化生成尿液，下输膀胱贮存起来，当膀胱内的尿液贮存到一定量时，再经肾和膀胱的气化作用而排出体外。肾气化正常，则膀胱开合有度，尿液可及时排出体外。

2. 病理变化

膀胱常见病理变化有小便不利、癃闭、尿频、尿失禁等，其中，小便点滴而出称为"癃"，小便点滴不出称为"闭"。

（六）三焦

"三焦"是上焦、中焦、下焦的合称。历代医家对三焦的形态与实质认识不一。综合起来，"三焦"含义有三：一为六腑之一，可将其称为"六腑三焦"；一为单纯部位概念，用以划分内脏的区域方位，可将其称为"部位三焦"；一为清朝吴鞠通创立的辨证方法——"三焦辨证"，用以指导外感温热病的辨证论治，可称之为"三焦辨证之三焦"。

1. 六腑三焦

六腑之三焦，与五脏没有表里配属关系，也没有五行属性归属，其经脉手少阳三焦经与手厥阴心包经相表里，三焦经属三焦络心包，心包经属心包络三焦，心包为阴，三焦为阳。三焦的生理功能是通行元气和运行水液。

（1）通行元气

元气通过三焦而充沛于全身，三焦是元气运行的通道。肾精所化生的元气，通过三焦输布五脏，充沛于全身，以激发、推动各个脏腑组织的功能活动。所以三焦通行元气的功能关系到全身的气化作用。

（2）运行水液

三焦具有疏通水道、运行水液的作用，是水液在体内升降出入的"道路"。只有三焦通利，水液才能正常代谢。

从以上两点可以看出，三焦是"路"，是"道"；是"气路""气道"，也是"水路""水道"。运行元气与运行水液是相辅相成的，因为气与津液之间是相辅相成的关系。津液的运行有赖于气的推动，气又依附于津液的运载而行遍全身。

2. 部位三焦

部位三焦是以身体部位来划分上、中、下三焦的。部位三焦的划分情况如表 4-14 所示，其中肝的生理部位虽然在脐以上，但因其生理功能与肾关系更加密切，所以一同划为下焦。可见"三焦"同样是更加注重生理功能。

表 4-14　部位三焦的划分

部位三焦	部位	脏腑器官组织
上焦	膈以上	心、肺、头部
中焦	膈以下，脐以上	脾、胃
下焦	脐以下	肝、肾、大肠、小肠、膀胱、女子胞、阴部

三焦因包括的脏腑不同，其生理功能也就不同，各自功能特点如下。

（1）上焦如雾

上焦的脏腑是心与肺。心主血，将血液推送至全身；肺主气，将水谷精微、津液、血液、卫气等输布全身。这种作用就像雾露滋润大地一样，故称为"上焦如雾"。

（2）中焦如沤

中焦的脏腑为脾与胃。脾胃受纳腐熟水谷，运化水谷精微和津液，化生气血，像发酵酿造一样，故称为"中焦如沤"。

（3）下焦如渎

下焦包括小肠、大肠、肾、膀胱等脏腑，有排泄二便的作用，好比是人体的排水沟与下水道，故下焦的功能特点被概括为"下焦如渎"❶。

---

❶ 渎，指水沟。

上焦如雾、中焦如沤、下焦如渎，是对上、中、下焦生理功能特点的概括，而不是功能本身。

四、奇恒之腑

奇恒之腑包括脑、髓、骨、脉、胆、女子胞。它们形态似腑，多为中空的管腔性器官，而功能似脏，都是贮藏精气的器官，与饮食物没有直接接触，不传化水谷，功能似脏而非脏，形态似腑而非腑，所以被称作"奇恒之腑"。

奇恒之腑之奇有三：似脏非脏，似腑非腑，此为一奇；除胆与肝有表里配合关系、五行属木外，其余都没有表里配合，也没有五行配属，此为二奇；奇恒之腑与奇经八脉有关，奇奇相关，此为三奇。奇恒之腑的特点功能及与五脏六腑的关系见图 4-23。

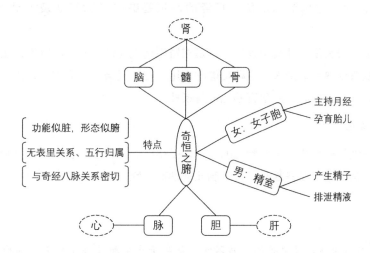

图 4-23　奇恒之腑的特点功能及与五脏六腑的关系

奇恒之腑中的胆、骨、髓、脉已在前文中讲过，所以本节只讲脑、女子胞。

（一）脑

脑位于颅腔内，由骨髓汇聚而成，所以又名"髓海"。脑的主要生理功能是主精神、意识、思维和感觉。

明朝李时珍在《本草纲目》中提出"脑为元神之府"，但在以五脏为中心的藏象学说中，脑的功能分属五脏而归于心，心主神志之狭义之神，即是精神、意识和思维活动。当出现精神、意识、思维、情志方面的病证时，辨证论治常以心为主，从心论治。比如失眠、心神不宁、健忘多梦等属于神志病，需用安神药治疗，而安神药，主归心经，且经络中手少阴心经的主治证中亦包括神志病。也就是出现神志病时，从中药学、方剂学、针灸学、推拿学等学科来说，其主体治疗方法，都是从"心"入手，也就是"从心论治"。

（二）女子胞

女子胞又名"胞宫"，主要指子宫、卵巢，位于小腹内，在膀胱之后、直肠之前，下口与阴道相连。女子胞的主要生理功能是主持月经和孕育胎儿。

（1）主持月经

《素问·上古天真论》说："女子七岁，肾气盛，齿更发长；二七而天癸至，任脉通，太冲脉盛，月事以时下，故有子……七七任脉虚，太冲脉衰少，天癸竭，地道不通，故形坏而无子也。"女孩子长到14岁左右，进入青春期，肾中精气旺盛，天癸至，任脉通，冲脉气血足，女子胞发育成熟，月经来潮，具备了生育能力。到49岁左右，肾中精气衰减，天癸渐绝，冲、任二脉的气血也逐渐减少，月经紊乱，进入更年期，最后绝经，失去生育能力，女子胞也渐渐萎缩。月经的产生是脏腑经脉气血及天癸作用于胞宫的结果。

什么是天癸？天癸是一种精微物质，它是在肾中精气充盈到一定程度时产生的，具有促进人体生殖器官发育成熟和维持人体生殖功能的作用。在"天癸"的促进下，人体女子胞发育成熟，月经来潮，并按时排卵，为孕育胎儿准备条件。

（2）孕育胎儿

女子胞是女性保有胎儿、孕育胎儿的器官。受孕以后，月经停止来潮，脏腑经络气血都下注于冲任二脉，到达胞宫以养胎儿，直到胎儿成熟而分娩。

附：精室

"精室"又名男子胞，是男性的生殖器官，是男子产生和贮存生殖之精的地方，位置在膀胱之后，直肠之前，关元与气海两穴之间，与肾相通，为肾之外系——睾丸所系。精室主要包括现在解剖学所说的睾丸、附睾、前列腺和精囊腺等器官。任脉、督脉、冲脉同起于精室，其主要生理功能是产生生殖之精和分泌排泄精液，精室的功能与肝、肾二脏及督脉、任脉、冲脉的关系密切（图4-24）。

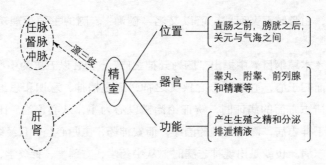

图4-24 精室示意图

五、脏腑之间的关系

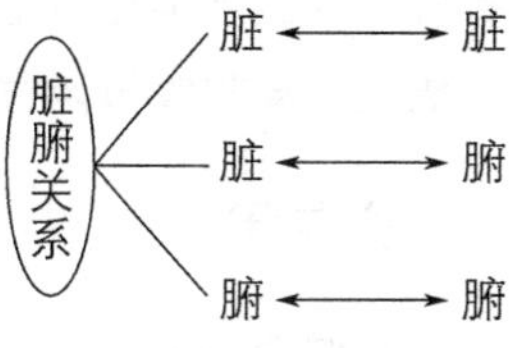

藏象学说，以五脏为中心，以气、血、精、津液为物质基础，通过经络，将五脏、六腑、奇恒之腑沟通联系成一个有机整体。在这个整体中，脏腑之间在生理功能上互相协调配合，在病理上互相影响，彼此之间的联系主要有：脏与脏、腑与腑、脏与腑的关系（图 4-25）。

图 4-25　脏腑关系示意图

（一）脏与脏之间的关系

从心、肝、脾、肺、肾的生理功能可以看出，五脏各自有其独特的生理功能，它们在各司其职的同时又存在着密不可分的联系，五脏之间的联系，主要表现为它们生理功能之间的相互资生、相互制约与相互协调以及在调节精神、气、血、津液等方面的相互关系。也就是说，五脏相互之间协调配合的生理功能，在基本物质（气、血、精、津液）新陈代谢中的协同作用，是五脏之间相互联系的纽带。从生理功能角度来说，没有任何一脏生理功能的正常进行不需要其他脏的配合；从物质角度来说，没有任何一种物质的代谢是由一脏独立完成。

五脏之间最基础的关系是两两之间的关系。五脏之间两两组合共构成 10 对关系（图 4-26）。

1. 心与肺

心与肺之间的关系主要是气和血的关系（图 4-27）。

心主血脉，血要通过百脉上朝于肺，肺主气司呼吸，主宗气，贯通心脉，血的运行必须依赖肺气的推动，宗气要贯通心脉，也必须得到血的运载。二者互为对方正常发挥生理功能的条件，相辅相成。

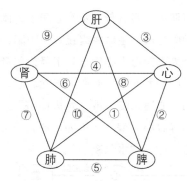

图 4-26　脏脏之间关系示意图

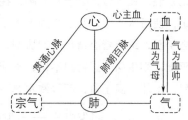

图 4-27　心与肺关系示意图

2. 心与脾

心与脾之间的关系主要是血液的生成和运行的关系（图 4-28）。

心主血脉，脾运化水谷，脾主统血。脾为后天之本，脾运化水谷是化生气血的源泉，心血有赖脾气健运才能化生出来；而脾气健运功能又赖心血的滋养和心阳的推动。血在脉中正常运行，需要推动与收摄两方面的力量平衡，心气推动血液前行，脾气统摄血液使不逸出脉外。

3. 心与肝

心与肝之间的关系主要表现在血液运行和情志两个方面（图4-29）。

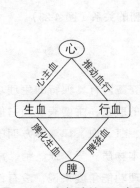

图4-28　心与脾关系示意图

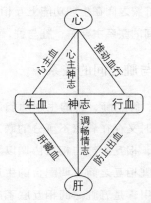

图4-29　心与肝关系示意图

心主血，是全身血液运行的枢纽；肝藏血，是血液运行的场所，二者互相配合以完成人体血液环流。就血而言，肝有所藏，则心有所主，肝无所藏，则心无所主。血不足，则二者生理功能都无法正常进行。心主血，肝主疏泄，肝调畅气机，气机通利，血脉才能正常运行。心推动血液前行，肝有防止出血的作用，二者在血液运动方面，相反相成。心主神志，主持精神活动，肝主疏泄，调畅情志，二者相辅相成。

4. 心与肾

心与肾的关系主要体现为水与火、精与血的关系（图4-30）。

心主血，肾藏精，精血同源，可互生互化。心五行属火，肾五行属水，心居于人体上部属阳，肾居下部属阴。人体阴阳要相互交合才能健康，阴阳分离，生命将终止。从阴阳、水火升降的理论来说，在下者，以上升为顺，在上者，以下降为顺。心火必须下降于肾，与肾阳共同温煦肾阴，使肾水不寒；肾水必须上济于心，与心阴共同涵养心阳，使心火不亢。心肾阴阳升降的动态平衡，维持着心肾功能的协调，这种状态称为"心肾相交"或"水火既济"。心肾阴阳失去平衡，则生病变。肾阴不足，不能上济于心，而导致心火偏亢，称为"心肾不交"；若心阳不足，不能下温于肾，而导致水寒不化，上凌于心，称为"水气凌心"。

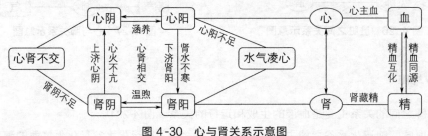

图4-30　心与肾关系示意图

5. 肺与脾

肺与脾的关系主要体现在气的生成和水液的代谢两方面（图 4-31）。

人体在出生以后获得的"后天之气"，是由脾运化而来的水谷精气和肺呼吸来的自然界的清气构成，所以气的生成与脾肺两脏关系密切。肺气需要水谷精微的充养，而水谷精微布散到全身又需要肺的宣发与肃降。肺通调水道，脾运化水液，两脏共同参与人体水液代谢，相辅相成。

6. 肺与肝

肺与肝的关系主要体现在调节人体气机方面（图 4-32）。

肺主气，气的升降出入均由肺所主；肝主疏泄，有调畅气机的作用，二者在人体气的运动方面，相辅相成，肺为主，肝为辅。同样，肺在上，其气以降为主，肝居下，其气以升为主，肝升肺降，相互协调平衡。

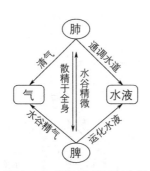

图 4-31　肺与脾关系示意图

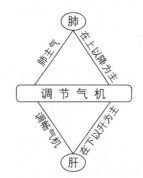

图 4-32　肺与肝关系示意图

7. 肺与肾

肺与肾的关系主要体现在水液代谢和呼吸运动两个方面（图 4-33）。

肾主水，主持人体水液的生成、输布与排泄；肺通调水道，通过宣发肃降使水液在人体内代谢顺畅。肺的宣降与通调水道功能，有赖于肾的蒸腾气化；肾主水的功能有赖于肺的宣降与通调水道。肺司呼吸，肾主纳气，肺的呼吸功能需要肾的纳气功能来协调。肾气如果不充盛，肺的呼吸深度就得不到保证。

8. 肝与脾

肝与脾的关系主要体现在饮食物的消化和血液的化生两方面（图 4-34）。

脾主运化水谷，肝分泌胆汁可以直接帮助消化食物。肝主疏泄，调畅气机，气机调畅才可以保证脾升胃降，脾升胃降平衡协调，才能保证脾胃正常运化水谷。

脾生化血液，肝藏血，脾不生化，则肝无所藏，肝藏血不足，则无法助脾生化血液；脾统血，肝防止出血，二者在防止血液逸出脉管方面有协同作用。

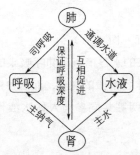

图 4-33　肺与肾关系示意图

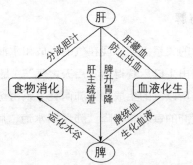

图 4-34　肝与脾关系示意图

9. 肝与肾

肝与肾的关系，主要表现为精血互生和阴液互养两个方面（图 4-35）。

肝藏血，肾藏精，精血同源，互生互化。肝肾阴液息息相通，相互滋养，肾阴足，则肝阴足，可制约肝阳使不上亢，肝阴足又可滋助肾阴再生。

10. 脾与肾

脾与肾之间的关系主要表现在先天与后天相互资生和水液代谢两方面（图 4-36）。

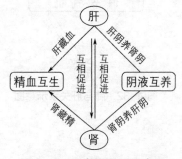

图 4-35　肝与肾关系示意图

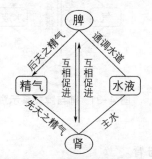

图 4-36　脾与肾关系示意图

肾为先天之本，藏先天之精气，脾为后天之本，生化后天之精气，先天之精气温养后天之精气，后天之精气滋养先天之精气。肾主水，脾运化水液，二者相互协调，共同完成水液代谢。

我们可以将以上五脏之间的 10 对关系，简单总结为：五脏之间，在生理功能上是相互配合的关系，在物质代谢方面是共同协作的关系。五脏间的关系，可综合如图 4-37 所示。

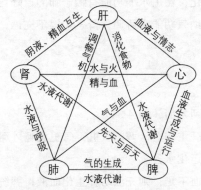

图 4-37　五脏之间关系示意图

（二）脏与腑之间的关系

脏与腑之间的关系，主要是心-小肠，肺-大肠，肝-胆，脾-胃，肾-膀胱五对脏腑之间互为阴阳表里的关系。一脏配一腑, 五脏配五腑; 一阴配一阳, 脏为阴, 腑为阳; 一表配一里, 脏为里, 腑为表。每一对脏腑之间都由经络相互络属, 它们在生理功能上相互配合, 在病理变化上相互影响。

脏腑之间的表里关系最像"夫妻"关系, 是非常"亲近"的, 它们在病理情况下易发生传变, 是重要的疾病"传变途径"。

1. 心与小肠

手少阴心经属心络小肠, 手太阳小肠经属小肠络心, 心与小肠相表里。

（1）生理功能配合

心阳温煦小肠, 小肠功能才得以正常发挥; 小肠吸收水谷精微, 上输心肺, 才可以化生血液。

（2）病理变化影响

小肠主液, 与小便状态关系密切, 心火亢盛, "火"可以通过经络下移到小肠, 使小肠泌别清浊的功能失常, 出现尿少、尿黄、尿痛等症。反过来, 如果小肠有热, 也可循经络上传于心, 使心火亢盛, 而出现心烦、失眠、舌红、口舌生疮等病症。

小肠主液, 与小便相关, 小便出现改变, 是小肠的"定位"症状, 我们可以将病位确定在"小肠"; 心主神志, 心烦是神志症状, 心开窍于舌, 舌属于心系统, 所以有心烦与舌的症状, 我们可以将病位定在"心"。如果先出现心的症状, 再出现小肠症状, 那是心火下移小肠; 如果先出现小肠症状, 再出现心的症状, 是小肠之火上炎于心, 这两种情况, 最终都是心与小肠的症状同时出现, 只是前后顺序有所不同。

图 4-38 为心与小肠关系示意图。

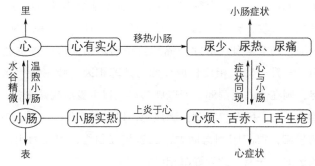

图 4-38　心与小肠关系示意图

2. 肺与大肠

手太阴肺经属肺络大肠, 手阳明大肠经属大肠络肺, 肺与大肠相表里。

（1）生理功能配合

肺气肃降与大肠传导功能相辅相成。肺气肃降有助于大肠排便, 增加了排便的"动力"。同时, 肺气肃降将津液布散到大肠, 避免大便干燥。反过来, 大肠传导正常有助于肺的肃降和呼吸功能正常发挥。

（2）病理变化影响

肺失肃降，即肺肃降功能失常，则大肠得到的"动力"不足，会在咳逆气喘的同时出现排便困难或便秘等。肺失肃降，大肠得不到相应的津液输布，也会出现大便干燥、便秘等。反过来，如果大肠实热，腑气不通，则可影响肺气肃降，在便秘的同时可见胸满、咳喘等症。

图4-39为肺与大肠的关系示意图。

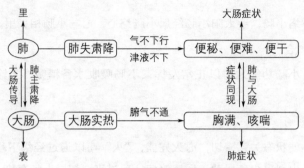

图4-39 肺与大肠的关系示意图

3. 脾与胃

足太阴脾经属脾络胃，足阳明胃经属胃络脾，脾与胃相表里。

（1）生理功能配合

脾与胃生理功能的配合主要体现在运纳协调、升降相因、燥湿相济三个方面。

"运"指脾的运化，"纳"指胃的受纳，即胃受纳腐熟水谷，脾运化水谷。没有胃的受纳腐熟，则脾无谷可运，无食可化；没有脾的运化，胃就不能继续受纳水谷，二者相辅相成，共同完成对饮食物的消化、吸收、转运，此为运纳协调。脾胃同居中焦，脾主升清，胃主通降，脾将水谷精微上输至肺，乃至全身，胃才能继续受纳腐熟和通降；胃主通降，水谷下行不停聚，有助于脾气升运，一升一降，相反相成，此为升降相因。脾主运化水液，以运化完毕为要，如水液运化不尽，则在体内生湿邪，所以脾喜燥；胃主受纳腐熟水谷，需要阴液的滋润，胃中无津液则无法腐熟水谷，所以胃喜润。脾属阴，以阳气用事，脾阳健旺才能运化升清，得胃阳则得助力；胃腑属阳，得脾阴则得助力，二者相互制约，相互为用，燥湿相济，阴阳和合，才能保证脾胃的运纳与升降，此为燥湿相济。

（2）病理变化影响

脾运化失常影响胃的受纳与降浊，胃失和降也影响脾的运化与升清，最终出现纳少、脘痞、腹胀、便溏、泄泻、嗳气、呕吐等脾胃运纳失调等症。

脾不升清，则胃失和降，胃失和降，则脾不升清，二者互相影响，互为因果，若脾虚气陷（脾升举之力不够），可致胃失和降，而胃失和降又影响脾气升运，都会出现脘腹坠胀、头晕目眩、泄泻不止、呕吐呃逆、内脏下垂等脾升胃降失常症。

脾湿太过，湿浊中阻，可致纳呆、嗳气、呕恶、胃脘胀痛等胃气不降症；胃燥阴伤，又可损及脾阴，出现不思饮食、食入不化、腹胀、便秘、消瘦、口渴等症。

图 4-40 为脾与胃关系示意图。

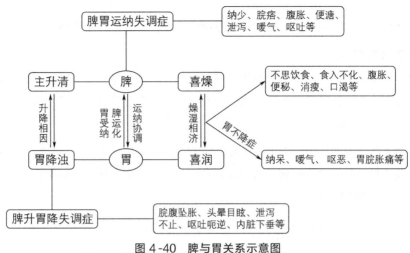

图 4-40 脾与胃关系示意图

4. 肝与胆

足厥阴肝经属肝络胆，足少阳胆经属胆络肝，肝与胆相表里。

（1）生理功能配合

胆汁来源于肝，胆汁的贮藏与排泄有赖于肝的疏泄，而胆汁排泄通畅又有利于肝的疏泄。另外，肝主谋略，胆主决断，谋虑后必要决断，决断又来自谋虑，肝胆相济，能谋善断。

（2）病理变化影响

肝病难免及胆，胆病难免及肝，常常肝胆同病。肝胆气虚、气郁、湿热、火旺等病变多为肝胆并见，表现为胆怯易惊、失眠多梦、气短乏力，或精神抑郁、胸胁胀痛、口苦眩晕、胁痛黄疸、烦躁易怒等症。

图 4-41 为肝与胆关系示意图。

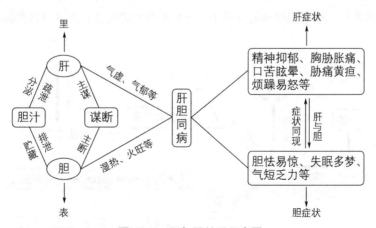

图 4-41 肝与胆关系示意图

5. 肾与膀胱

足少阴肾经属肾络膀胱，足太阳膀胱经属膀胱络肾，肾与膀胱相表里。

（1）生理功能配合

肾主水，尿液的生成、贮存与排泄依赖于肾的气化和固摄作用。肾气充足，则膀胱开合有度，小便排泄正常。膀胱贮尿、排尿有度，也有利于肾气主水的功能正常发挥。

（2）病理变化影响

肾气虚弱，蒸化无力，或固摄力量不足，影响膀胱的贮尿、排尿，可见尿少、尿闭或尿失禁。膀胱湿热或膀胱失约也可影响肾气的蒸化和固摄，出现尿液及排泄异常。

图 4-42 为肾与膀胱关系示意图。

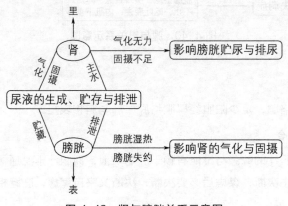

图 4-42　肾与膀胱关系示意图

（三）六腑之间的关系

六腑传化物，胆、胃、小肠、大肠、膀胱、三焦相互之间的关系（图 4-43），主要体现在共同对饮食物的消化、吸收和排泄的过程中，它们相互密切配合，完成对饮食物的消化吸收。

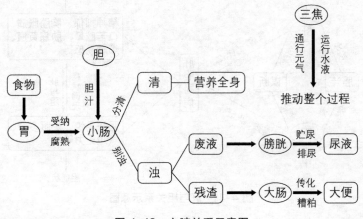

图 4-43　六腑关系示意图

（1）生理功能配合

食物经胃受纳腐熟后下传小肠，胆贮存的胆汁排泄入小肠助小肠消化，小肠分清别浊，吸收清（水谷精微）者营养全身，在胃的通降作用下，将浊（废液、残渣）者下传大肠，食物残渣的水分由大肠再吸收，余者化为粪便最终排出体外。膀胱贮存尿液，经气化作用将尿液排出体外。三焦通行元气，达于脏腑，从而推动整个传化功能的正常进行。三焦运行水液，保证水道通利，使水液能够正常代谢。

由此可见，六腑在传化物的过程中，消化功能主要由胃、小肠、胆完成，小肠、大肠重在吸收，大肠与膀胱侧重于排泄。

六腑传化水谷，需要不断地受纳、消化、传导和排泄，彼此虚实更替，宜通利不宜停滞，所以六腑的共同生理特点是：泻而不藏，实而不满，以通为用，以降为顺。

（2）病理变化影响

六腑以通降为顺，所以六腑的病变以不通、不降、不传、不导为多见，且由于六腑在结构上互相连通，在功能上互相配合，所以常互相影响，互为因果。也就是说，六腑之间传变，也是一条易发的传变途径，一腑发病可向其上下传变。

例如，胃有实热，热消灼津液，就像热锅煎灼水，水会被烧干一样，津液受伤量不足，则大肠得到的津液也不足，可致大肠传导不利，大便秘结不通，此为疾病由胃传变至大肠，由胃有热到大便不通；反过来，大肠燥结，也会导致胃失和降，胃气上逆而见恶心、呕吐等症，此为疾病由大肠传变到胃。胆火炽盛，常可犯胃，出现胁痛、黄疸、恶心、呕吐苦水、食欲不振等胆胃同病症状，若再影响到小肠，可出现腹胀、腹泻等症；反过来，脾胃湿热，熏蒸肝胆，可使胆汁外溢出现黄疸。图4-44为六腑病变相互影响示意图。

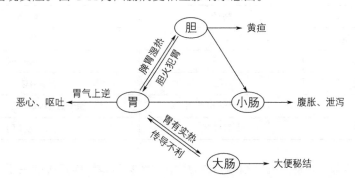

图4-44　六腑病变相互影响示意图

第二节　经络学说

一、概述

中医学阐述人体生命活动规律的基本学说主要有三个，即藏象学说、气血精津液学说和经

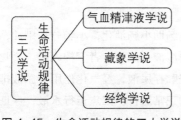

图 4-45　生命活动规律的三大学说

络学说。三个学说自成体系，各具特点，同时又相互补充与印证，成为中医学理论体系的核心（图 4-45）。它们共同阐述了人体的组织结构、物质组成、生理功能与病理变化。

经络学说是研究人体经络系统的生理功能、病理变化及其与脏腑相互关系的学说。它一直指导着中医各科临床实践，尤其在针灸、推拿、气功等方面，有着十分重要的作用。

（一）经络的含义

经络是运行全身气血、联络脏腑肢节、沟通上下内外的通路，是构成人体的重要组成部分。

由定义可以看出，经络是"通路"，像公路、铁路一样，"路"上走着的是"气血"；经络还是"网络"，将全身上下组织结构与物质连接、联系在一起；经络是"构成要素"，是构成人体的重要成分。像一个国家四通八达的交通网络把全国连为一体一样，经络把整个人身连为一体。

那什么是经？什么是络？经络有什么区别呢？经脉与络脉的区别见表 4-15。

表 4-15　经脉与络脉的区别

区别点	经脉	络脉
含义	路径	网络
经络系统地位	主干	分支
循行路线	纵行	主要是横行
循行部位	深	浅
数量	少，有一定数目	除十五络脉外无一定数目
功能地位	主导作用	补充作用

"经络"是人体"经脉"与"络脉"的总称。"经脉"是经络系统的主干，"经"有路径的含义，就像交通网络的主干道一样，在人体内多纵行，即上下方向行走，多循行于人体较深的部位，循行路线比较长，有一定的数目，但较少。"络脉"即"网络"，是"经脉"小的分支，纵横交错，网络全身，多行于人体较浅的部位，数目不定。

经络内属于脏腑（比如肝经属肝，心经属心，胆经属于胆），外络于四肢关节，沟通脏腑与体表之间，把人体的五脏六腑、四肢百骸❶、五官九窍、皮肉筋脉等组织联结成一个有机的整体，使人体各部分的功能活动保持相对协调与平衡。它是整体观念之"人是一个统一的整体"的物质功能结构基础。

---

❶ 骸，骨骼。

（二）经络系统的组成

经络系统主要由经脉与络脉组成，其中经脉包括十二经脉和奇经八脉，以及附属于十二经脉的十二经别、十二经筋、十二皮部；络脉有十五别络、浮络、孙络等（图4-46）。十五别络是络脉系统中较大的络脉，浮络是浮在体表的络脉，孙络是细小的络脉，"孙"言其细小，"浮"言其部位浮浅。

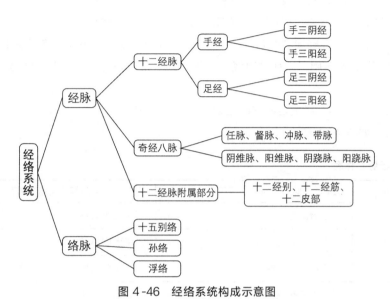

图 4-46　经络系统构成示意图

二、十二经脉

十二经脉分别属于全身脏腑，前面藏象学说中的五脏六腑各一条经脉，共十一条经脉，再加一心包经，构成十二经脉（图4-47），是经络系统的核心部分，又称为"正经"。

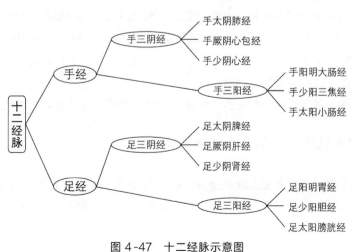

图 4-47　十二经脉示意图

(一)十二经脉的名称

十二经脉是经络系统的主要部分，每一经脉的名称都由三部分构成：第一部分，为上肢（手）或下肢（足），循行在上肢，谓之"手经"，循行在下肢，谓之"足经"。第二部分，是阴与阳，阴有三阴，分别为太阴、少阴、厥阴，三阴代表阴气的盛衰；阳有三阳，分别为阳明、太阳、少阳，三阳分别代表阳气的盛衰。分布在四肢内侧的经脉，称为"阴经"，分布于四肢外侧的经脉，称"阳经"。手足各有三阴与三阳，共有六对阴阳关系。第三部分，是脏腑，脏为阴，腑属阳。五脏加"心包"成"六脏"，全部为阴经；六腑全部为阳经。经脉属于肺，则称"肺经"，属于胆，则称"胆经"，属于脾则为"脾经"，属于胃则为"胃经"，以此类推。

即：十二经脉名称=手或足+三阴三阳之一+脏或腑

具体而言，如表4-16所示。

表4-16 十二经脉名称表

循行部位	阴经（属脏、属里）	阳经（属腑、属表）
手	手太阴肺经	手阳明大肠经
	手少阴心经	手太阳小肠经
	手厥阴心包经	手少阳三焦经
足	足太阴脾经	足阳明胃经
	足少阴肾经	足太阳膀胱经
	足厥阴肝经	足少阳胆经

表4-16中，肺-大肠，心-小肠，心包-三焦，脾-胃，肾-膀胱，肝-胆，分别构成六对表里关系。

其名称的阴阳表里相配规律为：手经-手经，足经-足经；阴阳相配规律为：太阴-阳明，少阴-太阳，厥阴-少阳，从阴阳盛衰角度讲，是同等级阴阳相配。脏腑经脉相配规律为：五对与前面藏象学说中的表里关系一致，一对为心包与三焦相配。了解此相配规律，上表十二经只要记住一列名称，就可以推导出另一列名称。

十二经脉，加上奇经八脉中的任脉、督脉，合称十四经，也被称为十四"正经"。

(二)十二经脉在体表的分布规律

十二经脉由上至下或由下至上纵贯全身，每一条经脉左右对称地分布于头面、躯干和四肢。注意是左右对称，也就是每一条经脉都有左右两条。十二经脉在体表的分布是有一定的规律的（见表4-17）。

表 4-17　十二经脉体表分布规律表

阴经（属脏，内侧）	阳经（属腑，行外侧）	循行部位	
手太阴肺经	手阳明大肠经	上肢	前缘
手少阴心经	手太阳小肠经		后缘
手厥阴心包经	手少阳三焦经		中线
足太阴脾经	足阳明胃经	下肢	前缘
足少阴肾经	足太阳膀胱经		后缘
足厥阴肝经	足少阳胆经		中线

　　总体来说，①阴经属脏，分布于四肢内侧和胸腹；阳经属腑，分布于四肢的外侧和头面、躯干。②手经行于上肢，足经行于下肢。③手足三阳经均在四肢外侧，手足三阴经均在四肢内侧。④三阴三阳排列次序为：阳明、太阴在前，少阳、厥阴居于中间，太阳、少阴居后。

　　以上排列顺序，是十二经脉排列的主体布局，在此布局下，有个小例外，发生在下肢内侧的足三阴经组（即足太阴脾经、足少阴肾经与足厥阴肝经）。足三阴经在内踝尖上 8 寸❶处交叉，交叉以前，在此处以下的小腿下半部及足背部，肝经在前缘，脾经在中线。交叉之后，此处以上，三经遵循正常分布规律，脾经在前缘，肝经在中线。

（三）十二经脉的走向规律

　　十二经脉各有一定的走向，并且彼此相互衔接，构成一个周而复始、如环无端的气血流注系统。

　　十二经脉的循行走向规律（图 4-48）是：手三阴经从胸走手，手三阳经从手走头，足三阳经从头走足，足三阴经从足走到胸（腹）。即手三阴经起于胸中，循上肢内侧走向手指端；手三阳经起于手指端，循上肢外侧，走向头面部；足三阳经起于头面部，下行经躯干循行于下肢外侧（胃经前方，胆经侧方，膀胱经后方），走向足趾端；足三阴经起于足趾端，经下肢内侧走向腹部、胸部。

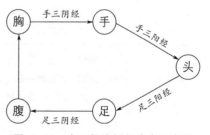

图 4-48　十二经脉循行走向示意图

（四）十二经脉的交接规律

　　十二经脉交接部位有四，即手指端、足趾端、头面部、胸腹部，且在各部位交接有一定规律（见表 4-18）。

---

　　❶ 此为同身寸 8 寸，不是市寸 8 寸，每个人和每个人长度不一样，个人四横指为 3 寸，拇指宽度为 1 寸。

（1）头面部交接——同名的手足阳经交接

在头面部，手三阳经向足三阳经交接，阴阳同级别、同名称交接，手经向足经交接，即：手（阳明）大肠经交足（阳明）胃经；手（太阳）小肠经交足（太阳）膀胱经；手（少阳）三焦经交足（少阳）胆经。头面部表面全部是阳经，所以头部又被称作"诸阳之会"。

（2）胸腹部交接——足三阴经与手三阴经交接

在胸腹部，足三阴经向手三阴经交接，交接次序从阴阳角度为由多向少依次循环交接，具体为足太阴脾经交手少阴心经，足少阴肾经交手厥阴心包经，足厥阴肝经交手太阴肺经。

（3）四肢末端交接——脏腑表里相交

在手指端与足趾端，有表里关系的阴阳经交接。手指端为手三阴经向手三阳经交接，足趾端为足三阳经向足三阴经交接，均为表里相交。即：手太阴肺经在食指端交手阳明大肠经；手少阴心经在小指端交手太阳小肠经；手厥阴心包经在无名指端交手少阳三焦经；足阳明胃经在足大趾与足太阴脾经相交；足太阳膀胱经在足小趾与足少阴肾经相交，足少阳胆经在足大趾爪甲后与足厥阴肝经相交。

表 4-18　十二经脉交接表

交接部位	交接经脉	（阴阳）交接规律
手指端	手（太阴）肺经—手（阳明）大肠经； 手（少阴）心经—手（太阳）小肠经； 手（厥阴）心包经—手（少阳）三焦经	手三阴经与手三阳经表里相交
头面部	手（阳明）大肠经—足（阳明）胃经； 手（太阳）小肠经—足（太阳）膀胱经； 手（少阳）三焦经—足（少阳）胆经	手三阳交足三阳，阴阳同名相交
足趾端	足（阳明）胃经—足（太阴）脾经； 足（太阳）膀胱经—足（少阴）肾经； 足（少阳）胆经—足（厥阴）肝经	足三阳经与足三阴经表里相交
胸腹部	足（太阴）脾经—手（少阴）心经； 足（少阴）肾经—手（厥阴）心包经； 足（厥阴）肝经—手（太阴）肺经	足三阴向手三阴依多向少顺序循环相交

（五）十二经脉气血流注次序

十二经脉是气血运行的主要通道，由前述交接规律可以看出，十二经脉首尾相互衔接，气血由中焦脾胃水谷精微化生后，上注于肺，自手太阴肺经开始，逐经依次流注，最后注入足厥阴肝经，再由足厥阴肝经重新流注到手太阴肺经，形成"阴阳相贯，如环无端"的十二经脉气血流注系统（图 4-49）。

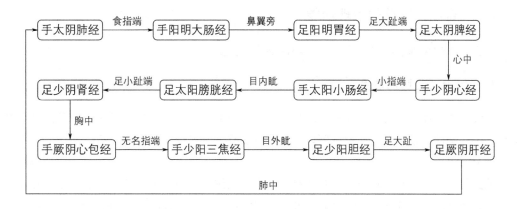

图 4-49 十二经脉流注次序示意图

三、奇经八脉

"奇经八脉"是十二经脉之外的重要经脉，交叉贯穿于十二经脉之间，在全身起到重要的统率、联络和调节作用。

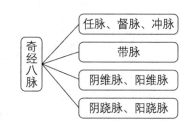

"奇经"是比较特殊的重要的气血通路，与十二经脉相比较，"奇经"之"奇"（即特殊之处）在于：①不直属脏腑。②无表里相配关系。③循行路线不像十二正经那样规则，多为"别道奇行"。④无经别、经筋和皮部。⑤除任脉、督脉外，都没有本经专属穴位，都不参与十二经气血周流循环。⑥与奇恒之腑（脑、髓、骨、脉、胆、女子胞）关系密切。

"八脉"是任脉、督脉、冲脉、带脉、阴跷脉、阳跷脉、阴维脉、阳维脉八条经脉的总称，因其有异于十二正经，故称为"奇经八脉"。

（一）奇经八脉的走向与分布

奇经八脉的走向与分布特点主要有四：

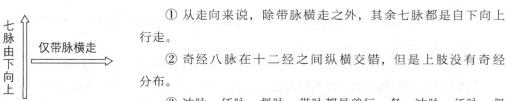

① 从走向来说，除带脉横走之外，其余七脉都是自下向上行走。

② 奇经八脉在十二经之间纵横交错，但是上肢没有奇经分布。

③ 冲脉、任脉、督脉、带脉都是单行一条。冲脉、任脉、督脉的循行起点都在胞（女子胞或精室）中，称为"一源三歧"。

④ 阴阳跷脉与阴阳维脉左右对称分布，各有两条，合计八条。

（二）奇经八脉总的生理功能

奇经八脉的生理功能是联络、统率和调节十二经脉。

1. 密切十二经脉的联系

奇经八脉在体内循行时，与属络脏腑的十二经脉交叉、相接，相当于在十二经脉原有的网络系统上，又做了很多网络加固，所以奇经八脉加强了十二经脉之间的联系，补充了十二经脉在循行分布上的不足。

除此之外，奇经八脉对十二经脉还有分类组合及统领作用。分类是指阴阳分类；组合是指一条"奇经八脉"与几条"十二经脉"相连，它联系的"十二经脉"自成一组；统领是指统率、领导的作用。具体如下。

督脉与手足六阳经（大肠、小肠、三焦、膀胱、胆、胃）在大椎交会，称为"阳脉之海"，统率诸阳经。这个"督脉组合"是"督脉+手足六阳经"。图4-50为督脉组合示意图。

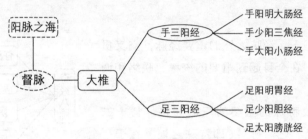

图4-50　督脉组合示意图

任脉与足三阴经（脾、肝、肾）在脐下关元处相交，足三阴经又在胸腹部与手三阴经（肺、心、心包）相交，所以任脉因为联系手足六阴经则称为"阴脉之海"。这个"任脉组合"是"任脉+手足六阴经"。图4-51为任脉组合示意图。

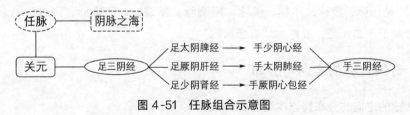

图4-51　任脉组合示意图

冲脉通行上下前后，其气血渗灌手足三阴三阳，称为"十二经脉之海"。此"冲脉组合"为"冲脉+十二经脉"。

带脉横向循行，是人体经络的"天然腰带"，约束纵行的所有经脉，沟通腰腹部的经脉。

阴维脉与六阴经相联系，在咽喉与任脉汇合，主一身之里，此"阴维脉组合"为"阴维脉+六阴经+任脉"。阳维脉与六阳经相联系，在项后与督脉汇合，主一身之表，此"阳维脉组合"为"阳维脉+六阳经+督脉"。所以阴维脉与阳维脉维络一身表里阴阳，"维络"指维持、维系、联络。

阴跷脉与阳跷脉左右成对，主宰一身左右的阴阳，共同调节肢体的运动和眼睑（即眼皮）的开合。

2. 调节十二经脉气血

十二经脉像人体的"河流"，里面流淌着"气血"；奇经八脉则像"湖泊"，与十二经脉相连，所以奇经八脉有蓄溢和调节人体气血的功能。"蓄"即蓄藏、储蓄、贮存；"溢"，气血充满了就向外面分流。也就是说，奇经八脉是人体的"气血库"，当十二经脉气血有余时，气血流入奇经八脉储存以备用，当十二经脉气血不足时，奇经八脉里的气血及时从"湖泊"里溢出来，给"河流"——十二经脉补充"气血"，如图4-52所示。

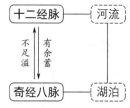

图4-52　奇经八脉与十二经脉关系示意图

3. 与某些脏腑关系密切

奇经八脉与肝、肾等脏及女子胞、脑、髓等奇恒之腑关系密切，比如督脉"入颅络脑""行脊中""络肾"，与脑、脊髓、肾关系密切。冲脉、任脉、督脉同起胞中，与女子胞（或精室）关系密切。因此，奇经八脉与相应的脏腑在生理、病理上都会相互配合或影响。

（三）奇经八脉各自的生理功能

1. 督脉

"督"，总督、统领，有监察、督促、监督等义。

（1）调节阳经气血，为"阳脉之海"

督脉行于背部正中，诸阳经及阳维脉都会合于督脉。具有统率一身之阳经，调节全身阳经气血的作用。

（2）反映脑、髓、肾、心功能

督脉起于胞中，"贯脊属肾"，肾主生殖，故督脉主司生殖功能，特别是主司男子的生殖功能。督脉上行脊里，入络于脑，上贯心，所以督脉的生理、病理与脑、髓、心、肾关系密切。

2. 任脉

"任"，有总任、妊养之意，"妊"，指妊娠、怀孕。

（1）调节阴经气血，为"阴脉之海"

任脉行于腹面正中线，诸阴经直接或间接交会于任脉（注意是"交会于"，也就是任脉是诸阴经的交会之脉），具有总任一身之阴经，调节全身气血的作用，所以称为"阴脉之海"。

（2）任主胞胎

任脉起于胞中，对于女子而言，起于女子胞，女子胞与女性月经、怀孕、生育功能有关，所以任脉是妇女生养之本，故有"任主胞胎"的说法。

3. 冲脉

"冲"，有要冲、要道之意，指通行的大路、重要的地方，意指本经是气血的"交通要道"。

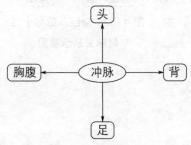

图4-53　冲脉运行部位示意图

（1）调节十二经脉气血

冲脉的循行范围很广（图4-53），上至头，下至足，后行于背，前布于胸腹，贯穿全身，阴阳表里无所不涉，为一身气血之要冲，能"通受十二经气血"，十二经脉都来汇聚，所以被称为"十二经脉之海""五脏六腑之海"或"血海"。

（2）与女子月经及生殖功能有关

冲脉起于胞中，又为"血海"，妇女月经是否正常及能否正常生育与冲任两脉气血充盛程度有关，《素问·上古天真论》说："任脉通，太冲脉盛，月事以时下，故有子。""太冲脉"即冲脉。冲任两脉气血旺，女性才能正常来月经，才能具备生殖和妊养胎儿的能力。

4. 带脉

"带"，腰带、束带，引申为约束、管束。

（1）约束纵行诸经

带脉环腰一周，是全身唯一一条横行的经脉，就像腰带一样约束着通过腰部的诸经，比如足三阴经、足三阳经通过腰部，肺经络大肠、心经络小肠、心包经络三焦，也都从体内通过腰部，这些纵行的经脉，都要受这条"天然腰带"的约束，带脉可调节这些脉的气血，使之运行通畅。

（2）主司妇女带下

"白带"为女性阴道分泌物，正常情况下为生理性白带，蛋清样或白色糊状，量少，黏稠，无异味，有保护与滋润阴道的作用。如白带量增多，性状发生变化，则为病理性白带。带脉的作用是管理、约束白带，使处于生理性健康状态，此为"主司妇女带下"。

附：女性特殊生理活动

女性的特殊生理功能，包括经、带、胎、产等。"经"指月经，"带"指白带，"胎"指孕育胎儿，"产"指生产婴儿。这些生理功能从藏象学说角度与肝、肾密切相关，此外，奇经八脉中的任、督、冲、带四脉，也参与其中。"一源三歧"，任、督、冲脉同起胞中，督脉通肾，主生殖，任主胞胎，冲为血海，带脉可固护胎儿（使不流产）和主司带下。图4-54为女性特殊生理活动与脏腑经络相关示意图。

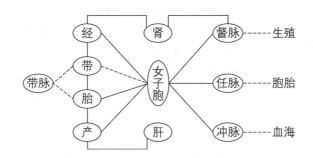

图 4-54　女性特殊生理活动与脏腑经络相关示意图

女子胞为冲脉、任脉、督脉的共同起点，三脉在此相交通，与全身阴阳气血密切相关。子宫作为冲脉、任脉、督脉的共同起点，子宫受损，三脉必会同时受损。

5. 阴跷脉、阳跷脉

"跷"，轻捷、矫健。

（1）主司下肢运动

阴阳跷脉的循行路线均以足为起点，它们的脉气多发在足、外踝及髀上至肩、颈项等关节处，阴阳二跷之气相交通并且和谐，则下肢运动灵活矫捷。

（2）主司眼睑开合

阴跷脉与阳跷脉交会于目内眦（眼内角），阳跷脉主一身左右之阳，阴跷脉主一身左右之阴，阴阳气相合并，共同濡养眼目，主司眼睑开合。

6. 阴维脉、阳维脉

"维"，维系、维络、维持、联络。阴维脉"维络诸阴"，阳维脉"维络诸阳"。阴维脉起于足三阴经（肝、脾、肾）交会处，最后合于任脉。阳维脉与六阳经相交，最后合于督脉。阴阳相辅，对全身所有阴阳经脉的气血起着"多则蓄""少则溢"的调节作用。

四、经别、经筋、皮部、别络

（一）十二经别

"十二经别"又称为"经别"，"别"，指分别，别行（别行，指另走其他的道路），是十二经的支脉，是十二经主脉的"分叉"。十二经脉各有自己的经别，称为"十二经别"。它们从十二经分出别行深入身体深部，循行于胸腹及头部。十二经别，多分布于肘膝、脏腑、躯干、颈项及头部，它们的循行分布特点可用"离、入、出、合"四个字概括。

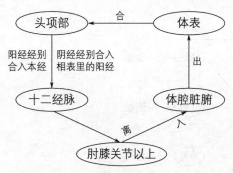

图 4-55　十二经别离、入、出、合示意图

那什么是离、入、出、合呢？"离"即十二经别从同名正经循行于四肢的部分（多为肘膝以上）分出，又称"别"；从本经分离之后，走入体腔脏腑深部，称为"入"；然后再从相关脏腑出来走到体表而上行头面称"出"；最后在头项部阳经（手足六阳经）的经别皆归入本经，阴经的经别合入互为表里的阳经称为"合"。比如胆经的经别合入胆经，而肝经的经别也合入胆经；膀胱经别合入膀胱经，而肾经的经别也合入膀胱经。图 4-55 为十二经别离、入、出、合示意图。

这样，十二经别依据阴阳表里关系分为六组，《黄帝内经》中称其为"六合"。这种"六合"的形成，进一步加强了表里经脉之间在体腔深部（脏腑）的相互联系。

（二）十二经筋

"筋"指筋肉关节，十二经筋是十二经脉之气结聚散络于筋肉关节的体系，是十二经脉在肢体外周的连属部分，多附于骨和关节，具有约束骨骼、主司关节运动的功能。

十二经筋是一个筋肉关节的体系，共有十二个系统。它们起于四肢末端，盘旋结聚于关节，布于胸背，终于头身。从总体来说，十二经筋的分布与十二经脉的体表循行部位一致，但走向与十二经脉不同，是从四肢末端向心循行。

（三）十二皮部

十二经脉及其络脉，在体表有一定的分布范围与之相应，全身的皮肤也相应的划为十二部分，称"十二皮部"，是十二经脉之气所散布于体表的部位。皮部有充足的卫气，是人体抵御外邪的屏障。

（四）十五别络

十五别络是从经脉分出的小的分支，十二经脉各有一条，任脉、督脉各有一条，再加上脾之大络，共十五条，称为"十五络脉"。

经脉分出别络，别络再反复分支，从别络再分出的细小的络脉称为"孙络"，这样，从粗到细，愈分愈细，遍布全身，起着渗灌气血阴阳，以濡养、温煦全身组织器官的作用。分布在皮肤表面的络脉，称为"浮络"。别络是络脉的主体，对全身无数细小的络脉起着主导作用。

络脉加强了十二经脉中阴阳表里两经在肢体的联系，沟通了腹、背和全身的经脉联系。任脉别络沟通了腹部经气；督脉别络沟通了背部经气；脾之大络沟通了侧胸部经气。

五、经络的生理功能和临床应用

（一）经络的生理功能

经络的基本生理功能为运行气血、濡养脏腑组织，联络脏腑、沟通上下内外，协调阴阳、维持机体平衡。

1. 联络脏腑器官，沟通表里上下

从前面对经络系统各部分的讲述，我们了解到，十二经脉是经络系统的核心，与全身的脏腑组织紧密相关。"十二经别"是十二经脉的主要大分支，"十五络脉"是十二经脉的小分支，浮络与孙络都是十五络脉的再分支。经别与络脉是十二经进一步的细化。另外，十二经脉的每一经都有自己的"经筋"与"皮部"，这是经络系统中的"第一张网"。在这张网的基础上，叠加了奇经八脉，它加强了全身气血阴阳的沟通，参与了女性特殊的生理活动，这是"第二张网"。所以经络系统组成最核心的其实只有两部分，就是十二经脉与奇经八脉。两部分的"网网叠加"与十二经脉的无限细化，使经络在人体起到充分的联络与沟通作用。

（1）沟通脏腑

十二经脉中的每一经都属络一脏一腑，是脏腑构成表里阴阳关系的结构基础。有的经脉除了属络自己相表里的一对脏腑外，还能联系其他一些脏腑。比如胃经除属胃络脾外，胃经的经别"上通于心"，足太阴脾经"注心中"，足少阳胆经的经别"贯心"，足少阴肾经"络心"，以上四经均通心；足少阴肾经"入肺"且"贯肝"，手少阴心经"却上肺"，足厥阴肝经"注肺中"，此三经皆连肺。手太阳小肠经"抵胃"，足厥阴肝经"挟胃"，手太阴肺经"循胃口"，此三经皆连胃。这样就形成了脏腑之间复杂的网络系统，一条经络联系多个脏腑，同时，一个脏腑与多条经络相连（图 4-56）。

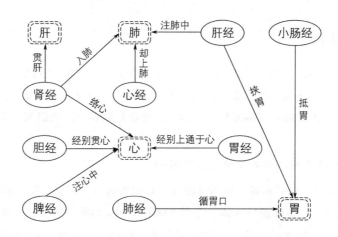

图 4-56　十二经脉属络之外的脏腑沟通示意图

（2）沟通内脏与五体、五官、九窍

十二经脉内联脏腑，外络于皮肉筋骨等组织器官，有些经脉在体表的循行中，又分布到了五官九窍。以耳为例，手太阳小肠经"入耳中"，手少阳三焦经及足少阳胆经均"从耳后入耳中，出走耳前"，足太阳膀胱经"至耳上角"，还有肾"开窍于耳"。其他眼、鼻、口、舌等官窍的情况与之类似。

2. 运行气血

经络是气血运行的通路。人体所有的组织器官，不仅由基本物质气血阴阳所构成，还必须依赖气血阴阳的濡养、温煦才能进行正常的生理活动。

3. 协调阴阳

经络是人体内无所不到的"网络"通路，具有传导物质与信息的双重功能。当肌表受到某种刺激时，这种刺激可通过经络内传脏腑，使脏腑功能发生相应变化。针刺疗法就是利用这一功能实现对疾病的治疗的。

4. 调节人体机能活动

经络在沟通、传导功能的基础上，通过经气的作用，调节机体功能活动，使人体复杂的生理功能相互协调，保持相对平衡状态，即健康状态。当人生病时，机体阴阳气血失调，针灸等治疗方法可以激发经气的调节作用，促使人体机能活动恢复平衡。

（二）经络学说的临床应用

经络在生理、病理、诊断、治疗、预防疾病等各个方面都有重要意义。经络学说贯穿于整个中医学术体系，体现在理、法、方、药中，是指导临床各科的基础理论之一。其应用主要有以下几个方面。

1. 解释病理变化

经络是人体内四通八达的"通路"，在人体发生病变时，这条通路就成了传递病邪和反映病变信息的通路。外邪（人体外的致病因素，称为外邪）可沿经络由表及里，由浅入深传变至内脏；内脏病变也可沿着经络由内及外传到体表；经络所联系的脏腑组织器官会相互牵连相互影响。

（1）外邪可以沿着经络由表及里内传于脏腑

《素问·皮部论》说："邪客于皮则腠理开，开则邪入客于络脉，络脉满则注于经脉，经脉满则入舍于腑脏也。"外邪侵犯人体，先在络脉驻留，如浮络，如果在浮络没有被祛除，它就会继续沿着经络入侵较大的经脉，由此层层深入，最终进入脏腑，脏腑就生病了（参见图4-57）。《素问·缪刺论》也表达了类似的观点："夫邪之客于形也，必先舍于皮毛，留而不去，入舍于孙脉，留而不去，入舍于络脉，留而不去，入舍于经脉，内连五脏，散于肠胃。"

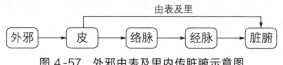

图 4-57　外邪由表及里内传脏腑示意图

（2）经络是内脏疾病反映于外的途径

内脏发生病变时也会通过经络由里达表，在相应的体表部位出现异常的症状和体征。如肝病出现胁痛、目赤肿痛，肾病出现腰痛、耳聋，心火上炎易口舌生疮等。

肝病胁痛、目赤肿痛，是因为足厥阴肝经"分布于胁肋部"，肝病随着经络传变到肝经所分布的部位，导致这些部位出现症状。肝经"上行连于目系"，肝开窍于目，所以肝病时眼睛部位会出现赤（红）、肿、痛的症状。肾病腰痛、耳聋，是因为腰为肾之府，肾开窍于耳，所以肾病由里到外，表现于腰和耳。同样，心开窍于舌，心有"火"，火性炎上，所以口舌部位会生疮。

（3）经络是脏腑病变相互影响的途径

如肝脉挟胃上行，即肝经从胃的两旁经过，若肝气失于疏泄，肝先"病"了，因为肝经走过胃两旁，所以胃也会跟着"生病"，即脾胃也会不和，出现嗳气、吞酸、呃逆、呕吐等脾胃相关症状。

十二经脉的经气衰竭时，经脉所联系的器官功能也必然衰竭，如《灵枢·经脉》所说："手太阴气绝，则皮毛焦。太阴者，行气温于皮毛者也，故气不荣，则皮毛焦……"手太阴为肺经，肺主皮毛，肺经气绝，皮毛得不到气血的温养，就会出现焦枯。

2. 指导疾病诊断

经络都有一定的循行部位和脏腑络属关系，可以反映内脏和形体组织器官的病证，所以临床上可以根据患者出现的症状和体征，结合分析病变部位是哪经的循行部位和联络的脏腑，辨别出实际"病位"在哪儿，即疾病发生在何经、何脏、何腑。并且还可根据症状的性质和出现的先后次序来判断病的是轻还是重，以及发展趋势如何。

下面以大家常见的牙痛、头痛为例说明一下。

足阳明胃经入上牙齿，手阳明大肠经入下牙齿，胃肠如果有积热，也就是"有火"，火曰炎上，积热上扰，在牙齿部位就会发病，出现牙龈红肿热痛的症状，所以我们看到牙龈肿痛，可以推测是胃和大肠有积热（图 4-58），相对应的治疗方法应该是清胃和大肠的热。

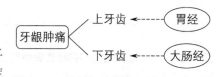

图 4-58　牙龈红肿热痛需清胃、大肠热

头痛时要看头痛的部位是在哪一条或哪几条经络（表 4-19）。如前额痛，多与阳明经有关，即足阳明胃经、手阳明大肠经，所以多与肠胃有关，且主要是胃，因为胃经分布在额头，推断可能因饮食不适引起；如果痛在两侧，多与少阳经有关，即与手少阳三焦经、足少阳胆经有关，因为两经在头侧部分布；如果痛在后头部及项部，多与太阳经有关，即足太阳膀胱经、手太阳三焦经，且主要是膀胱经，因为膀胱经分布在后头部及后项部；痛在巅顶（也就是头部

的最高处，百会穴附近），多与厥阴经有关，即手厥阴心包经、足厥阴肝经，且主要与肝经有关，因为肝经与督脉交会于巅顶。

表 4-19　头痛部位的循经诊断表

头痛部位	经络	
前额	阳明经	足阳明胃经为主
两侧	少阳经	手少阳三焦、足少阳胆经
后头部及项部	太阳经	足太阳膀胱经为主
巅顶	厥阴经	足厥阴肝经为主

3. 指导疾病治疗

经络学说还广泛用于针灸、推拿按摩和药物治疗。针灸、推拿的治疗作用，主要是通过调节体内失衡的经络气血和脏腑功能实现的。针灸推拿不是"头痛医头，脚痛医脚"，而是依据"经脉所过，主治所及"的原理，采取"循经取穴"等方法进行治疗。所谓"循经取穴"，就是依据经络学说进行辨证，判断出疾病属于哪一经后，根据该经的经络循行路线和联系范围来选取穴位进行治疗。

临床上常用的上病下取、下病上取、中病旁取、左右交叉、表里互取等方法都体现了循经取穴的特点。《四总穴歌》所说的"肚腹三里留，腰背委中求，头项寻列缺，面口合谷收"就是循经取穴的体现。这里"三里"指足三里，是胃经穴位，在膝盖附近；"委中"是足膀胱经穴位，在腘窝里；列缺是肺经的列缺穴；合谷是大肠经穴位。《四总穴歌》的意思是肚腹、腰背、头项、面口等部位的疾病，可分别选用足三里、委中、列缺、合谷治疗。再比如，咳喘为肺部疾患，可取肺经穴位尺泽、太渊等治疗，也可取与肺经相表里的大肠经的穴位如合谷、曲池等治疗。

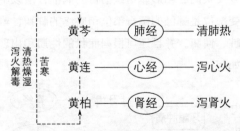

图 4-59　性味功效相同而归经各异中药示例

中药的性能主要包括四气、五味、升降沉浮、归经与毒性等。其中归经指的是药物与脏腑经络之间存在着的特殊亲和关系和选择作用，也就是药物会喜欢"走哪一经"或者"哪几经"，并在相应的经脉脏腑产生治疗作用。归经的理论基础是藏象学说与经络学说。同样性味功效的药物，归经不同，应用也不一样。例如黄连、黄芩、黄柏三味药（图4-59），性味都是苦寒，都有清热燥湿、泻火解毒的作用，但黄柏主入肾经，善泻肾火；黄芩主入肺经，善清肺热；黄连主入心经，善泻心火。因此，同样是"上火"，上火的脏腑不同，采用的药物也就不同，以上三味药中，肾火选择黄柏，心火择取黄连，肺热采用黄芩进行治疗。

第五章

病因

病因就是让人得病的原因，又称"致病因素"。凡是能破坏人体相对平衡状态（即健康状态）而引起疾病的原因都是病因。让人生病的原因有很多种，比如气候异常、传染病、精神刺激等。宋代医学家陈无择将病因分为外因、内因、不内外因，这种分类方法沿用至今。图5-1为病因分类示意图。

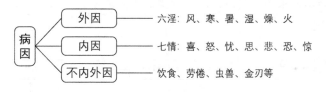

图5-1 病因分类示意图

外因，就是外在的致病因素，主要为气候异常；内因，主要是精神刺激，七情是人所有的情志反应的总称，指喜怒哀乐等；不内外因，既不是内因也不是外因，主要有饮食异常、劳倦（过劳过逸）、虫兽（如毒蛇咬伤，蚊虫叮咬，疯狗伤人）、金刃（刀伤、枪伤）等。

病因学说是研究各种致病因素的概念、形成、性质、致病特点及所致病证临床表现的学说。

病因学说是中医理论体系的重要组成部分，病因学说与前面讲过的阴阳五行学说、气血精津液学说、藏象学说、经络学说以及后面的病机学说等，构成了中医理论体系。

审证求因，又称为"辨证求因"，是中医学特有的认识病因的方法。中医学认为，疾病是病因作用于人体产生的结果。不同的病因产生的结果不一样，表现出来的症状和体征也不一样。因此中医学认识病因主要以疾病的临床表现（症状和体征）为依据，通过分析症状、体征等来推求病因，从而为治疗用药提供依据。这种方法称为"辨证求因"，或称"审证求因"。

辨、审，就是根据各种病因的致病特点和致病临床特征（即病因学说）来分析患者的症状、体征，并由此推测出病因，最终根据推求出来的病因来进行治疗。

辨证求因的意义在于整个中医学理论体系是浑然一体的，从辨证到治疗全程逻辑顺畅，最后产生好的临床治疗效果。比如辨证出来病因是"风湿"，对应的药物有"祛风湿药"，对应的方剂有"祛风湿方"，采用"祛风湿方"能减轻或消除风湿症状，使人恢复健康（图 5-2）。

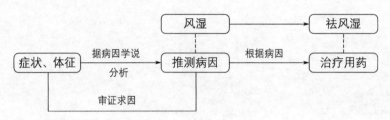

图 5-2　审证求因示意图

由辨证求因的过程可知，在辨或审的过程中，用来推求病因的理论工具是病因学说，所以病因的推测是有理论依据的，并不是随便胡乱猜测。病因学说最核心的内容（图 5-3）就是病因与疾病症状和体征的对应关系，症状与体征很多，致病特点是从众多的症状、体征中归纳总结出来的性质特点。只要掌握了每种病因的致病特点和"症状体征群"（也可以叫"证候群"），每个人都会辨证求因。所以，病因学说最重要的学习内容，就是熟练掌握病因与症状、体征的对应关系。

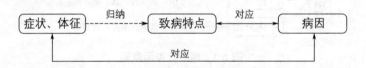

图 5-3　病因学说的主要内容

本章根据病因的来源、形成、致病途径及致病特点，将其分为外感病因、内伤病因、病理产物性病因、其他病因四类（图 5-4）。

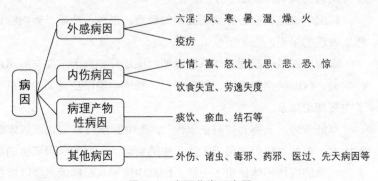

图 5-4　病因分类示意图

第一节　外感病因

一、六淫

（一）六淫的概念及共同致病特点

1. 六淫的基本概念

六淫是风、寒、暑、湿、燥、火六种外感病邪的统称。大自然有六种不同的气候变化，称为风、寒、暑、湿、燥、火，总称为"六气"。六气与季节有较鲜明的对应关系，春风、夏暑（火）、长夏湿、秋燥、冬寒。六气是自然界本有的，是正常的气候，不是病因。

那"六气"什么情况下就变成病因"六淫"了呢？

"六淫"的核心在于一个"淫"字，"淫"指过多、过分。当六气变化异常，超过了人体的承受能力，破坏了人体的平衡健康状态，六气就成为六淫了。

"六气"转化为"六淫"是有条件的：一是气候异常，二是人体正气不足。气候异常一者是六气太过或不及，二者为天气变化急骤，三是非其时有其气。比如冬季当寒，各地都有正常冬季平均气温值，如果当年平均气温大大高于或低于多年冬季正常平均气温值，就是太过或不及；暴热暴寒，就是天气变化急骤；而春天当温而反寒，秋季当凉而反热，就是非其时有其气。这些反常的气候，易让身体虚弱的人发病。另一方面，即使气候基本正常，但人体正气不足，适应能力差，也易引发疾病。总之，当人不能适应气候变化，"六气"作为外邪侵入人体使之发病的时候，对于生病的人来说，"六气"就转化为"六淫"了。

2. 六淫致病的共同特点

六淫是不正常的天气因素，有共同的致病特点：外感性、季节性、区域性、相兼性、转化性。

（1）**外感性**

外感性是指六淫侵犯人体多从人体表面、浅表开始，主要部位为肌表与口鼻，然后再由表入里，由浅入深地向人体内脏传变。其传变的途径就是经络，由浮络、孙络开始沿着经络循行路线层层深入人体，每深入一层，病情就加重一分。

（2）**季节性**

六气有明显的季节性，六淫由六气所变，所以六淫致病也就有明显的季节性。风邪所致病为风病，暑邪所致病为暑病，湿邪所致病为湿病，它们都有明显的季节性。风病多发在春季，暑病多发在夏季，而湿病好发于长夏。火邪、暑邪同旺于夏季，但火邪的季节性不像暑邪那么明显，其他季节也可出现火热气候，火邪所致证候为热病。图5-5为六淫与季节对应示意图。

（3）区域性

六淫致病与人们生活、工作的区域环境密切相关。如西北气候干燥故当地多燥病，东南气候湿热则多湿热病，相应的，东北气候寒冷则多寒病。

（4）相兼性

六淫邪气既可单独侵犯人体，又可以两种以上邪气共同侵犯人体。常见的组合有风湿（风+湿）、风寒（风+寒）、风热（风+热）、风寒湿（风+寒+湿）湿热、寒湿、暑湿等。

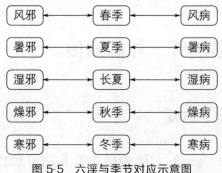

图5-5　六淫与季节对应示意图

（5）转化性

六淫在发病过程中，不仅可以相互影响，而且在一定的条件下还可以相互转化。如寒邪入里可以化热，湿邪郁久可以化火伤阴。这似乎不好理解。注意，这是在发病过程中转化的，也就是在疾病发展变化过程中，发生了转化，怎么转化的呢？很简单，固然最开始得病的原因是天气因素，但病因是在"审证求因"的过程中根据"证候群"推求出来的，寒邪入里化热，指最开始根据症状推测出来的病因是"寒"，病位主要在表，但随着病情的发展，症状发生了变化，根据变化后的症状推求出来的病因是"热"了，病位相对而言在里了，这就是寒邪入里化热。

当然这种转化是有条件的，或者是患者体质的原因，或者是治疗因素引起，或者兼而有之。

（二）六淫的性质和各自致病特点

风、寒、暑、湿、燥、火六邪各有自己的性质和致病特点。

1. 风邪的性质及致病特点

一年四季皆有风，但风是春天的主气，当风使人生病时，它就成了"风邪"。风邪侵犯人体从皮毛而入，是六淫中最主要的致病因素，常为寒、湿、燥、火（热）等邪致病的先导，所以被称为"六淫之首"。

风邪的性质和致病特点有以下四个方面（可参见图5-6）。

（1）风为阳邪，其性开泄，易袭阳位

风为阳邪，是按阴阳的性质来进行划分的，因为风具有升发、向上、向外的特点，所以将其划为阳邪。其性开泄，是指风能使皮毛腠理开泄，像风吹开门一样，打开人体的门户（即汗孔），泄津液，即出汗。易袭阳位，阳位指人体的阳位，主要是头面部和人体肌表。阳邪易袭阳位，就是风邪易于侵袭人体上部与肌表。风邪侵袭人体之后，会出现发热、恶风❶、汗出

---

❶ 恶风意为怕风，指以遇风则冷、避风可缓为特点的一种怕冷的感觉。

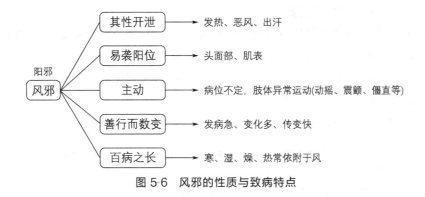

图 5-6　风邪的性质与致病特点

（风性开泄，打开人体毛孔，使排汗）、头痛、咳嗽、流涕（头面部症状）等症状。

（2）风性主动，善行而数变

风来的时候，是不停止的，没有它吹不到的地方，风一吹，草木应风而摇动，风来得快，去得也快，风是一阵一阵的，总是刮不长，这是我们能观察得到的自然界风的特点。

"动"，运动、移动、不静止；"善"，擅长、善于。"风性主动、善行"是指风邪具有善动不居（不居，不停留）、游走、动摇不定的特点。这个性质所对应的人体发病症状为病位游移、行无定处。如以风邪为主引起的风痹，以关节肌肉游走性疼痛为特征，所以这种痹证又称为"行痹"❶。

"数"，屡次，多次，数目多；"变"，指变化。"数变"指风邪致病具有变幻无常和发病迅速的特性。如中风的人往往突然跌倒、昏迷等，且往往中风之前行动如常人，中风后行动不灵。再如风瘾疹，好发于春天，症状为皮肤瘙痒、起风团、发无定处、此起彼伏，时隐时现。这两个例子都体现了风"数变"的特点。

（3）风为百病之长，易兼诸邪

"百病"，各种病的总称；"长"，排序最大的；"易"，容易，易于；"诸邪"，风邪之外的其他邪气。风邪是让人得各种外感病的先导，风侵入人体之后，寒、湿、燥、热等邪气常常依附于风来侵犯人体，如外感风热、风寒、风湿等，所以风被称为"百病之长"。《素问·骨空论》说："风者，百病之始也。"即风邪为外感百病的开端，易夹带其他邪气来侵袭人体。

2. 寒邪的性质及致病特点

寒是冬季的主气，当寒侵袭人体使人发病时，称为"寒邪"。也就是说，寒气成为寒邪是有条件的，当让人生病时，寒气才转化为寒邪。寒邪伤人致病有伤寒、中寒之别。

寒邪伤于肌表，郁遏卫阳者，称为"伤寒"，此伤寒与现代医学的伤寒不同，其意为伤于寒邪，病位在肌表；卫阳，指卫气，属性为阳，能温暖肌表、防御外邪，寒将卫阳阻遏在肌

---

❶"痹证"的特征是关节肌肉疼痛、酸楚、重着（沉重的感觉）、麻木、关节屈伸不利、肿大变形等。痹证主要由风、湿、寒、热四邪气引起，其基础组合是风与湿，此外有风寒湿、风湿热等邪气组合。各种组合当中，往往以一个邪气为主，所以痹证的症状，除共性的肌肉疼痛、酸痛之外，还会明显的体现这个主要邪气的特点。如以风邪为主的痹证中，就会明显体现出风邪善于移动的特征，表现为一会儿这个地方疼痛，一会儿另一个地方疼痛，即游走性疼痛，被称为"风痹"或"行痹"。

表，使卫气不能流通，郁久而发热。

寒邪直中于里，伤及脏腑阳气者，称为"中寒"。一般发生于人体虚弱，卫阳不足，或者寒邪太盛时。中寒使人体受伤的程度强于伤寒，最容易中寒的部位除了肺系统外就是消化道系统，即脾胃，因为鼻为肺的开口，口为消化道的开端，所以受了寒邪，人除了咳嗽、喘息之外，还容易出现消化道症状，如上吐下泻。

寒邪的性质和致病特点如下所述（图5-7）。

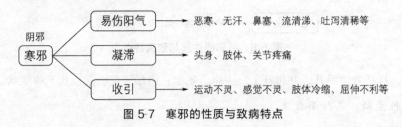

图 5-7　寒邪的性质与致病特点

（1）寒为阴邪，易伤阳气

寒性清冷，属性为阴，所以为阴邪。阴阳对立，阴邪会伤害人体的阳气。这里被伤害的阳气，是人体自身温暖自己的力量，是人体正气。

感受寒邪之后，人体阳气受伤，就会出现局部或者全身的寒象。若受寒邪轻，则身体局部出现"寒象"。津液的生成、输布与排泄，都需要阳气的推动，如寒邪束（束，是约束、束缚）于肌表，卫阳被遏制，则津液不化，会出现恶寒❶、无汗、鼻塞、流清涕等症状。若寒邪直中脾胃，脾胃阳气受损伤，运纳功能失常，可见吐泻清稀、脘腹冷痛等。注意，受寒邪后，人体的排出物，无论是分泌物还是排泄物——鼻涕、白带、吐泻物等都是清稀的。冷痛，是冷与疼痛两种自我感觉的叠加。

（2）寒性凝滞，主痛

"凝滞"，即凝结、阻滞不通之意。像天冷了水会结冰一样，感受寒邪，人体气血会被凝结，运行不畅，气血被阻滞，不通则痛，人体就会产生疼痛的感觉，疼痛是寒邪致病的重要征象。所以寒邪束于肌表，经脉气血凝滞不通，常见头身、肢体、关节疼痛等。

（3）寒性收引

"收引"，指收缩牵引。寒是天地间的冬藏之气，收敛气机。当人体肌表被寒邪侵袭，就会毛窍腠理闭塞，具温煦防御作用的卫气就会被瘀滞而不能得到正常宣泄，人就会恶寒发热，无汗；当寒邪侵犯经脉，血脉就会挛缩，气血凝滞，人就会就头身疼痛；当寒邪侵犯经络关节，肌肉筋脉就会拘急象受到外力牵引一样，不能自由屈伸，冷缩不仁。所以，寒性收引指的是寒邪使人体肌表腠理收缩，肌肉、关节、筋脉等被牵引牵制，不能自如运动。

3. 暑邪的性质及致病特点

暑为夏季的主气。当"暑热"侵袭人体使其发病时，就称为"暑邪"。暑邪致病具有明显

---

❶ 恶寒，指患者自觉寒冷、虽覆被加衣、近火取暖仍不能解其寒。也就是，恶寒就是患者觉得很冷，想通过盖被子、多穿衣服、离火近点去缓解，还是觉得冷，缓解不了。

的季节性，主要发生在夏至以后、立秋之前。暑邪的性质和致病特点如下所述（图5-8）。

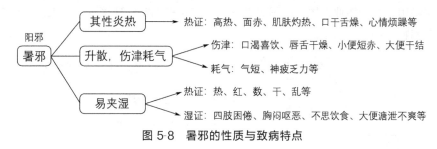

图 5-8　暑邪的性质与致病特点

（1）暑为阳邪，其性炎热

暑是盛夏火热之气所化生，赤日炎炎似火烧，暑邪具有酷热之性，火热属阳，所以暑为阳邪。暑邪伤人，机体受了正常阳气水平之外的阳热之气，则机体阳气偏盛，阳气偏盛则成邪气，人体正常平衡状态被破坏，就会出现一系列的"热象"，如高热、面赤、肌肤灼热、口干舌燥、心情烦躁等。热证的表现可用五个字来概括：热（发热）、红（面色红，病位颜色红等）、数（数脉，心跳频率增加）、干（口渴、鼻干、咽燥）、乱（心情烦躁）。为什么会心情烦乱？暑为火热之邪，其性炎上，易于扰乱心神，心与夏气相应，则暑邪侵犯人体易伤心神，心主神志功能出现异常，心情就会烦乱。

（2）暑性升散，易伤津耗气

"升散"即上升，发散。暑为阳邪，其气蒸腾、升发、向上，所以暑邪侵犯人体，可致腠理开泄而多汗。津液为汗源，汗出过多就会耗伤津液，津液亏损之后，人体失于濡润，可见口渴喜饮、唇舌干燥、小便短赤、大便干结等症状。大量出汗，气随津泄而耗散（津能载气，津散则气散），可见气短、神疲乏力等气虚（气不足）之象，故有"暑必伤津""暑必耗气"的说法。

（3）暑易夹湿

夏季常高温多雨，雨多则潮湿，热蒸湿动，空气中湿度大大增加，所以暑邪常兼夹湿邪，二者共同为患人体。此时人体除了热证的表现如发热、烦渴之外，还可见四肢困倦、胸闷呕恶、不思饮食、大便溏泄不爽等湿邪致病症状。暑邪易夹湿，但不是必然夹湿，在夹湿的情况下，虽然是暑湿并现，但并不是暑湿并重，而是以暑邪为主，湿邪为次。

为什么湿邪为患，人体会四肢困倦、胸闷呕恶、不思饮食、大便溏泄不爽❶？因为湿邪与季节之长夏相应，五行属土，与脾胃相应，湿与脾胃同气相应，最易伤脾胃，脾主四肢，在体合肉，所以四肢困倦；脾胃运纳水谷，脾胃受伤，运纳功能失常，所以胸闷呕恶、不思饮食；脾主升清和运化水液，升清失常，运化水液不及，一些富有营养的物质不能被吸收而随大便排出，所以大便黏度、含水量增大而不成形，就会溏泄不爽。

4.湿邪的性质及致病特点

湿为长夏的主气，长夏正当夏秋之交，气候潮湿，是一年当中湿气最盛的季节，当"湿"

---

❶ 不爽，指大便之后感觉黏腻不爽，没有正常大便后的畅快感。

使人发病时，就成为"湿邪"。湿邪除了自然界的气候因素之外，还与工作、生活环境有关，如长期涉水淋雨、水中作业、居于潮湿之地等，人在这些潮湿的环境中，易受湿邪侵袭。湿邪的性质和致病特点如下（图5-9）。

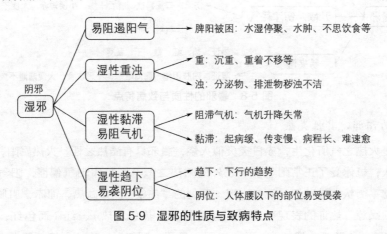

图5-9　湿邪的性质与致病特点

（1）湿为阴邪，易阻遏阳气

湿与水同类，由水所化，弥漫的水为湿，水性寒而属阴，故湿也属阴，湿邪为阴邪。阴邪易伤人体阳气，所以湿邪侵犯人体，易困遏及损伤阳气。湿五行属土，与脾胃同气相求，脾又主运化水湿，喜燥恶湿，所以湿邪最易伤脾阳，使脾阳不振，运化水液功能失常，而使水湿停聚，出现腹泻、水肿、不思饮食等症状。

（2）湿性重浊

"重"指沉重，重着；"着"，指着衣般的感觉。湿邪伤人，因遏阳气，使阳气运行不畅，尤其是损伤脾阳，使升清功能失常，清阳不升，所以临床症状大多有沉重、重着不移的感觉，觉得肢体发沉，不轻快、不轻捷，头重❶如裹，周身困重，四肢酸楚沉重等。

"浊"，不清、秽浊、污浊，指分泌物、排泄物秽浊不洁。如面垢眵多❷、浊涕浓痰、大便溏泄、下利❸黏液脓血、小便浑浊、妇女白带过多、湿疹流水等。

（3）湿性黏滞，易阻气机

"黏滞"指黏腻、停滞。湿性黏滞主要体现在两个方面：一是湿邪侵入人体，留滞在脏腑经络，必然会阻滞气机，影响气的运动，使气机升降失常。二是湿邪致病黏腻难解，病情多缠绵难愈，表现为起病缓、传变慢、病程较长或者反复发作。比如湿疹，往往时轻时重，反反复复，病久难愈。所以湿邪致病的表现多为起病缓、传变慢、病程长、难速愈。

（4）湿性趋下，易袭阴位

湿本质为水，水性向下，故湿邪也有向下的趋势，与人体腰以下的部位具有亲和性。所以《素问·太阴阳明论》说："伤于湿者，下先受之。"此处"下"，即指人体腰以下的部位。

---

❶ 头重，自我感觉头比平时沉重；如裹，像裹了头巾一样。

❷ 面垢，脸看着脏，但是洗也洗不干净，总像有污垢的样子。眵，俗称"眼屎"，亦称"眵目糊"。

❸ 下利，指腹泻。

如我们常见的风湿病，即多为腿、脚发病，而上肢发病较少。常听说"老寒腿"，但"老寒胳膊"听说的是不是就比较少？这是因为湿性趋下。

5. 燥邪的性质及致病特点

燥是秋天的主气，所以又称为"秋燥"，当"燥"侵袭人体使人发病时，就称为"燥邪"。燥与秋气相应，肺也与秋应，故燥邪伤人，多从口鼻而入，侵犯肺卫。初秋时，气温尚高，燥与温热相结合，称为"温燥"；深秋，天气转凉，燥与寒气相结合为"凉燥"。燥邪的性质和致病特点如下（图5-10）。

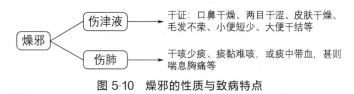

图 5-10　燥邪的性质与致病特点

（1）燥性干涩，易伤津液

燥邪干燥枯涩，最易伤人津液，津液受伤，则滋养濡润功能不足，导致津液失润的病变，病位主要在头面官窍、皮肤、毛发及二便等，表现出一系列的"干象"，如口鼻干燥、两目干涩、皮肤干燥、毛发不荣（干枯、分叉、弹性差、颜色不一等）、小便短少、大便干结等。

（2）燥易伤肺

燥气与肺均应秋，五行属金。肺为娇脏，直接与自然界相通，外界任何微小的变化，都会引起肺的反应，肺怕热、怕冷、又怕燥。肺在体合皮，其华在毛，皮毛是人体防御外邪的第一道屏障，由肺所主，所以肺在抵御外邪的侵袭中，居于首当其冲的位置。肺本性喜润恶燥，燥邪伤人，多从鼻而入，鼻为肺窍，所以燥邪侵犯人体，最易伤肺之阴津，出现干咳少痰、痰黏难咳，或痰中带血，甚则喘息胸痛等症状。

6. 火邪的性质及致病特点

火（热）气候虽然旺于夏季，但它不像暑热那样有明显的季节性，其他季节也可以出现火热气候。当"火热"侵袭人体使人发病的时候，就称为"火热邪气"或"温热邪气"。火邪的性质和致病特点如图5-11所示。

（1）火为阳邪，其性炎上

火热邪气具有燔灼、亢奋、躁动、升腾及上炎之性，属性为阳，为阳邪。火邪伤人，常表出一系列"热象"，如高热、肌肤灼热等。火曰炎上，火邪具有蒸腾向上的特性，所以人体上部（阳位），尤其是头面部的火热症状表现尤为突出，如口舌生疮、牙龈肿痛、面红、目赤涩痛等，就是我们常说的"上火"。此外，火邪升腾、躁动，易上扰心神，干扰了心主神志的功能，轻者出现心烦、烦躁，严重者会神昏、谵语❶。

---

❶ 谵语，指患者神志不清，语无伦次，声高气粗。简单说，谵语就是大声地说胡话。

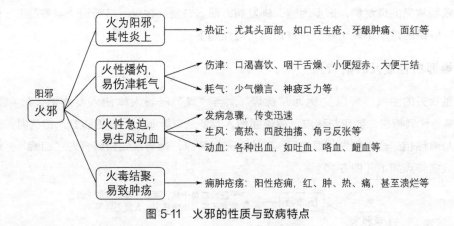

图 5-11 火邪的性质与致病特点

（2）火性燔灼，易伤津耗气

火有烧灼蒸迫之性；"蒸"，指蒸腾，像热蒸腾水一样；"迫"，指强迫、迫使。火邪既能直接灼伤津液，还能迫使人不得不出大汗以调节体温，津为汗源，过度出汗，津液受损，津载气，气随津液流失而受损伤。所以火邪伤人之后，一者出现"干象"，如口渴喜饮、咽干舌燥、小便短赤、大便干结等；二者出现"气虚之象"，如少气懒言、神疲乏力等。

（3）火性急迫，易生风动血

"急迫"指急疾、迫促之意。火邪急迫在致病方面表现为以下三个特点。

① 发病急骤，传变迅速。火邪为病，发病急，传变快。

② 易于生风。热邪燔灼肝经，耗竭津液，筋脉失养，引动肝风，表现为高热、四肢抽搐、颈项强直、目睛上吊❶、角弓反张❷等。

何谓生风？风性主动，人体出现了不由自主地震颤、哆嗦、抽搐、蠕动等症状，都称之为"动风"，即我们平常所说的"抽风"。另外，僵直不能动也算动风，比如舌头弯向一侧不能自主返回，眼睛斜视或者直视上方、不能自主转动等。即使人体没有动的地方，但是人自我感觉在动，比如感觉眩晕、天旋地转，也算动风。火邪生风，就是说火邪致病，让人体动风。无论是不该动的动了，还是该"动"的动不了，都是人自己意识不能支配的，人自己掌控不了的。

那为什么说是引动了肝风？风五行属木，木气通肝，肝在体合筋，火热之邪耗伤人体津液，筋脉得不到气血津液的濡养，就会出现震颤、抽搐、角弓反张、目睛上吊等一系列"动风"症状，称为"肝风内动"。

③ 易于动血。火邪伤人，可使血液流动速度加大，甚至灼伤脉络、迫血妄行，而致各种出血，如吐血、衄血、便血、尿血、皮肤发斑、妇女月经过多等。妄行，指不按常规模式、正常模式行事。血遇热血行加速，溢出血管，造成各种出血，皮肤发斑是皮下出血，衄血泛指鼻出血。

---

❶ 目睛上吊，是眼睛向上，定在一处，翻不下来。
❷ 角弓反张，是指人的头向后仰，脚向后勾，人体向后弯得像一张反向张着的弓。

（4）火毒结聚，易致肿疡

肿疡，即痈❶肿疮疡。火热邪气入于血中，可结聚于局部，使气血壅聚不散，进而败血腐肉，形成痈肿疮疡。

阳气本是人体正气，在人体正常流通运动，在正常的升降出入条件下，起到温煦全身、推动人体生理活动的作用，但如果阳气不能正常运动，停聚在某处，郁久则会化身为火邪而致病。

附：内生五邪

温、热、火、暑邪，同属阳热邪气，性质虽基本相同，但四者之间也有所区别。暑邪具有明显的季节性且常夹湿。温邪是导致温热病的致病因素，属于温病学范畴，它包含的范围比较广，凡是从外界感受的，具有温热性质的病邪，都属于它的范围。热邪、火邪的主要区别在于临床表现：一般热邪致病，多为弥漫性发热征象；火邪致病，临床多表现为局部症状，如局部肌肤红、肿、热、痛或口舌生疮、目赤肿痛等。

另外，人体在疾病过程中，由于脏腑功能失调和气血津液代谢失常，可产生类似于风、寒、湿、燥、热（火）五种外邪所致病证的临床表现。因其病起源于人体之内，非为外邪所致，分别称为"内风""内寒""内湿""内燥""内火"，合称"内生五邪"（图5-12）。"内生五邪"与外感六淫不同，它不是致病的邪气，也就是它不属于病因，而是脏腑功能失调与气、血、津液失常引起的综合性病机变化。

具体而言，"内风"与肝关系密切，以眩晕、头或肢体动摇、抽搐、震颤、蠕动等为症状特征，符合"风性主动"的特点。"内寒"与脾、肾关系密切，以产热不足、畏寒肢冷、痰涎清稀、尿频清长等为症状特征，符合寒邪的致病特点。"内湿"与脾关系密切，以胸闷，腹胀，大便不爽、头重如裹、肢体重着，分泌物、排泄物秽浊不清等为临床表现，符合湿邪的致病特点。"内燥"与肺、胃、大肠紧密相关，以津液不足、干燥失润为临床表现，符合燥邪伤津的特点。"内火"，五脏皆可见，以发热、面红目赤、口干舌燥、躁动心烦等为临床表现，符合"火邪"致病的特点。但内生五邪病证的表现，也不完全同于外感五邪，外感五邪一般有恶寒发热、苔薄、脉浮等症状，内生五邪却没有这些外感证的表现，而是以脏腑失调与气血津液代谢失常所致症状为主。

与"内生五邪"相应的六淫则被分别称为"外风""外寒""外湿""外燥""外火"。一般而言，内外同样的邪气有"同气相引"的特点，即内生五邪与相应的外邪之间有明显的相互感招性。外风侵袭机体可引动内风，内风日久不愈，亦可招致外风侵袭人体发病；外寒侵害人体可致内寒，内寒者易感寒邪而致病；外湿易伤脾，伤脾之后可滋生内湿，内湿之体又易感湿邪而发病；外燥、内燥均以津液不足、脏腑组织失于滋润为特征，内燥之人更易为外燥所伤；外火入里可引发内火，内火日久，则易为外火所侵袭而发病。了解了内外邪气同气相引的特性，有助于临床诊断病情。比如一个人平时脾虚，略有内湿，并不影响正常生活工作，身体也没有

---

❶ 痈是阳性的疮，以病变部位红、肿、热、痛为特征，甚至会化脓溃烂。

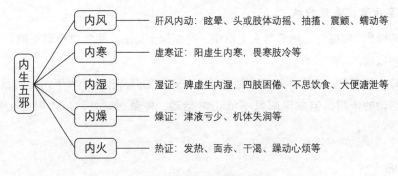

图 5-12　内生五邪示意图

湿证的明显表现，但若遇潮湿天气，身体却陡然生出沉重感、四肢困倦、不思饮食，据此可以判断机体平时是有内湿的，在体外湿气的加强作用下，"湿证"的症状明显了。若平时已经有湿证的表现，那在潮湿天气里，所有的症状都会相应加重。

二、疫疠

（一）疫疠的概念

疫疠，又称瘟疫、疫气、疠气、异气、疫毒、乖戾之气、毒气等，属于外感病因。"疫"，民皆疾也；"疠"，恶疾也。疫疠是一类具有强烈传染性的急性病邪。疫疠为病，一方有病，全民不分男女老幼、体强体弱皆病，且染病以后病情很重，"如有鬼厉之气"。天花、霍乱、鼠疫、埃博拉等都是疫疠。

《素问·遗篇·刺法论》说："五疫之至，皆相染易，无问大小，病状相似。"《诸病源候论》卷十说："人感乖戾之气而生病，则病气转相染易，乃至灭门。"《温疫论·原病》说："疫者，感天地之疠气……此气之来，无论老少强弱，触之者即病，邪从口鼻而入。"《温疫论》还说："瘟疫之为病，非风、非寒、非暑、非湿，乃天地间别有一种异气所感。"

疫疠与六淫同属外来邪气，但二者性质不同，致病特点不一，所以单列讲述。

（二）疫疠的致病特点

疫疠的性质与致病特点见图 5-13。

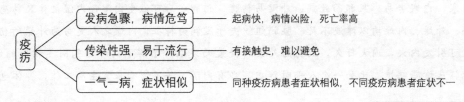

图 5-13　疫疠的性质与致病特点

（1）发病急骤，病情危笃

疫疠多属热毒邪气，其性暴戾，伤人致病具有发病急骤、来势凶猛、变化多端、病情险恶的特点。常见发热、扰神、生风、动血、剧烈吐泻等危重症状。《温疫论》述及某些疫病时说："缓者朝发夕死，重者顷刻而亡"，即病情稍微轻的，早晨发病，晚上就死亡了；病情重的，发病后一小会儿就死亡。由此可见，疫疠致病病情凶险，死亡率高。所谓"十室九空""万户萧疏"，是写实而不是夸张。

（2）传染性强，易于流行

疠气最主要的致病特点是具有强烈的传染性和流行性。疠气可通过空气、食物、接触等多种途径在人群中传播。因此，有无疠气接触史是诊断疫疠病的重要依据。所以在抗击"新冠肺炎"的战斗中，"是否接触过新冠肺炎患者或疑似患者""是否到过疫情多发地"成为重要的关注与统计事项。当处在疠气流行的地域时，无论男女老少，体质强弱，凡接触过疠气的，多可发病。疠气发病，既可以大面积流行，也可以散在发生。

（3）一气一病，症状相似

不同的疠气致病，具有一定的特异选择性，从而在不同的脏腑产生相应的病证。如新冠肺炎、鼠疫、天花等各有各的症状与体征。每一种疠气所致的疫疠病，都有各自的临床特点和传变规律，这就是"一气致一病"。同一种疠气的致病部位又具有定位性，即专门侵犯某脏腑、经络或某一部位，如非典型性肺炎、新冠肺炎，其主要侵袭部位是肺。所以患同一疫疠疾病的人群，大都症状相似。

第二节　内伤病因

一、七情

（一）七情的概念

七情，即喜、怒、忧、思、悲、恐、惊七种情志活动，是人体对外界客观事物的不同情感反应。简单说，七情是人所有情感活动的总称。七情本来属于人正常的生理活动，并不是致病因素，但如果人受到剧烈的精神刺激，或某种情志活动过度，超过人体生理机能的调节能力，以致引起疾病的时候，七情便转化为病因。七情致病不是由口鼻、皮毛而入，而是直接影响内脏而发病，属于内伤病因。

六淫是六气太过，超过人体的承受能力而致人发病。同样，七情也可能因为太过而导致人体发病。所以中医有"生病起于过用"的说法。"不及"是反向的"太过"，生病起于过用的本质是致病因素的"过度"，不适中、不适度、不适时、不合适等。

（二）七情的致病特点

（1）直接伤及内脏

藏象学说表明，情志与五脏有特异性的生理病理联系。心，主神志，主一切的情感反应，在志为喜；肝，调畅情志，在志为怒；脾在志为思；肺在志为悲忧；肾在志为惊恐（图5-

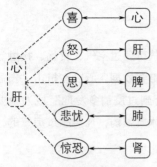

图5-14 七情直接伤及
内脏示意图

14）。所以异常的情感波动容易伤及脏腑。

七情伤及脏腑有两种情况：一为普遍性损伤，因为心主神志，肝主疏泄，调畅情志，所以无论是何种情感过度，都特别容易伤及心肝两脏。"长相思，摧心肝""凄怆摧心肝"等诗句，"伤心"等口语，其内在含义其实是符合中医学基本原理的，情感反应过度，就会伤心伤肝。二为特异性损伤，即喜伤心、怒伤肝、悲忧伤肺、思伤脾、惊恐伤肾。

七情内伤，既可以单一情志过激伤人，也可以两种及两种以上情志交织伤人，多情交织可损害一个或多个脏腑。如过度惊恐，为惊与恐的叠加，伤心又伤肾；忧思内伤，为忧与思的叠加，伤心伤脾又伤肺。

另外，七情过激极易损伤"潜病"之脏腑，潜病之脏腑指病变已经存在但尚无明显症状的脏腑。即情志刺激，易于让人旧病复发。例如，曾经患过胸痹、真心痛❶病证的患者，临床症状虽然已经消失，但遇到情志刺激，首先会出现原病证的临床症状。曾患胸痹者，首先出现胸闷、胸痛等症状；曾患真心痛者，则易出现心前区疼痛。

（2）影响脏腑气机

情志致病，首先影响心神，心主神志功能出现障碍，进而影响脏腑气机（图5-15），导致脏腑气机失常而出现相应的临床症状。即强烈的情绪变化通过影响脏腑气机，而使人生病。如《素问·举痛论》说："百病生于气也，怒则气上，喜则气缓，悲则气消，恐则气下……惊则气乱……思则气结。"

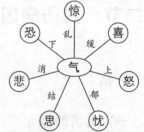

图5-15 七情影响
气机示意图

① 怒则气上：愤怒、大怒直接伤肝，导致肝疏泄太过，气机过度向上不能回还，即上升得多、升得过度而下降得不够，也就是气逆了。气是推动血行的力量，气过于向上，带动血上冲，就会出现头胀头痛、面红目赤，甚则呕血、昏厥猝倒等症状。生活中我们常看到，生气时，人往往气得满面通红，气得红了眼，其实就是气血过度上逆不能正常下降的缘故，气机上逆如果再严重就会出现吐血、呕血或者脑出血。

---

❶ 胸痹，以胸部闷痛，甚至胸痛彻背，喘息不得卧为主要表现的一种疾病。真心痛是以心胸剧痛，持续不解，伴随汗出肢冷，面白唇青，手足青紫，脉微欲绝为主要表现的疾病。胸痹的进一步发展导致真心痛。

② 喜则气缓：喜为心志，暴喜、突然的、猝不及防的大喜会伤心。缓者，涣散也，过喜伤心之后，会导致气机涣散不收，神不守舍，也就是心神不定，出现精神不能集中、心悸❶不安、手足无力，甚至喜笑不休、失神狂乱等。我们都知道大笑之后会没有力气，狂欢之后能回忆起来的东西很少，就是因为过度喜乐涣散气机、心神，影响记忆。如果心受伤过度，会精神狂乱、嬉笑不止，如果再严重，暴喜甚至会致人死亡。

③ 悲则气消：悲忧为肺志，过度悲忧则伤肺，导致肺气耗伤、肺失宣降的病变，出现精神不振、意志消沉、胸闷气短、懒言乏力的症状。

④ 恐则气下：猛然、猝然遭遇恐怖事件，或长期恐怖不解，易使气泄下行，导致肾气不固、精气泄下的病变。即过度恐惧、害怕，或者因为暴受惊恐，或者长期心中恐惧，易泄气，使气下行，导致肾的固摄功能失常，引起大小便失禁、遗精等症。

⑤ 惊则气乱：气乱指气不循常道，运行速度也失常。突然受惊，易致心气紊乱，出现心神失常的病变，可见惊悸不安、惊慌失措，甚至神志错乱、二便失禁等症状。

⑥ 思则气结：过度思虑，长期凝神集思则伤脾，导致脾胃气机郁结、升降失常、运化受纳失职，从而出现脘腹胀满、食少腹胀、不思饮食、大便溏泄等症状。思则气结，首先是脾胃气机郁结，导致脾胃功能失常，我们常说专心做某事会废寝忘食，也是符合中医理论的，过度专心，专注某事时间过长，往往会影响脾胃的消化吸收功能，影响食欲，以致根本没有吃多少食物，甚至于什么也没吃就觉得肚子是满的，同时，大便也易不成形、稀溏。

⑦ 忧则气郁：忧虽为肺志，但往往与悲、思相兼为病，忧则气机郁滞，运行不畅，临床表现除忧心忡忡、少气懒言外，还可胸闷、叹息。气运行不畅，会胸闷，叹息是忧郁的人常有的表现，长吁短叹之后往往会感觉胸闷的感觉轻一些，所以也可算人体的自我平衡行为。

（3）**影响病情变化**

与其他病因不同，六淫与疫疠对人只有坏的影响，而七情变化对病情却有两方面的影响：一是加重病情。情绪消沉、悲观失望或七情异常波动若不能及时调节，可使病情加重或恶化。二是有利于疾病康复。如果患者情绪乐观，意志坚强，七情反应适度，精神能保持愉悦恬淡，则有利于病情的好转乃至痊愈。

了解了七情对病情的影响原理，我们就要平时保持心情平和，避免对外物情绪反应过度，修养自己的性情，以利身体健康。在生病时，要保持乐观，避免悲观失望，要有与疾病作战的斗志。

二、饮食失宜

饮食是人赖以生存和维持健康的必要条件，但饮食要有一定的节制，如果饮食失宜，也会让人生病，俗话说的"病从口入"是非常有道理的。饮食主要是依赖脾胃的运化与受纳作用而被消化吸收，所以饮食失宜，首先会伤害脾胃。由饮食失宜引起的内伤疾病常称为"饮食内伤"。饮食失宜主要包括饮食不节、饮食不洁、饮食偏嗜三种情况（图 5-16）。

---

❶ 心悸，自我感觉心跳又快又强。

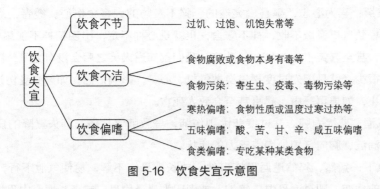

图 5-16　饮食失宜示意图

1. 饮食不节

"节"，指节制。"饮食不节"，指饮食不能节制，主要是食量不适当，过饥、过饱或饥饱无常。

① 过饥："过饥"指摄入食物不足，吃得太少。或是因为饥寒，得不到食物；或是节食过度，如减肥节食；或者脾胃功能差而吃得少；或者情绪不良影响食欲；或者没能按时吃饭等。

偶尔一次吃得太少，不会对身体产生太大影响，但如果长期吃得太少，就会营养缺乏，气血生化不足，人的身体就会变得虚弱，导致正气不足、抗病能力变差，易被外邪入侵，引发疾病。另外，长期摄食不足，会直接影响胃气，容易导致胃部不适或胃脘疼痛等。如果有意过度抑制食欲，还会发展成厌食等较为严重的心身疾病。若长期过度节食，会严重伤害胃气，甚至导致最后即使想吃也吃不下，即胃的受纳功能失常了。

② 过饱："过饱"指吃得太多超过脾胃的承受能力。或暴食暴饮，或是脾胃虚弱而强吃，以致脾胃难以消化转输而引起疾病。

过饱，轻者表现为饮食积滞不消化，可见脘腹胀满疼痛、嗳腐吞酸、呕吐泻泄、厌食纳呆❶等。重者，会损伤脾胃。《素问·痹论》说："饮食自倍，肠胃乃伤。"也就食量过度，就会伤害肠胃。另有一部分人表现为吃得很多，且脾胃能够消化吸收。但长此以往，人就会营养过剩而发展为肥胖、消渴❷等病证。

过饥过饱还可以表现为饥饱无常，饥一顿饱一顿没有规律，长此以往，脾胃同样受伤。

另外，有一种情况特别需要引起注意，就是对于大病初愈的人，不能吃得太多，或者吃得太好，尤其是要少吃难消化的食物，比如肉食，否则，可引起疾病复发，称为"食复"❸。这是因为大病初愈的人，正气受损，精气严重不足。而消化吸收食物需要先耗费人体精气，再转化为人体可以利用的"水谷精微"，是先付出精气再收获精气的一个过程。难消化的食物进入人体，人体不得不先付出大量精气去消化，但是太虚弱的人，已经付不起需要先付的那部分用来消化吸收难消化食物的精气了，如果付出这部分精气，维持正常生命活动的精气就不足了，旧病就复发了。所以，大病初愈的人要慢慢将养，吃易消化的食物，少量多次的吃，保证每次

---

❶ 纳呆，指患者不思饮食，食量减少，或食之无欣快感，又称"纳少""纳差""不欲食"等。

❷ 消渴，泛指以多饮、多食、多尿、形体消瘦，或尿有甜味为特征的疾病。

❸ 食复，因为过食或食肉较多引起旧病复发之意。

进食，人体最终都能得到水谷精微。

2. 饮食不洁

"饮食不洁"，指食用不洁净或陈腐变质，甚至有毒的食物而导致疾病发生。饮食不洁所致疾病的病变部位以胃肠道为主。

食物不洁有以下几种情况：①若食物腐败变质，容易出现脘腹疼痛、恶心呕吐、肠鸣腹泻等症状。②若食物被寄生虫污染，则可致各种寄生虫病，如蛔虫病、蛲虫病等，常表现为腹痛时作（寄生虫活动时则发作）、嗜食异物（非食品）、面黄肌瘦等。③若食物被疫毒污染，可发生某些传染病，如痢疾等。④如果食物被毒物污染或者食物本身有毒，则会发生食物中毒，轻则脘腹疼痛、呕吐腹泻，重则危及生命。

避免饮食不洁致病的方法就是注意饮食卫生。《金匮要略·禽兽鱼虫禁忌并治》说："秽饭、馁肉、臭鱼……食之皆伤人……六畜自死，皆疫死，则有毒，不可食之。"可见古人早就发现不干净的饭菜，腐败的肉类、鱼类，病死的动物肉等，都是不能吃的。

3. 饮食偏嗜

"嗜"，嗜好，即过度的爱好。饮食偏嗜指特别喜欢某种性味的食物，或者长期偏食某些食物而导致某些疾病的发生。饮食偏嗜包括寒热偏嗜、五味偏嗜、食类偏嗜、嗜酒成癖等。

① 寒热偏嗜：一般而言，入口食物温度要适中，不宜过寒、过热。若过分嗜好偏寒偏热的饮食，可导致人体阴阳平衡失调而发生某些疾病。若偏好寒凉食物，则易伤人体阳气，如有些儿童夏天甚至冬天都喜欢吃冰、喝冷饮等，日久就会耗伤脾胃阳气，导致寒湿内生；若偏嗜辛温燥热饮食，可导致肠胃积热，内伤脏腑，或酿成痔疮等，比如经常吃麻辣香锅、火锅等辛温燥热饮食的人，胃肠道就会有"火"，日久火势上炎会出现牙龈肿痛等。

另外，某些食物本性并不燥热，但若入口时温度太高，比如刚出锅就入口，也会烫伤食道黏膜，如果长期喜欢吃刚刚出锅的食物，食道黏膜上皮细胞反复受伤，则易发溃疡甚至诱发食管癌。那食物温度怎样才合适呢？《千金方》指出："热食伤骨，冷食伤肺，热无灼唇，冷无冰齿。"即热的食物不要烫嘴唇，冷的食物不要冻得牙齿酸疼，温度就比较合适。

② 五味偏嗜："五味"指酸、苦、甘、辛、咸。《素问·至真要大论》说："夫五味入胃，各归所喜，故酸先入肝，苦先入心，甘先入脾，辛先入肺，咸先入肾。"即酸味的本脏是肝，而苦味的本脏是心，以此类推（图5-17）。

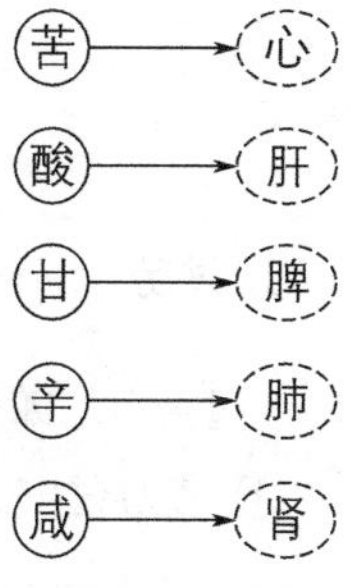

五味偏嗜，指专吃一种或几种味道的食物。如果长期偏嗜就会导致所嗜味道所入之脏（本脏）脏气偏盛，功能活动失调而引发疾病。五味偏嗜既可引起本脏功能失调，也可因本脏脏气偏盛，导致脏腑之间平衡关系失调而出现他脏病变。因为五脏配五行，五脏之间有生克制化的关系，一脏功能失调，易导致"伤己所胜"和"侮所不胜"的病机变化。《素问·五藏生成篇》说："多食咸，则脉凝泣而变色；多食苦，则皮槁而毛拔；多食辛，则筋急而爪枯；多食酸，则肉胝皱而唇揭；多食甘，则骨痛而发落。"咸入肾，五行属水，吃咸多，则肾气过盛，水克火，心五行属火，

苦 → 心
酸 → 肝
甘 → 脾
辛 → 肺
咸 → 肾

图 5-17 五味入五脏示意图

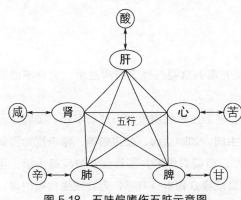

图 5-18　五味偏嗜伤五脏示意图

心在体合脉，所以脉凝泣而变色。甘入脾胃，五行属土，土克水，肾为水脏，肾在体合骨，其华在发，所以多食甘味，会骨痛而发落。其他以此类推。图 5-18 为五味偏嗜伤五脏示意图。

五味偏嗜的危害告诉我们，吃食物尽量要五味俱全，这样才更容易维持脏腑功能平衡，保持人体健康。

③ 食类偏嗜：食类偏嗜指专吃某种或某类食物，或膳食中缺乏某些营养物质等。这种饮食习惯，会因所吃食物种类少而导致营养缺乏，也会因有些食物吃得过多而导致某类营养过剩。比如瘿瘤病是因为碘缺乏，佝偻病是钙、磷代谢障碍，夜盲症是维生素缺乏。过食肥甘厚味，即吃得太好，甜味食品多、肉类食品多，则易肥胖，产生眩晕、中风等。嗜酒成瘾，无酒不欢，也属于饮食偏嗜。酒性辛热，少用可和血通脉，使血行顺畅，还可祛寒提神，有利身体健康，但若嗜酒成癖，就会伤肝伤脾，长期嗜酒还易聚湿、生痰、化热而致病，甚至变生癥积[1]。

三、劳逸失度

"劳"，劳动；"逸"，休息，休闲，安逸。劳动与休息的合理调节，是保证人体健康的必要条件，一张一弛谓之道，就是这个道理。若劳逸失度，可致脏腑经络及精气血津液失常而生病。劳逸失度属于内伤致病因素之一，包括过劳与过逸两个方面（图 5-19）。

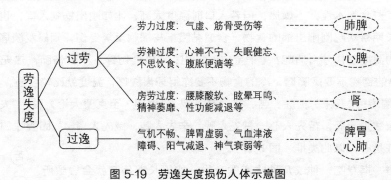

图 5-19　劳逸失度损伤人体示意图

1. 过劳

"过劳"，即过度劳累，包括劳力过度、劳神过度和房劳过度三个方面。

① 劳力过度：指较长时间过度用力，或者短时间内出暴力，劳伤形体，积劳成疾，或病

---

[1] "癥积"又称为"癥瘕积聚"，多是痰、湿、瘀血聚集所致，形成需要一段较长的时间，多表现为包块较硬，固定不移，患处有针刺样的疼痛等。

后体虚，勉强劳作而致病。

劳力太过的致病特点有两个方面：一是过度劳力耗气，损伤内脏的精气，导致脏气虚少，功能减退。"力气""气力"这两个词是符合中医理论的，劳动时我们用的是力，耗的是身体的气，过度劳力，就是在过度消耗身体的精气。由于肺为气之主，脾为生气之源，所以劳力太过，最易耗伤脾肺之气。所以我们往往在过度劳力后，懒得说话，或者说不出话，甚至吃不下饭，就是因为肺气脾气被过度消耗。二是过度劳力易致形体损伤，即劳伤筋骨。体力劳动主要是筋骨、关节、肌肉的运动，长时间用力太过，易致身体组织损伤，积劳成疾，常见腰膝疼痛、关节屈伸不利等。

② 劳神过度：劳神又称"心劳""劳心"，指长期用脑过度、思虑劳神而积劳成疾。心主神志，脾在志为思，用神过度易耗伤心血，损伤脾气。心神失养则心神不宁、心悸健忘、失眠、多梦；脾失健运则纳少、腹胀、便溏等。

③ 房劳过度：房劳过度，又称"肾劳"，指房事太过，或手淫恶习，或妇女早孕多育等耗伤肾精、肾气而致病。肾藏精，主生殖，主性，以封藏为本。房事过多过频，或者青少年无节制的手淫，男女过早性生活，女性过早孕育胎儿、胎产过多等，都会过度消耗肾精，致肾气损伤。精为人体健康之本，肾精过度消耗就会出现腰膝酸软、眩晕耳鸣、精神萎靡、性功能减退、不孕不育等症。妇女还会因为胎育过多累及冲任二脉与胞宫，导致月经不调、带下过多等妇科疾病。无论男女，房劳过度都会导致早衰。因为人的衰老是随着人体所藏之精的衰减进行的，房劳过度消耗精气，人就会提前衰老。

2. 过逸

"过逸"，即过度安逸。人体只有每天进行适当的运动，才可以振奋阳气以使气血流畅，动以养形，静以养神，动静结合，阴平阳秘，人才能健美、健康。若是较长时间少动安闲，或者卧床过久，或者用脑过少等，人的脏腑、经络及精气血津液就会失调，最终导致疾病的发生。

过度安逸的致病特点主要表现在三个方面：一是安逸少动，气机不畅。如果长期运动减少，则人体气机失于畅达，流于瘀滞，可导致脾胃等脏腑功能障碍，出现胸闷、食少、腹胀、困倦、肌肉软弱或臃肿肥胖等（这些症状都是脾胃功能受损的症状）；气机如果长期不畅，会影响气血运行和津液代谢，形成气滞血瘀、水湿痰饮、结石等病变。比如我们都有的亲身经验，如果连续坐着工作几个小时，就会不由自主地想起来动一动，其实就是长时间坐着，气血流通不畅，让人产生不舒适感，动一动，气血重新开始正常流通，就舒服多了。二是阳气不振，正气虚弱。过度安逸或长期卧床，人体阳气废而不用失于振奋，各脏腑功能减退，人体就虚弱、正气不足。人体抵御外邪靠的是卫阳和正气，阳气不足、抵抗力下降就易被外邪侵袭而致病。三是长期用脑过少，加上阳气不振，可致神气衰弱，出现精神萎靡、健忘、反应迟钝等现象。

我们还可简单地将过逸的危害理解为用进废退。不用力，身体力量减退，变得没有力气；不用脏腑，脏腑功能减退，则功能失调；不用脑，神志功能减退，记忆力下降，反应迟钝；不用阳气，阳气减退，卫外能力不足，则易感冒生病。

第三节 病理产物性病因

病理产物是前面疾病过程中产生的，包括痰饮、瘀血、结石等，如果这些病理产物在人体内不能及时祛除，不仅可加重原有病情，还可能又会诱发新的疾病，所以病理产物可以称为"前病之果""后病之因"。

一、痰饮

痰和饮都是人体水液代谢障碍所形成的病理产物。一般将较稠浊的称为"痰"，较为清稀的称为"饮"。二者同源，并称痰饮。

（一）痰饮的形成

痰饮是水液停聚，不能正常布散、流通和排泄形成的，是内外因共同作用的结果。水液正常代谢是多种脏腑协同配合的结果，任何一个与水液代谢相关的脏腑功能失调，都有可能造成痰饮。外感六淫、内伤七情或饮食失宜等都可导致脏腑功能失调。具体而言，外感湿邪，留滞体内可成痰饮；内伤七情，气郁水停，可成痰饮；恣食肥甘厚味，湿浊内生，可成痰饮；血行瘀滞，水液不行，可成痰饮；肺主宣发肃降，通调水道，如肺失宣发，水道不利，可成痰饮；脾主运化水液，脾失健运，水湿内生聚而生痰；肾主水，肾阳不足，水液不得蒸化，可停而生痰饮；肝主疏泄，疏通水道，若肝气郁结，津液停聚可为痰饮；三焦为水液运行的通道，水道不利，津液不能正常输布，亦能聚水成痰（图 5-20）。总之，任何与津液代谢密切相关的脏腑功能失调或者任何对津液代谢有影响的致病因素都可以导致痰饮的形成。

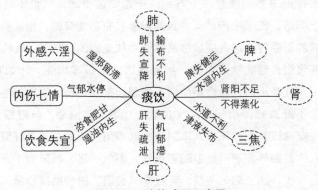

图 5-20 痰饮成因示意图

特别需要指出的是，饮食因素与痰饮的形成有密切关系。《景岳全书·杂证谟·痰饮》指出："盖痰涎之化，本由水谷，使脾强胃健，如少壮者流，则随食随化，皆成血气，焉得留而为痰。惟其不能尽化，而十留其一二，则一二为痰矣；十留三四，则三四为痰矣；甚至留其七八，则但见血气日削，而痰证日多矣。"这就是说，痰是由饮食物变化而来，如果一个人脾胃强健，吃进的食物都能消化吸收，则食物全部转化为人体气血，不会化生为痰，如果不能全部消化吸收，十分中若有一二分没有消化，则没有消化的这一二分就转化为痰；如果有三四分没有消化，那这没有消化的三四分就转化为痰，甚至可能十分之七八都转化为痰，这种情况下，人的气血会越来越亏虚，痰饮会变得越来越多。所以人的食量要与自己脾胃的消化吸收能力相匹配，不要多吃，因为每多吃一口，这多吃的部分都会转化为痰饮。

（二）痰饮的致病特点

痰饮最重要特点就是它一旦产生，可随一身之气流窜全身，因为气在人体运行不息，无处不到，所以痰也可以外而肌肤、筋骨、经络，内而脏腑，全身各处无处不到。另外，痰饮虽可随气流动，但大部分情况下，痰饮是滞留在身体某处的，它停滞在哪里，哪里就产生病变，出现症状，因为它全身各处无处不到，所以会相应出现各种纷繁复杂的症状。

我们一般所理解的痰是从肺里咳出来的痰。但实际上，痰除了存在于肺中，还可存在于全身各处，如经络、肌肤、筋骨等均可有痰。肉眼能看到的痰称作"有形之痰"，不能看到的痰称作"无形之痰"。"无形之痰"一般指有痰饮的特殊症状和体征但又看不到排出实质性痰浊或饮液的一类病证。痰饮的致病特点主要有以下几个方面。

（1）阻滞气血运行

痰饮是有形之邪，随气流行于全身，或停滞于经络，或留滞于脏腑，一旦停滞，就会妨碍气血正常运行。如图 5-21 所述，若痰饮流注于经络，会出现肢体麻木、屈伸不利，甚至半身不遂，或形成瘰疬❶痰核、阴疽❷流注等。若痰饮留滞于脏腑，则脏腑气机升降失常：如果阻于肺，则肺气失于宣降，可见胸闷气喘、咳嗽吐痰等；若停于胃，则胃失和降，可见恶心呕吐、胃脘痞满等；若痰浊痹阻于心，可见胸闷心痛、睡眠不安。无形之痰气若结于咽喉，则形成"梅核气"，临床表现为咽中梗阻如有异物，咽之不下，吐之不出，胸腹满闷，情志抑郁，善太息❸等。

（2）影响水液代谢

痰饮本身为水液代谢障碍所形成的病理产物，它一旦形成，就成为致病因素，引发新病或者加重身体原来的疾病。如痰湿困脾，可致水湿不运；痰饮阻肺，可致宣降失职，水液不布；痰饮停滞于下焦，可影响肾、膀胱的蒸化功能。总之，水液代谢阻力因痰饮的出现而进一步加大，使水液代谢障碍更加严重，并形成恶性循环。

---

❶ 瘰疬，又称老鼠疮，生于颈部的一种感染性外科疾病。在颈部皮肉间可摸到大小不等的核块，互相串连，其中小者称"瘰"，大者称"疬"，统称"瘰疬"。瘰疬外形像一串串摞起来的结块。痰核，指皮下肿起如核的结块，多由湿痰流聚而成。特点是结块多少不一，不红不肿，不硬不痛。大多生于颈、项、下颌部。

❷ 阴疽，疽，指毒疮。阴疽一般指漫肿无头、肤色不变、不热、少疼的毒疮，位置较深。流注，是以发生在肌肉深部的转移性、多发性脓肿为表现的全身感染性疾病。特点是漫肿疼痛，皮色正常，好发于四肢、躯干肌肉丰厚之深处。

❸ 太息，又名叹息，指情志抑郁、胸闷不畅时不时发出的长吁短叹，太息之后往往自我感觉宽松舒适。

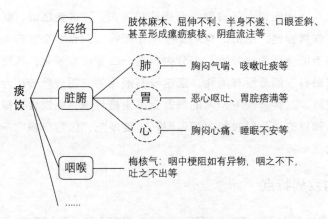

图 5-21 痰饮易阻气机

（3）易于蒙蔽心神

痰为秽浊之物，易蒙蔽清窍❶、扰乱心神，出现头晕目眩、精神不振，甚至出现神昏谵妄❷，或引发癫❸、狂❹、痫❺等精神病证。孔窍是神气游行、交会、出入的场所，痰浊阻滞气机，妨碍神气出入，影响神志，扰乱心神，使心主神志功能出现障碍，谵妄、癫、狂、痫都属于神志障碍。

（4）致病广泛，变幻多端

因为痰饮随气在全身流行，内而五脏六腑，外而四肢百骸、肌肤腠理，无处不到，所以致病范围异常广泛；痰饮致病范围广，发病部位不一，又易兼他邪，临床上形成的病证繁多，症状表现非常复杂，故有"百病多由痰作祟"的说法。如痰饮停滞在体内，可伤人体阳气，化寒或郁而化火；可夹风、夹热，或化燥伤阴；可上犯清窍，或下注足膝，且病势缠绵，病程长。因此，痰饮为病，变幻多端，病证错综复杂（图 5-22）。

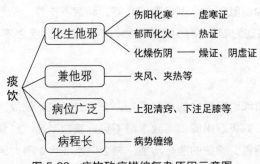

图 5-22 痰饮致病错综复杂原因示意图

---

❶ 清窍，指头部七窍，包括眼、鼻、耳、口。

❷ "谵"，指说胡话；"妄"，指虚妄，不真实、不合常规常理。"谵妄"指多言乱语，妄见妄闻。

❸ 癫病的临床表现为神志痴呆，表情淡漠，喃喃自语，哭笑无常。

❹ 狂病的临床表现为神志昏狂，呼笑怒骂，打人毁物，不避亲疏，登高而歌，弃衣而走，妄行不休，力逾常人。

❺ 痫病的临床表现为猝然昏仆（突然昏迷摔倒），不省人事，口出异常（比如羊叫的声音），口吐涎沫，四肢抽搐，醒后如常，即俗话说的"抽羊角风"。

二、瘀血

瘀血是血液停积而形成的病理产物，血液在体内应有的状态是在血管中循环不息，一旦停滞，就成了病理产物。瘀血包括：体内积存的"离经之血"；由于运行不畅阻滞于经脉和脏腑内的血液。离经，指血液离开应正常存在的位置。瘀血既是病理产物，又是有致病能力的"死血"，还被称作"恶血""败血""污血""蓄血""衃血"等。"死"，言其失去血液的正常作用，不再循环流动，没有生命力。

（一）瘀血的形成

形成瘀血的原因（图5-23）有两大类：一类是各种不利于血液运行的因素，导致血行缓慢，流动不畅，迟缓至极则凝聚停留而成瘀血。另一类是造成各种出血的因素使血逸出脉外，停留在皮下或脏器，没能及时消散而成瘀血，即"离经之血"。不利于血液流动的因素有气虚、气滞、血寒、血热以及脉道损伤等。气为血帅，气是推动血液流动的力量，气虚，则推动力不够，血行就迟缓，迟缓至极则停滞，即气滞血停。血寒，寒性凝滞，血遇寒则凝，流动缓慢以致停滞。血热，热邪煎灼津液、伤津耗气，津液损失，血会变得黏稠而运行不畅以致停滞。脉道受损，比如动脉粥样硬化，就是脉道不利阻碍血液循环，以致血行停滞。出血的因素，包括各种内外伤、撞击挤压伤等，比如我们常说的跌打损伤就会造成瘀血。还有气虚不能统摄血液，尤其是脾气不足，造成脾不统血，则血会溢出脉外；或者血热迫血妄行，同样可使血液溢出脉外，造成离经之血。

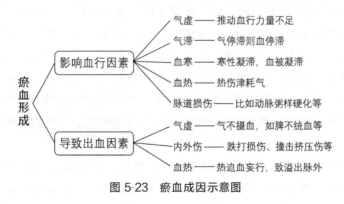

图 5-23　瘀血成因示意图

（二）瘀血的致病特点

瘀血形成以后，不仅失去正常的濡养全身的作用，还会导致新的疾病产生，其致病特点有以下几个方面。

（1）易于阻滞气机

瘀血❶堵住气血循行的通路，可以导致或者加重气机阻滞，使局部或者全身气血运行不顺

---

❶"瘀血"，是名词，指凝结在一起，失去流动性和对全身濡养作用的血。而"血瘀"是主谓词组，主语是血，谓语是瘀，血瘀了，指血液运行不畅或者血液瘀滞不通。

畅，最后加剧病情，并形成气滞血瘀、血瘀气滞的恶性循环。

（2）影响血脉运行

血是无处不到、无时不在流动的，所以无论人体何处有成块的"死血"，都会阻碍血液运行。从脏腑角度而言，瘀血无论是瘀滞于脉内还是脉外，都可影响心、肝、脉等脏腑组织的功能，导致局部或全身的血液运行失常。瘀血阻滞于心，则心脉痹阻，气血运行不畅，可见胸痹心痛；瘀血留滞于肝，可致肝失疏泄，肝脉阻滞，肝经循行部位出现症状；瘀血阻滞于经脉，可使形体官窍脉络瘀阻，可见口唇、爪甲青紫，皮肤瘀斑，舌有瘀点、瘀斑，脉涩不畅等；如果脉络损伤，可致血逸出脉外，可见出血、血色紫暗有块等。可见，从经脉而言，瘀血阻滞在哪里，哪里就颜色青紫有瘀斑；从脏腑角度而言，心主血，肝藏血，两脏功能都可能受瘀血影响。

（3）瘀血影响新血生成

瘀血留滞体内，日久不散，影响气机，使脏腑失养，而脏腑功能失调必然影响新血的生成，因此有"瘀血不去，新血不生"的说法。所以久有瘀血的人，常可出现肌肤甲错❶、毛发不荣等营养缺乏的临床特征。

（4）部位固定，病证繁多

① 部位固定：与痰饮不同，瘀血不会像痰饮一样随气机移动，其停滞于某处，往往难以及时消散，所以瘀血致病具有病位相对固定的特征。如局部刺痛、固定不移、有癥积肿块形成且久不消散等。

② 病证繁多：瘀血阻滞的部位不同、病因不同、兼邪不同，症状也就不同。如瘀阻于心，则血行不畅而胸闷心痛；瘀阻于肺，则肺失宣降，或致脉络受损，可见胸痛、气促、咯血；瘀阻于肝，则气机郁滞、血海不畅、经脉郁滞，可见胁痛、癥积肿块；瘀阻胞宫，则经行不畅、闭经、经色紫暗有块；瘀阻肢体肌肤，可见肿痛青紫；瘀阻于脑，则脑络不通，可致突然昏倒、不省人事，或引起严重的后遗症，如痴呆、语言謇涩❷、半身不遂等。另外，瘀血阻滞日久，也可以化热。图 5-24 所示为瘀血致病病证繁多的原因，各个脏腑因各种原因都可能有瘀血出现。

瘀血致病，虽然病证繁多，症状错综复杂，但具有共同的症状（图 5-25）特点： a. 疼痛。一般表现为刺痛，痛处固定不移，拒按❸，夜间痛势尤甚。 b. 肿块。瘀血积于皮下或体内，则可见肿块，且肿块位置固定不移。肿块若在体表，可见局部青紫，肿胀隆起；若在体内，则扪之质硬，坚固不移。 c. 出血。部分瘀血致病，可见出血现象，血色紫暗、夹有瘀块。瘀血造成的出血，只要瘀血没有消散，就会反复出血不止。 d. 色诊多见紫暗。一是面色紫暗，口唇、爪甲青紫等；二是舌有瘀斑、瘀点等。 e. 脉诊症状多见涩脉、结脉、代脉等。f. 其他症状。可见面色黧黑、肌肤甲错、善忘等。为什么善忘？血为神志活动的物质基础，瘀血为血液停积形成的病理产物，心主血脉，主神志，瘀血如果瘀阻于心，神志功能失常就善忘。

---

❶ 肌肤甲错，指全身或者局部皮肤干燥、粗糙、脱屑，触之棘手，形似鱼鳞。"棘手"，像荆棘一样刺手、扎手。

❷ 謇涩，指言语不顺利。

❸ 拒按，拒绝按压。因为一按疼痛感急剧增加，所以患者特别害怕按压痛处。

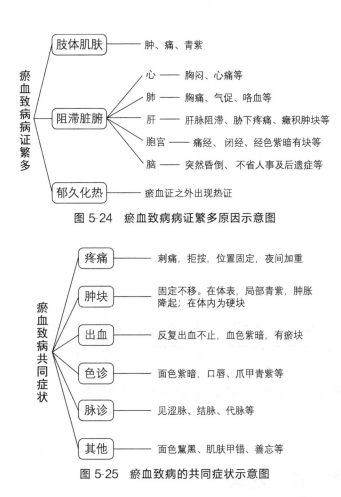

图 5-24　瘀血致病病证繁多原因示意图

图 5-25　瘀血致病的共同症状示意图

第四节　其他病因

其他病因有外伤、寄生虫、毒邪、药邪、医过、先天因素等。外伤指机械暴力等外力所致损伤；寄生虫寄居于人体内，除了消耗营养物质，还可能造成各种损害；毒邪泛指一切强烈、严重损害机体结构和功能的致病因素；药邪致病，指因药物炮制，或使用不当而引起发病；医过指由于医护人员的过失导致病情加重或变生其他疾病；先天病因包括父母的遗传性疾病和母体在胎儿孕育期及分娩异常所形成的病因。

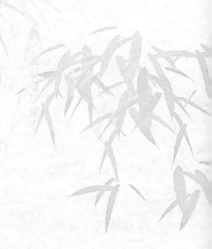

第六章

发病与病机

"发病"，即疾病的发生（包括疾病复发）。"病机"，指疾病发生、发展及其变化和转归的机理，也可称为病变机理。可见"机"是指机理。病机是说明"疾病为什么发生？""为什么会这样发展变化？""为什么最终会是这个结局？"的原理的。它揭示了疾病发生、发展与变化、转归全过程的本质特点及基本规律。

第一节　发病

人体的健康状态就是平衡状态，包括阴阳平衡、五行平衡、气血调畅、脏腑和调、经络通畅等。在致病因素的作用下，人体出现了正气与邪气的斗争，人体的健康平衡状态被打破，出现了脏腑、经络、组织器官的功能活动异常，或气、血、津液的损耗与代谢失常，从而表现出一定的临床症状，这就是发病了。疾病最重要的表现有二：一是功能失常；二是物质损耗与代谢失常。

发病学说是研究疾病发生的途径、类型、机制、规律以及影响发病的各种因素的理论。

一、正气

正气泛指人体抗病能力和康复能力，是人体各种生理功能的总和。正气主要有两个方面的作用：一是病邪侵袭人体时，人体对抗病邪的能力；二是得病以后人体的自我康复能力。

中医发病学说十分重视人体的正气，强调正气在发病过程中的主导作用，认为**正气不足是发病的内在条件**。若正气充足，保卫人体能力强，病邪就难于侵犯人体，疾病就不会发生。或者邪气虽有侵犯，正气足以抗邪外出而免于发病。正如《素问·刺法论》说："正气存内，邪不可干。"只有在人体正气相对虚弱，卫外不固时，邪气才能乘虚而入，从而引发疾病，所以《素问·评热病论》说："邪之所凑，其气必虚。"

二、邪气

邪气，泛指各种致病因素，即所有的病因都是邪气。在正气不足的前提下，或者邪气的力量超过正气的抗邪能力时，**邪气入侵则是疾病发生的重要条件**。甚至在某些特殊情况下，邪气入侵在疾病发生过程中起主导作用，比如高温、高压电流、化学毒剂、枪弹伤、低温、毒蛇咬伤等，即使正气强盛，受伤也在所难免。

三、环境与发病

疾病的发生与人体的内外环境有密切的关系。外环境指生活环境和工作环境，包括气候变化（六淫）、地域因素（水土）、工作条件、居处环境等。内环境主要指人体内部的差异性（人和人是不一样的），包括体质特点、精神状态、性格特点等。

（1）**外环境与发病**

外环境与发病有密切关系。

① 季节气候与疾病：气候与季节关系密切，气候的异常变化是滋生和传播邪气的重要条件。人与环境相应，人体的脏腑、经络之气随季节而变，不同的时令各有旺衰，肝旺于春，心旺于夏，脾旺于长夏，肺旺于秋，肾旺于冬。对不同气候的适应能力也有差别。因此，不同的季节，就有不同的易感之邪和易患之病（图6-1），春易伤风，夏易中暑，秋易伤燥，冬易病寒。一些疾病的发生和流行也与季节有关，如麻疹、水痘、百日咳、流行性脑脊髓膜炎等多发生在冬春，痢疾、流行性乙型脑炎等多发生在夏秋。

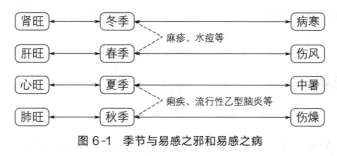

图6-1 季节与易感之邪和易感之病

② 地域与疾病：不同的地域，气候与水土等自然条件不一样，生活条件和风俗习惯也不一样，这些都影响着当地人群的体质特性和疾病的发生，易导致地域性的多发病和常见病。比如北方气候寒冷，易生寒邪而致病。另外，如果水土缺乏碘质，可导致瘿瘤病，即现在的甲状腺肿瘤，或者地方性甲状腺肿，俗称"大脖子病"。《素问·异法方宜论》说明了不同的地域

条件，人的体质不同、食物不同，易得之病也不同，对应的治疗方法当然也不同，也就是体质、习俗、食物、常见病、多发病都与地域条件有"配套"的关系。

③ 生活、工作条件与发病：不良的生活环境和工作环境对人体影响很大，因为人体基本一直处在这种环境中，环境中的邪气时时作用于人体，日久天长，易致疾病。人久居阴暗潮湿之地，易被寒湿邪气所伤，易患关节疼痛类疾病；久居雾霾严重之地，则不利于肺，易患肺部疾病。

（2）内环境与发病

外因通过内因而起作用，即使是同样性质、同样强度的外邪，作用于不同的人，最终结果也是不一样的，这是因为人的体质、精神状态不一样。比如同样的气候条件、生活条件，两个人同时感冒，可能一个风寒感冒，另一个是风热感冒，所以人的体质、精神状态也是影响发病的条件。

① 体质特点与发病：体质是人体在生命过程中，在先天禀赋与后天获得的基础上所形成的形态结构、生理功能和心理状态方面综合的、相对稳定的固有特质。可见，体质是在整个生命生活过程中所形成的，体质的形成与先天条件，即生命之初的基本状态和后天生活生长条件有关，比如营养是否足够，体育锻炼水平如何，受教育水平如何，所处当地的水土条件如何等，这些因素都影响着一个人的体质。另外，体质是相对稳定的。形态结构是稳定的，即体型、体格等是稳定的；生理功能是稳定的，即人的各种生理能力，比如听力、视力、体力、脑力等是稳定的；性格特点也是稳定的，所谓百人百性，江山易改禀性难移，就是在说人性格、心理状态的稳定性。体质与正气水平有相关性，体质不同，对于病邪的易感性也不一样。一般来说，体质壮实，正气强盛，不易感外邪，健康少病；体质较弱，正气较虚，易于患病。体质是分类型的，不同类型的体质，对疾病的易感性也不一样。比如瘦人❶多火，脾气往往不太好，易患痨嗽❷；而肥人多痰湿，往往好脾气，易患中风。

② 精神状态与发病：精神状态是影响人体正气的重要因素之一。《素问·上古天真论》说："恬淡虚无，真气从之，精神内守，病安从来？"一个人精神愉快，则气血调和，脏腑功能协调，正气旺盛，故健康少病。若情志异常波动，多思善虑，或者境遇突变，情绪低沉，或意外刺激，情绪紧张，工作压力过大等处于不良精神状态，都会导致人体气血失调、脏腑功能失常，易于感受邪气而发病。

第二节　病机

疾病的发生、发展与变化与人的体质强弱和病邪的性质相关。体质代表正气的情况，病邪代表邪气的情况。病邪一旦侵犯人体，人体正气必然会奋起抗邪，于是正邪之间的"战争"开始，正邪相争，破坏了人体阴阳平衡的格局，人就发病，出现了各种症状，可以说，每一个有

---

❶ 瘦人，指体型偏瘦的人。
❷ 痨嗽，指患痨病而咳嗽。痨病一般指结核病，常常指肺结核。

症状的地方，就是一片正邪相争的"战场"。

发病的机制错综复杂，但从总体来说，病机变化还是有规律的。这些规律主要有邪正盛衰，阴阳失调，气血津液失常等。

一、邪正盛衰

邪正盛衰，是指在疾病过程中，邪气与正气之间相互斗争所发生的盛衰变化，其实就是正邪双方力量对比的变化，邪正斗争的消长盛衰，关系到疾病的发展与转归，还可引起疾病的虚实病理变化。疾病的发展过程就是邪正斗争及其虚实变化的过程。

（一）邪正盛衰与虚实变化

邪正盛衰病机示意见图 6-2。

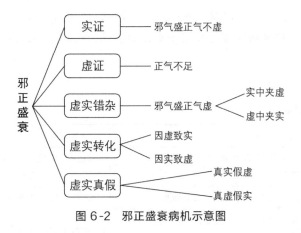

图 6-2　邪正盛衰病机示意图

1. 虚实病机

"虚"主要指正气不足，"实"指邪气亢盛。

外感六淫、内伤饮食、虫积，或痰饮、瘀血、结石等病理产物留滞在体内，称为邪气亢盛。可见，邪气亢盛是有实实在在的邪气存在着，饮食、寄生虫、痰饮、瘀血、结石都是有"实物"存在的邪气，称为"实邪"，六淫是外邪，属于气候因素，亦是实邪。

（1）实证

实证是以邪气亢盛为矛盾的主要方面，同时正气未衰的一种病理变化。所谓邪气盛即存在前述所列举的"实邪"，同时正气不虚。所有疾病都是正邪相争的结果，正气盛，邪气也盛时，相当于敌我双方力量都很强，那相争起来就会很激烈，疾病的症状以一系列的亢奋、有余、不通为特征，属于实性病理变化。

"亢"，过度；"亢奋"指过度兴奋；"有余"，有剩余，超过足够的程度；"不通"，多指大小便不通，也可指气机被食积、瘀血、水湿、结石等实邪阻塞不通。亢奋、有余指精神极度亢奋，生理功能过度发挥，患者出现壮热、狂躁、声高气粗、腹通拒按、痰涎壅盛、二便不通、脉实有力等症状。

这种实性病理变化首先多见于外感病的初期和中期，外邪刚刚入侵，人体正气开始抗邪，此时是人体正气最足的时候，然后在正邪相争的过程中，正气会有或多或少的损伤，如果正邪相争持续时间过长，到了疾病后期，正气就会虚弱。其次，这种实性病理变化还可以见于由痰、食、水、饮、瘀血等实邪引起的疾病。总之，实证首先是体内有实邪，同时人体正气还不衰的时候表现出来的病理变化。

（2）虚证

虚证是指以正气虚损为矛盾的主要方面，且邪气不亢盛的一种病理变化。"正气虚损"的表现有：①机体精、气、血、津液等物质的亏损，即物质方面的不足。比如人面黄肌瘦、声低气微等。②脏腑、经络等生理功能减退，即生理功能不足。比如倦怠乏力，活动后加重等。③抗病能力低下。最明显的表现就是特别容易感冒，天气稍变就会感冒一场。"邪不亢盛"指邪气不强，没有达到前述实证所列的"邪气亢盛"的表现。症状是正邪相争的表现，现在正气不足，邪气不盛，相争无力，所以没有强烈的病理反应，表现出一系列以衰退、虚弱、不固为特征的虚性病理变化。这种病理变化多见于素体虚弱或者疾病后期，以及多种慢性疾病的过程中。

实证、虚证对比见表 6-1。

表 6-1 实证、虚证对比表

区别点	邪气盛则实——实证	精气夺则虚——虚证
含义	以邪气亢盛为矛盾主要方面，同时正气未衰的一种病理变化	以正气虚损为矛盾主要方面，同时邪不亢盛的一种病理变化
特点	邪气较盛，正气未衰，正邪相争激烈	正气虚损，邪不亢盛，正邪相争无力
成因	外感六淫、内伤饮食、虫积，或痰饮、瘀血、结石等留滞体内	先天不足，或者慢性病损耗、病后亏虚等
表现	体质壮实、壮热烦躁、精神亢奋、疼痛拒按、二便不通、声高气粗、脉实有力等	体质瘦弱、神疲乏力、声低气微、自汗、盗汗、疼痛喜按、二便失禁、脉虚无力等
症状特征	亢奋、有余、不通	衰退、虚弱、不固

2. 虚实错杂

除了上述单纯实证、虚证的病理状态外，实际上疾病的虚实病理变化是复杂的。凡是邪气盛而损及正气，或因正气本虚而致实邪内生或外感邪气者，均可致"虚实夹杂"的病变，简单说就是邪气盛与正气虚同时存在的状态。

其实人体疾病时更多表现出来的是"虚实夹杂"的病机。比如一个健康的人开始得外感病时，是实证病机，但如果长期祛邪不出，人体正气长期与邪气作战难免"损兵折将"，最终变得亏虚，如果邪气依旧旺盛，那"实邪"就依旧存在着，此时就是虚实夹杂的病机，即邪气盛而损及正气。另一种情况人体正气素虚，在没有疾病表现时，只是虚证，但如果由于脏腑、经络功能不足，变生出痰饮、结石、瘀血等实邪，或者正气本虚，又感受六淫等实邪而发病，这就是正气本虚致实邪内生或外感邪气。在"虚实错杂"病机中，以邪实为主，兼有正气不足者，称为"实中夹虚"；以正虚为主，兼有痰饮、水湿、瘀血等实邪内生者，称为"虚中夹实"。

3. 虚实转化

凡是邪气久留而大伤正气，或者正气不足而变生实邪，可以导致"虚实转化"病变。若先有实邪为病，继而耗伤正气，邪气虽去而正气大伤，转化为以正虚为主的虚性病变，称为"由实转虚"，或"因实致虚"。这类似一个本来非常健康的人，大病一场之后，成为一个身体虚弱的人。若先有正气不足，脏腑、经络功能不足，因推动、气化无力，而后内生痰饮、水湿、瘀血、结石等实邪，则可转化为以邪实为主的病变，称为"因虚成实"或"因虚致实"。此"实"为邪气盛，为实邪，此"虚"为正气不足。

疾病的虚实转化是有条件的，失治、误治，或邪气积聚，或正气严重亏损等都可以成为虚实转化的重要因素。虚实转化都是在疾病过程中发生的，所以疾病的虚实状态要动态的观察与分析。

4. 虚实真假

一般而言，在疾病的发展过程中，疾病的本质和表现出来的症状与体征是一致的。但在特殊的情况下，由于正邪斗争的复杂性，人体生理功能和物质代谢严重紊乱，也可能出现疾病的本质与现象不一致的情况，表现出"虚实真假"的病变。也就是"虚证"表现出部分"实证"的症状，"实证"表现出部分"虚证"的症状。仅凭这部分不能反映疾病的本质症状，容易误判，将"真虚"判为"假实"，或者把"真实"判为"假虚"。如热结肠胃，这是一个"真热"证、"真实"证。一方面出现腹痛硬满拒按、大便秘结、潮热、谵语等与疾病本质"真实热"证一致的症状；另一方面因为阳气被阻滞、遏制，不能外达，临床可见面色苍白、四肢逆冷❶、精神委顿等看似虚弱的假象，这就是所谓"大实有羸状"的"真实假虚"。再比如，脾胃虚弱，不能运化水谷，气血生化不足，主要表现为食少纳呆、大便溏薄、少气懒言、四肢倦怠、舌淡而面色萎黄等，这一系列主要表现都是真实反映"虚证"的"真象"，本质与现象相一致。但由于脾胃运化无力、中焦转输不利，也会出现脘腹胀满、疼痛等"实证"的"假象"。但仔细辨证，可以发现虽脘腹胀满，但时有减轻，不像"真实证"那样一直胀满没有缓和，虽有腹痛但不拒按，甚至喜温喜按（疼痛拒按是实证表现，疼痛喜按是虚证的表现），这就是"真虚假实"，又称为"至虚有盛候"。再比如我们常见的老年人或大病久病之人，因为气虚推动无力而出现的便秘，也属于"虚证"而有"不通"等"实证"的症状表现。

综上，虚实真假，是疾病的"症状群"中有一部分不能反映疾病本质的症状，根据我们常规的理解，容易让我们产生将"虚"判为"实"或将"实"判为"虚"的误判。但其实没有全面的、整体的"假象"，只是局部的"假象"而已。

（二）邪正盛衰与疾病转归

整个疾病的过程就是人体正气与邪气的相争过程，邪正双方在这个过程中所产生的消长盛

---

❶ 四肢逆冷，又称手足逆冷，指手足寒冷不温，即口语中的"手脚冰凉"。

衰变化，对疾病的转归起着决定性的作用。也就是正邪力量在相争过程中的力量对比变化，"敌我双方"的形势决定着疾病最终将转向何处，主要包括以下几种情况（表6-2）。

表6-2 邪正盛衰与疾病转归表

邪正盛衰	疾病转归
正胜邪退	向好，痊愈
邪胜正衰	恶化，甚至死亡
正虚邪恋	缠绵，急性转化为慢性，或有后遗症
邪去正虚	痊愈，正气有待逐渐恢复

1. 正胜邪退

正邪相争，"我方"正气取得胜利，邪气被打退，并被逐出体外，这是大部分疾病的结局，疾病趋于好转或痊愈。

2. 邪胜正衰

正邪相争，"敌方"邪气取得胜利，正气损耗变得衰弱，不能抵御邪气的侵袭，邪气相对而言过于强盛，病情日趋恶化。若进一步发展，可致生命活动终止。

3. 正虚邪恋

正邪相争，双方力量均有较大损耗，正气已虚，无力驱邪至尽，邪气力量也不强盛，不能对人体造成更深的损害，但留恋不去，病势趋于缠绵，病情不严重，但也不能痊愈。这种转归常见于许多疾病由急性病转化成慢性病或者留下某些后遗症的情况。

4. 邪去正虚

正邪相争，邪气最终被驱除于体外，但正气亦耗伤严重，呈有待逐渐恢复的一种状态，这种状态就是大病初愈，人体很虚弱需要慢慢将养恢复的阶段。

二、阴阳失调

阴阳失调是指阴阳双方失去相对的协调平衡，形成以阴阳偏盛或偏衰为核心的一系列病理变化。阴阳失调，是对一切疾病病机的高度概括，是病机的总纲。

阴阳失调与寒热性质变化密切相关。在疾病过程中，都存在着病性或寒或热，或寒热错杂的变化。因此，阴阳失调是阐释病性寒热变化的具有普遍性的基本病机。即人体生病总会有寒热的症状，或寒或热或者寒热错杂。阴为寒凉，阳为温热，一切的寒热变化，都可以从阴阳学说角度来解释变化的原理（图6-3）。所以张景岳在《景岳全书》中说："寒热者，乃阴阳之化也。"

阴阳失调不外乎以下几种情况，即阴阳偏盛、阴阳

$$\boxed{阴阳} \longleftrightarrow \boxed{寒热}$$

图6-3 以寒热变化来分析阴阳失调

偏衰、阴阳互损、阴阳格拒、阴阳亡失。

（一）阴阳偏盛

阴阳偏盛是指以阴邪或阳邪偏盛为主，属于"邪气盛则实"的实证。"阴阳偏盛"中的阴阳指的都是病邪，即阴邪或者阳邪。用此术语概括疾病病机时，患者的正气都不虚，病情处于邪气盛而正气不虚的实证阶段。从这里可以看出，在阴阳失调病机里，阴阳是与邪正虚实结合着来说明病理变化的。

阴阳偏盛又可分为阳偏盛和阴偏盛两种情况（表 6-3）。

表 6-3　阴阳偏盛对比表

区别点	阳偏盛——阳胜	阴偏盛——阴胜
含义	机体表现出一种以阳气偏盛、机能亢奋、热量过剩为特点的病理状态	机体表现出一种以阴气偏盛、功能障碍或减退、产热不足以及阴寒性病理产物为特点的病理状态
病机特点	阳偏盛阴未虚	阴偏盛阳未虚
症状	壮热、面红、目赤、烦躁、口渴、脉数等（热、红、数、干、乱）	形寒肢冷、面白、疼痛、水肿、身体蜷缩、脉迟等（冷、白、痛、迟、蜷）
症状特点	热、动、燥	寒、静、湿
成因	外感阳邪，或感受阴邪但从阳化热，五志化火，气滞、血瘀、食积等化热	感受阴邪、过食生冷
发展趋势	阳盛则阴病，重阳必阴，热极生寒	阴盛则阳病，重阴必阳，寒极生热

1. 阳偏盛

① 概念：阳偏盛，即阳胜，"偏"指阴阳双方中只有一方偏离适中的正常水平，独大或独小。阳偏盛指机体在疾病过程中表现出的一种以阳气偏盛、机能亢奋、热量过剩为特点的病理状态。当我们说阳偏盛的时候，人已经病了。阳气本来是人体正气，但是如果阳气的机能过度，阳气就会转化为阳邪，对人体有害。所以没有绝对的正与邪，要以是否"适度"为标准，正不适度就变化为邪。阴阳变化与寒热症状紧密相连，阳是温暖的力量，温暖的力量过度，人体会发热，此为"阳盛则热"。阳是推动的力量，推动脏腑经络的功能，阳气有余，推动过度，机能亢奋，表现为"有余"。

② 病机特点：阳盛而阴未虚的实热性病理变化，实证。

阳阳力量要平衡，人体才健康，而且阴阳本身的力量也要有一个适度的水平，假如阴阳各自为 50 分 ± 5 分为健康状态（图 6-4）。阳偏盛时，即"阳"超过了正常范围，比如阳的力量达到了 80 分，而"阴"的力量仍处于这个正常范围内，那此时阴阳就不再平衡，阳相对于阴而言就是过度。而阴的力量是正常的，并不虚，所以是实证，病机很简单，就是阳气过用。

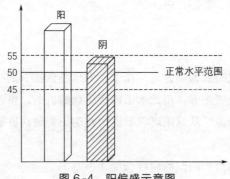

图 6-4　阳偏盛示意图

③ 成因：阳偏盛成因有四（图 6-5）：一是感受了外界阳热邪气。比如在夏天严重高温时人就会接受过多的阳热之气，容易发为热证。外界的阴阳可以对人体的阴阳产生影响。比如阳气不足的人，气温稍高时，就会感觉比气温低舒服，因为外界的阳热之气补充了人体阳气的不

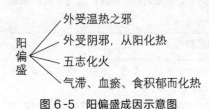

图 6-5　阳偏盛成因示意图

足；而如果一个人本来就阳气很足，外界再助热助阳的话，就很容易发为热证。二是感受阴邪，阴邪从阳化热。一般人感受阴邪会表现为寒证，但如果患者属于阳气偏盛的体质，阴邪来袭，阳气奋起抗邪，阳气比平时发动过度，人体就会表现出热证的症状，这就是阴邪从阳化热。三是五志化火，也会表现为热证。四是由于气滞、血瘀、食积等郁而化热。阳气本来在体内流畅运行，如果气滞、血瘀、食积等影响了气机，使阳气郁滞，局部阳气郁积过多，就会化火，发为热证。

④ 症状：壮热、面红、目赤、烦躁、口渴、尿黄、便干、苔黄、脉数等。

⑤ 症状特点：热、动、燥。"热"，指有发热现象，体温较平时高。"动"，与平时正常生理活动相比，有多余的动作，或者动作幅度、力度、频度变大。"燥"，干燥，津液受伤，口干舌燥等。

⑥ 发展趋势："阳盛则阴病""重阳必阴"。

阴阳是对立互根的关系，阳过度，就会过度的克制阴，如口渴、尿黄、便干都是人体阴液受伤的表现。所以虽然疾病初期阴不虚，但人体阴液若大量被阳热之邪耗损，就会阴虚。即患者在阳热证症状之外，又多了阴虚的症状。此为"阳盛则阴病"（参见图 6-6）。"重阳必阴"与"热极生寒"是指由阳转阴，即阳气亢盛至极，病变性质由阳（热）转化为阴（寒），即进入"物极必反"的阶段。患者由一派阳热证候转为阴寒证候，"证候群"发生本质的变化，与前面阴阳学说中所讲的"阴阳转化"一致。如某些外感病，初期出现壮热、面赤、口渴、咳嗽、舌红苔黄、脉数等热邪亢盛之象，属于阳证、热证，但由于邪热炽盛，或失治误治，突然出现面色苍白、四肢厥冷、冷汗淋漓、脉微欲绝等亡阳之

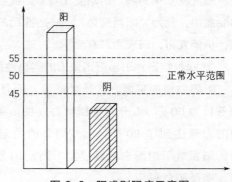

图 6-6　阳盛则阴病示意图

象，属阴证，此为"重阳必阴""热极生寒"。

2. 阴偏盛

① 概念："阴偏盛"即阴胜，是指机体在疾病过程中所表现的一种以阴气偏盛、功能障碍或减退、产热不足以及阴寒性病理产物积聚为特点的病理状态。同样的，阴偏盛是一种病理状态，主要的病理表现为人体脏腑经络的生理功能障碍或者减退。产热不足，温煦自身能力不够，一派"寒象"，即"阴盛则寒"。阴偏盛往往会产生阴寒性病理产物，比如痰饮、水肿等。

② 病机特点：阴盛而阳未衰的实寒性病理变化，实证。

阴气与阳气一样，也是人体正气，当阴气过度则转化为阴邪，对人体有害。"阳未衰"的意思是阳气的力量还在正常范围之内，并没有不足，但阴气的力量相对强了（图6-7），阴阳之间是对立统一的关系，阴气偏胜，就会对阳气过度克制，克制阳气温煦机体，推动脏腑、经络功能正常进行的力量，造成了人体相对产热不足和生理功能障碍。此时人体正气不衰，阴邪盛，所以是实证。

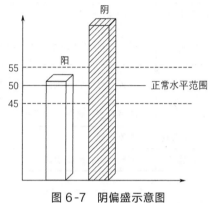

图 6-7　阴偏盛示意图

③ 成因：感受阴寒邪气或过食生冷之物，寒阻阳气，阳不制阴等。阴寒之邪，最突出的就是六淫中的"寒邪"，寒邪伤人，会产生一派"寒象"，形成"寒证"。饮食也可造成"寒证"，比如过度食用生冷，日久天长，会伤害人体阳气，寒邪抑制阳气，使之不能正常流通运行，而导致阴寒相对过盛，"产冷"能力有余，"产热"能力相对不足。

④ 症状：形寒肢冷、面色白、疼痛、水肿、身体蜷缩等。形寒，指形体寒冷。水肿为阳气被遏制，不能正常运化水液所造成，阳气被伤，或者阳气虚，尤其是脾肾阳虚时，水肿症状较易出现。身体蜷缩，是因为寒性收引，四肢屈伸不利，身体伸展不开。

⑤ 症状特点：寒、静、湿。"寒"，比平时体温低。"静"，比平时安静，活动减少。"湿"，为病理产物，表现为分泌物、排泄物清稀，身体沉重，或有水肿等。

⑥ 发展趋势："阴胜则阳病""重阴必阳"与"寒极生热"。阴阳之间相互克制、相互斗争，阴偏盛，必然对阳产生过度克制，导致阳气不断被损耗，当阳的力量被损耗到正常水平以下时，就产生了阳虚。此时，患者在原来阴寒过盛的症状基础上，又有了"阳虚"的症状。即原来是实证，现在是虚实夹杂证，阴寒之邪仍在，但人体阳气又不足，阳虚了，此为"阴盛则阳病"。如果阴寒邪气亢盛至极，病情就会发生由阴（寒）到阳（热）的转化，即"重阴必阳"和"寒极生热"。即患者的"证候群"由一派"寒象"转为"热象"，是阴阳转化的另一种表现形式。如疾病初起，恶寒重、发热轻、头身痛、无汗、脉浮紧，为表寒证，属于"寒证"，位置在表；继而出现壮热、不恶寒、心烦口渴、大汗出、脉数，为里热证，属于"热证"，位置在里。此为病情发生了由阴转阳、由表入里的变化。

（二）阴阳偏衰

阴阳偏衰，也称为阴阳亏损，指阴或阳中只有一方虚衰不足的病变，属于"精气夺则虚"的虚证，可分为阴偏衰与阳偏衰两种情况。阴阳偏衰对比见表 6-4。阴阳之间为相互对立制约的关系，一方虚衰，必然对另一方制约力量不够而导致对方的力量相对偏盛，从而产生虚寒性、虚热性的病机变化。

表 6-4　阴阳偏衰对比表

区别点	阳偏衰——阳虚	阴偏衰——阴虚
含义	机体阳气受损，功能活动减退或衰弱，温煦作用低下，热能不足的一种病理状态	机体精、血、津液等物质不足，使阳相对偏盛，功能虚性亢奋的病理状态
病机特点	阳偏衰，阴未虚	阴偏衰，阳未虚
症状	畏寒肢冷、小便清长、大便溏薄、舌胖苔白、脉沉迟等	五心烦热、骨蒸潮热、盗汗、咽干、颧红、舌红少苔、脉细数等
成因	先天不足、后天失养、劳倦内伤、久病伤阳等	阳邪伤阴、五志化火伤阴、久病伤阴等
常见脏腑	脾肾阳虚，肾阳虚最重要	肝肾阴虚，肾阴虚更重要
与实证比较	虚象明显	虚象明显
发展趋势	阳损及阴，阴阳俱虚	阴损及阳，阴阳俱虚

1. 阳偏衰

① 概念：阳偏衰，即阳虚，是指机体在疾病过程中，阳气受损，功能活动减退或衰弱，温煦作用低下，热能不足的一种病理状态。

阳偏衰时，人体同样处于疾病状态，人体阳的功能不足（图 6-8），温煦机体和推动脏腑、经络功能的力量都不够，人体表现为热能不足（体温低怕冷）和功能不足，即"阳虚则寒"。

② 病机特点：阳气不足，同时阴的力量未见明显虚衰，阴相对偏亢，即阳虚阴未虚，为虚寒证。

③ 症状：畏寒❶肢冷，小便清长❷，大便溏薄，舌胖❸苔白，脉沉迟❹等。

④ 成因：先天禀赋不足，或后天失养，或劳倦

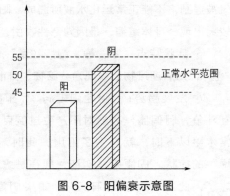

图 6-8　阳偏衰示意图

---

❶ 畏寒，指自觉寒冷，但添衣加被可以减缓。肢冷，四肢寒冷。

❷ 小便清长，清，指小便颜色浅；长，指小便量多。

❸ 舌胖，即舌体胖大；苔白，即舌苔白。

❹ 脉沉迟为沉脉与迟脉。迟，指心跳次数较健康时为少；沉，摸脉时，指下会有深度的感觉，感觉到脉搏动的深度较平时深。

内伤，或久病损耗阳气。

⑤ 常见脏腑：阳气不足可见于五脏六腑，如心阳、脾阳、肾阳不足等，但一般以脾肾阳虚为主，尤其以肾阳虚衰最为重要。因为肾阳为一身诸阳之本，肾阳虚衰在阳虚的病机中占有重要地位。

与阴盛则寒的区别：阳虚则寒为虚寒，阴盛则寒为实寒，实寒证虚象不明显，虚寒证虚象明显。

2. 阴偏衰

① 概念：阴偏衰，即阴虚，是指机体精、血、津液等物质亏耗，以致阴不制阳，使阳相对偏盛（图 6-9），出现功能虚性亢奋的病理状态。阴阳均可指物质和功能。从物质角度而言，气为阳，精、血、津液为阴；从功能角度而言，推动、温煦功能为阳，凉润、抑制功能为阴。阴偏衰，即阴性的物质和功能不足，但与之相对的阳功能正常，形成了相对亢盛的病理状态。

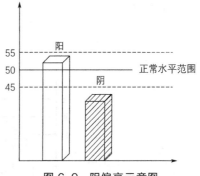

图 6-9　阴偏衰示意图

② 病机特点：阴液不足及滋养、凉润、宁静、抑制功能减退，阳相对偏盛的虚热证。阴性物质、功能俱不足，阳未见虚。即阴虚阳不虚。

③ 症状：五心烦热❶，骨蒸❷潮热❸，盗汗❹，咽干，颧❺红，舌红少苔，脉细数❻等，即所谓"阴虚则阳亢""阴虚则热"。

④ 成因：阳邪伤阴，或五志化火伤阴，或久病伤阴。

⑤ 常见脏腑：阴虚同样可见于五脏六腑，如肺、脾、胃、心、肾等都可以出现阴虚，但一般以肝肾阴虚为主，尤其以肾阴虚最为重要。因为肾阴为诸阴之本，为人体真阴，因此在阴虚病机中占有极其重要的地位。

阴虚则热与阳盛则热的区别：阴虚则热为虚热，虚象明显；阳盛则热为实热，虚象不明显。

实热证的热为壮热，即患者高热（体温超过 39℃以上），持续不断。而虚热的热，首先时间不连续，患者定时发热，如潮汐一样有规律，阴虚的潮热时间点，一般在午后或者入夜，其次发热的温度没有实热高。面色红也是局部的，最常见的是颧骨部位红，而其他地方不红，像化妆一样，称为"颧红如妆"，而实热证往往是满面通红。虚热证的出汗也是"虚汗"，是睡着后出的"盗汗"。脉虽然也是数脉，但是"细"，因为脉中血液量不够，指下产生不了与健康时相同的"宽度感"，相对而言，比较"细"。

---

❶ 五心烦热，指手足心发热，心胸烦热，除热之外，还有"烦"的表现。

❷ 骨蒸，指热自骨内向外透发的感觉，是一种自我感觉。

❸ 潮热，指患者定时发热，到了某个时间点就会发热，其他时间体温比较正常。

❹ 盗汗，指以睡则汗出、醒则汗止为特点的异常出汗。

❺ 颧，指颧骨部位。

❻ 脉细数，"数"指次数较平时多；"细"指摸脉时，指下宽度的感觉，细脉的宽度不及健康时的宽度。

（三）阴阳互损

阴阳互损，是指在阴或阳任何一方虚损的前提下，病变发展影响到相对的一方，形成阴阳两虚的病机变化（图6-10）。即阴阳互损的"起点"是前面讲过的阴偏衰、阳偏衰，由"偏衰"发展到"俱虚"是有条件的，这个条件就是肾阴、肾阳的虚衰和肾脏本身的阴阳失调。肾之阴阳为一身阴阳之本，对全身阴阳有主持与资助作用。如果肾阴阳不虚，阴阳平衡，那就不容易发生阴阳互损的变化。但当脏腑的阳气或阴气虚损到一定程度，必然会损及肾阴、肾阳，当肾阴、肾阳虚衰或者肾阴阳不平衡的时候，易发生阳损及阴或阴损及阳的病机变化。

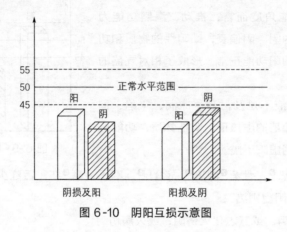

图 6-10　阴阳互损示意图

1. 阴损及阳

阴阳之间互相对立，相互依存，互根互用，当人体阴气亏损，对阳的资助力量不够，会使阳气生化不足，或者使阳气无所依附而耗散，从而在阴虚的基础上，又出现了阳虚，形成以阴虚为主的阴阳两虚的病理状态，我们称之为"阴损及阳"。比如肝肾阴虚，阴不制阳，而出现的肝阳上亢，即肝阳虚性亢奋，此时，肝阴虚，肝阳肾阳力量正常。但病情继续发展，因为肾阴亏虚，影响肾阳化生，导致了肾阳虚，又出现了畏寒肢冷、脉沉细等肾阳虚的症状，这种病情变化就是阴损及阳的阴阳两虚证。

2. 阳损及阴

由于阳气虚损，无阳则阴无所化生。阳是推动人体功能的力量，精、血、津液都要在脏腑、经络生理功能正常的条件下才能化生，阳虚导致阴液生化不足，从而在阳虚的基础上，又出现阴虚，形成以阳虚为主的阴阳两虚的病理状态。

（四）阴阳格拒

阴阳格拒，是阴阳失调中一种比较特殊的病机。其机制主要是由于某些原因引起阴或阳的一方偏盛至极将另一方排斥格拒于外，迫使阴阳之间不相维系，从而出现真寒假热或真热假寒等复杂病理变化，属于疾病的深重阶段。

阴阳本是互相维系的，即在人体的任何一个地方都是阴阳并存的，阴阳互根，阴中有阳，阳中有阴，阴阳互相以对方的存在为自己存在的条件。"格"指阻碍、限制。"拒"指抵抗、不接受、抗拒。"格拒"指限制、抗拒、排斥。"阴阳格拒"即阴与阳之间，互相排斥抗拒，破坏了阴阳互根的状态，阴阳之间不再交通维系。阴阳格拒的条件，是阴或阳中一方力量极强，一方力量极衰，双方盛衰悬殊。力量强的盘踞身体中心位置，居于身体内部，力量弱的被排斥格拒到身体外围，形成阴阳分居身体内外不再相互交通的局面。阴阳格拒的病理变化多见于疾病危重阶段。

阴阳格拒分为阴盛格阳与阳盛格阴两种情况。

1. 阴盛格阳

"阴盛格阳"又称格阳，是指阳气极虚，阴寒之邪相对极盛，阴壅闭于内，逼迫阳气浮越于外，使阴阳之气不相顺接、相互格拒的一种病理状态。阳气极虚、阴寒内盛是疾病的本质。阴盛格阳，阴占据身体内部，壅闭于内，不能外达体表，阳被逼迫，只能占据身体外围、浅表，出现"内真寒外假热"的病机变化，临床表现为真寒假热证（图 6-11）。可见面色苍白、四肢厥冷、精神萎靡、畏寒蜷卧、溲❶清便溏、舌淡苔白、脉微欲绝等，这一组症状是"寒象"，是阴盛本质的体现。但因为阳气浮越于体表，体表只见阳不见阴，所以在上述症状的基础上，反而可以看到身热、烦躁、口渴等假热之象。"阴盛格阳"还有一种情况，就是"戴阳"，指阴盛于下，虚阳浮越于上，面赤如妆（图 6-12）。

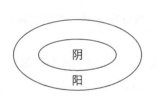

图 6-11　阴盛格阳——真寒假热

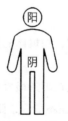

图 6-12　阴盛格阳——戴阳——真寒假热

这两种情况经仔细观察，可做鉴别。身虽热，反喜盖衣被；口虽渴而饮水不多，喜热饮，或漱水而不欲饮；手足躁动，但神态清楚；面虽红，却浮红如妆，游移不定。这是因为疾病的实质是"寒"，表面身热是假热，身体深处是真寒，所以喜欢加衣被，喜热饮。口渴是假的，所以饮水不多，只是口腔局部缺水，所以漱水即可。手足躁动，但神志清楚，因为身体最中心的"心"不热，手足躁动也是"假象"。面红，表征热，但这个热只是浮越的一点弱阳带来的"假热"，没有"根基"，不是真热，红色游移不定，是因为浮越之阳，受阴寒逼迫，在不断移动。

---

❶溲，指小便。

2. 阳盛格阴

阳盛格阴，又称为格阴，是指邪热内盛，深伏于里，阳气被遏，郁闭于内，不能外达于体表而格阴于外的一种病理状态。阳盛于内是疾病的本质，可见壮热、面红、气粗、烦躁、舌红、脉大有力等症状，这一组症状是"真热象"；但由于格阴于体表，身体浅表部位表现出"寒象"，在原有热盛于内的基础上，又出现四肢厥冷、脉沉伏等"假寒象"，故称为"真热假寒证"（图6-13）。但仔细观察会发现，虽然四肢厥冷，但胸腹灼热，可做鉴别。

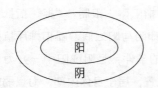

图6-13　阳盛格阴——真热假寒

由此可以看出，阴阳格拒，身体中心部位的症状才是疾病的真相，身体最真实的愿望才是疾病的真相。比如真寒假热证，患者还是要盖衣被、喝热水，因为身体中心是"真寒"。真热假寒证，胸腹灼热。另外，出现阴阳格拒时，病情都比较深重。

（五）阴阳亡失

阴阳亡失，主要是指机体的阴液或阳气突然大量的亡失，功能活动严重衰竭，导致生命垂危的一种病理状态。"亡"，指逃、失去、死、灭；"失"，指丢失；"亡失"，指丧失、丢失。什么亡失了？机体的阴液和阳气亡失，即气、血、精、津液等物质亡失。怎么亡失的？发生得很突然，在短时间内，阴液与阳气大量亡失。功能是物质的功能，物质亡失，脏腑、经络的生理功能自然就衰竭，生命垂危即将终止。阴阳亡失，包括亡阴与亡阳。

1. 亡阳

① 概念：亡阳，指机体的阳气突然大量的脱失，而致全身功能活动严重衰竭的一种病理状态。

② 成因：引起亡阳的最直接的病机是阳气的大量消耗。成因有以下几个方面。

a. 邪气太盛，正不敌邪，阳气突然脱失。

b. 素来阳虚体弱的人过度劳累，以致阳气脱失。

c. 汗出过多，吐泻无度，津液过度消耗，气随津泄，阳气外脱。

d. 慢性疾病，长期大量消耗阳气，终至阳气亏损殆尽，而出现亡阳。

③ 症状：冷汗淋漓，汗清稀味淡，心悸，呼吸微弱，面色苍白，四肢逆冷，畏寒蜷卧，精神萎靡，舌淡白而润，脉微欲绝等。

2. 亡阴

① 概念：亡阴，指机体阴液突然大量消耗或丢失，而致全身功能活动严重衰竭的一种病理状态。

② 成因：一般来说，阴液的大量损耗是引起亡阴的直接病机。主要有以下几种情况。

a. 热邪伤津耗气：热邪炽盛，或热邪久留，大量伤耗阴气，煎灼津液。

b. 热邪迫津外泄为汗：热邪迫使人出大汗，津液为汗源，津液大量损耗，阴气随津液消耗而突然亡失。比如赤日炎炎，汽车内不开空调，人被锁在里面，大量出汗，很快就会亡阴亡阳。

c. 大吐、大泻：大量呕吐、严重的泻下都会直接损伤人体津液。

d. 久病伤阴：因为疾病长期大量损耗津液与阴气，日久导致亡阴。

③ 症状：大汗不止，汗热味咸而粘，烦躁不安，体倦乏力，呼吸急促，手足微温，舌红干燥，脉数疾躁动等。

亡阴与亡阳，都是生命垂危的表现。亡阴是阴先脱失，阳暂时还在，所以患者手足尚温。而亡阳是阳先脱失，阴暂时还在，所以患者四肢逆冷。但机体阴阳是互根互用、互相依存的，亡阴的同时就在散失阳气，亡阳的同时也在损耗津液，我们可以看到，二者都是大汗不止，只不过汗的性状不同。阴亡则阳无所依附而散越，阳亡则阴无所化生而耗竭，所以亡阳之后，会迅速亡阴，亡阴之后，也会迅速亡阳。最终导致"阴阳离决，精气乃绝"，生命活动终止而死亡。

综上所述，阴阳失调病机的总结见图6-14。

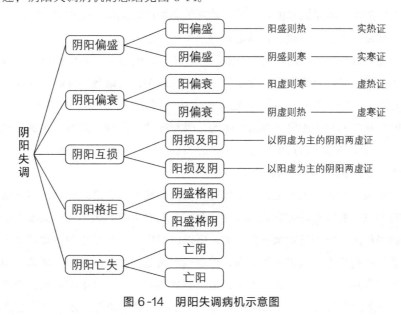

图6-14　阴阳失调病机示意图

三、气血津液失常

气血津液失常是气、血、津液等基本物质出现虚损、运行失常、功能紊乱以及相互关系失调等病理变化的总称。由此可知，气血津液失常包括几个方面：一是几种基本物质"量"的亏损不足；二是几种物质运行代谢失常；三是几种物质功能失常；四是气血津液相互之间的关系失常。

气血津液失常主要包括气的失常、血的失常、津液失常。这几种失常都需要在前述第二章气血精津液学说的基础上加以理解。

（一）气的失常

气的失常包括气虚和气机失调两个方面（图 6-15）。

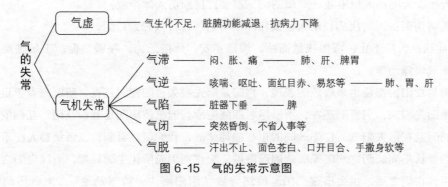

图 6-15　气的失常示意图

1. 气虚

气虚是指气的生化不足或者消耗太过导致脏腑功能活动减退，抗病能力下降的病理状态。其临床表现以神疲乏力、少气懒言、脉虚无力为主要特点。

从上述描述可以看出，气虚首先是气的"量"不足，但这不好具体衡量，因为气是无形可见的精微物质，量不足，只能作为"意象"存在于头脑中，帮助我们理解。那我们怎么判断气虚呢？物质是抓不到的，但气的功能不足，脏腑功能活动减退，是可以观察和体会到的。其实，我们一般是从气的功能不足来判断气虚的。气有推动、温煦、固摄、防御、气化等作用。气的功能不足，就是在这些方面不足。气虚的表现为少气懒言、神疲乏力、头晕目眩、自汗❶，活动时诸症加剧，舌淡苔白，脉虚无力等。

肺主气司呼吸主声音，气不足，人就懒得说话，即使不得已必须说话，声音也会很低。气不足，就没有力气，所以总是感觉乏力。气行血行，气虚不能运送血液至头部所以头晕目眩。气对津液有固摄作用，气不足固摄不住汗液，所以白日出汗，甚至坐着不动都在出汗，如果活动一下，那就汗出得更多。气虚不能生血，导致气血两虚，故舌淡苔白，虚脉，即指下脉搏动无力。气有防御作用，气虚防御力量不足，所以抗病能力下降。气虚的症状，通俗的说法就是"没劲儿"，说话没有劲儿，干活儿没有劲儿，人提不起精神劲儿，脉搏动得也没劲儿。

2. 气机失调

气机失调指气的升降出入失常而引起的气滞、气逆、气陷、气闭、气脱的病理状态。

气机调畅的状态是健康状态，若气机升降出入的运动平衡失调，即为"气机失调"，人体就会发生病变。其不平衡状态有以下几种。

① 气滞：是指气机郁滞，运行不畅的病理状态。气滞多为有实邪，比如痰饮、瘀血、结石、湿等。脏腑气滞以肺、肝、脾胃为常见，临床症状以闷、胀、痛为特点。

---

❶ 自汗，以日间汗出、活动后尤甚为特点的汗出异常。

② 气逆：指气上升太过或下降不及，以致气逆于上的一种病理状态。常发于肺、胃、肝等脏腑。肺主宣发肃降，宣发太过，或者肃降不及，会气逆，以致咳喘；胃主通降，通降不及，会气逆、呕吐等；肝主疏泄，疏泄太过，升发太过，会气逆，如生气时会气得脸红脖子粗、吐血、咯血等。

③ 气陷：是以气虚升举无力而下陷为特征的一种病理状态。多由气虚发展而来，气陷与脾气虚损关系最为密切，故又称为"中气下陷""脾气下陷"，主要表现是内脏下垂。因为脾主升清，有固摄体内液态物质和器官的作用，脾虚则升清能力不足，固摄不住体内脏器，使脏器脱离正常平衡位置而下垂，常见的有脱肛、胃下垂、肾下垂、子宫脱垂等。

④ 气闭：指气的出入运动障碍，脏腑经络气机闭塞不通的一种病理状态。临床表现以发病急骤、突然昏倒、不省人事为主要特点。气闭和气脱不一样，气闭是实证，人往往身体僵硬、牙关紧闭、双拳紧攥，掰也掰不开。

⑤ 气脱：指气不内守，大量外泄，以致全身功能突然衰竭的一种病理状态。气脱跟阴阳亡失一样，也是一种危重状态，可以称为"亡气"。临床表现为面色苍白、汗出不止、目闭口开、手撒身软、二便失禁、脉微欲绝或虚大无根，像撒手而去的样子。

（二）血的失常

血的失常主要包括血虚、血瘀和出血三个方面（图 6-16）。

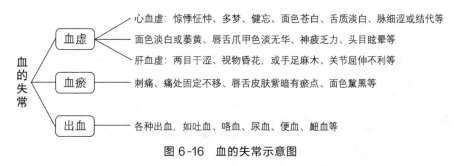

图 6-16　血的失常示意图

1. 血虚

血虚指血液不足而致其濡养功能减退的一种病理状态。也就是血的"量"与"功能"双重不足。血虚可表现为全身或局部失养，功能活动减退，精神衰惫等一派虚弱症状。血虚常见症状有：面色淡白或萎黄，唇舌爪甲色淡无华，神疲乏力，头目眩晕，心悸失眠，手足麻木，脉细弱等，女性可见月经量少、月经延期、闭经等。简单说，从色泽上来说，血虚的人会"掉色儿"，面色、口唇、舌、指甲都没有血色。气血一体，不可分离，血虚往往伴随着气虚，血虚会"掉色儿"，气虚会"没劲儿"，所以血虚除"掉色儿"之外，人往往还"没劲儿"，神疲乏力。脉细弱是因为气血虚，血管中的血不但"量"不足，搏动的力量也不够。具体到脏腑而言，心主血，肝藏血，所以心、肝血虚比较多见。心血不足，可见惊悸怔忡❶、多梦、健忘、

───────────

❶ 怔忡，指患者自觉心脏剧烈跳动，或阵发或连续。

面色苍白、舌质淡白、脉细涩或结代等症状。肝血亏虚，可见两目干涩、视物昏花，或手足麻木、关节屈伸不利等；若血虚导致冲任失调，可出现妇女经血少、月经延期、闭经等症状。

2. 血瘀

血瘀指血液运行迟缓，甚则血液停滞不畅的一种病理状态。血一旦停滞就会形成瘀血，即"血瘀"形成"瘀血"。瘀血形成以后，由于瘀阻部位不同，会产生不同的症状，但共同的症状是刺痛、痛有定处，或者局部形成癥积，皮肤黏膜青紫，如舌紫暗，舌有瘀点、瘀斑，皮肤赤丝红缕或青紫，肌肤甲错，面色黧黑等。瘀血的症状，前面已经在病因有关章节讲过，此处不再重复。

3. 出血

出血指血液不循常道，溢出脉外的一种病理状态。出血主要有吐血、咯血、便血、尿血、衄血等。常见的衄血有鼻衄（鼻出血）、齿衄（牙龈出血）、肌衄（皮下出血）等。突然大量出血，可导致气随血脱，甚至可致人死亡。逸出血脉的血液，称为"离经之血"，离经之血如果不能及时消散，蓄积在体内，则称为"瘀血"。瘀血是病理产物性病因，会引起相应的症状。

（三）津液的代谢失常

津液代谢失常是指津液代谢发生异常，以致津液的生成、输布、排泄发生紊乱或障碍的病理过程，包括津液不足和水湿停聚两个方面（图6-17）。

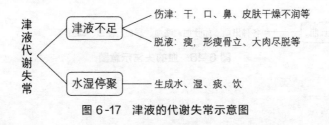

图 6-17　津液的代谢失常示意图

1. 津液不足

津液不足指津液在数量上亏少，导致脏腑、组织、官窍、皮毛等失于濡润所产生的一系列干燥枯涩的病理状态。津液不足的成因有三：一是生成不足，如体虚久病、慢性病，造成患者脏腑功能减退，津液生成不够；二是被热邪、燥邪所伤，热邪伤津耗气，燥邪直接伤津液；三是丢失过多，比如吐泻过度、大汗、多尿等。

津液包括津与液，二者在性状、分布部位、生理功能等方面都不同。所以津不足与液不足的临床表现也不同。津液不足包括伤津与脱液两个方面。津与液相比，较为清稀，流动性大，以滋润作用为主，并能充盈血脉。伤津主要是丧失水分，临床以一系列干燥失润的症状为主。临床症状以口、鼻、皮肤干燥不润为主要特点。可见伤津的症状，就是"干"。液相对津而言，较稠厚，流动性小，主要分布在脏腑、骨髓、脑髓、脊髓和关节之中，含有大量精微物质，以濡养作用为主。脱液除了丧失水分还会丢失大量精微物质，而且丢失大量精微物质是其主要矛盾。脱液的症状以形瘦骨立、大肉尽脱为主要特点。所以脱液的症状特点，是"瘦"。津伤易补充，脱液难恢复，脱去的大肉，很难再长起来。所以从病情严重程度来说，伤津较轻，脱液较重。伤津未必脱液，脱液一定会伤津。

如果津液耗伤太多，可见眼窝深陷、啼哭无泪、无尿、精神委顿、转筋等症状。如果再严重，血因津少而不再流动，气随液脱而亡阴亡阳，可见面色苍白、四肢不温、脉微欲绝等危重证候。也就是说，除了亡阴、亡阳、气脱，还可以"亡津液"，都是生命垂危之象。

2. 水湿停聚

水湿停聚是指机体水液代谢失常，水液输布、排泄障碍，导致水湿内生，酿痰成饮❶的病理状态。津液输布失常指津液在体内环流迟缓，或者在某一局部发生滞留积聚；津液排泄障碍，主要是指汗液、尿液生成、排泄障碍，出汗少，尿少甚至无尿，同样会产生水液停留积聚。水液停聚会形成四种病理产物，湿、水、饮、痰。从状态来说，湿为弥漫的状态，水最为稀薄，痰较为稠厚，饮的稀薄在水与痰之间。四种病理产物虽各有特点，但又难以绝然分开，且相互之间可以转化，所以常常水湿、痰湿、水饮、痰饮并称。

水液代谢障碍生成的"湿"是内湿，亦为湿邪，致病特点同样为重浊黏滞，阻遏气机，尤其易于阻遏中焦（脾胃）气机。内湿的成因主要是脾不运湿。可见胸闷、脘痞、呕恶、纳呆、腹胀、便溏、苔腻、脉濡缓或濡滑等症状。

痰饮的产生原因、致病特点和症状，见前面病因章节之病理产物性病因。

（四）津液与气血关系失调

气、血、津液均为人体基本生命物质，其生理功能密切相关。在病理上，气滞、血瘀、津停三者之间常互为因果。"津停"指水液停聚，"互为因果"指不管气滞、血瘀、津停三者哪一个先出现，往往会导致其余两者相继出现。可出现水停气阻、气随津脱、津枯血燥、津亏血瘀、血瘀水停等病理状态。图6-18为气血津液关系失调示意图。

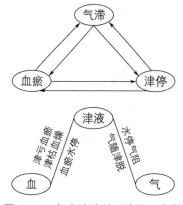

图 6-18　气血津液关系失调示意图

1. 水停气阻

水停气阻指津液代谢障碍，水湿痰饮停留，导致气机阻滞的病机变化。

---

❶"酿痰"是生成痰，"成饮"是生成"饮"。

2. 气随津脱

气随津脱指津液大量丢失，气失其依附而随津液外泄，出现气与津液脱失的病机变化。

3. 津枯血燥

津枯血燥指津液亏乏枯竭，导致血燥虚热内生或血燥生风的病机变化。可见鼻咽干燥、肌肉消瘦、皮肤干燥，或肌肤甲错、皮肤瘙痒或皮屑过多、舌红少津等症状。

4. 津亏血瘀

津亏血瘀指津液耗损，导致血行瘀滞不畅的病机变化。

5. 血瘀水停

血瘀水停指血脉瘀阻，导致津液输布障碍而水液停聚的病机变化。

第七章 诊　法

诊法，即诊病的方法。中医常用的诊病方法包括望、闻、问、切四种。望诊是以目观察的诊病方法，依靠医生的视觉；闻诊是听声音和嗅气味的诊病方法，依靠医生的听觉与嗅觉；问诊是通过询问以收集病情的方法；切诊是用手切按脉搏和其他部位的诊病方法，依靠医生的触觉。

望闻问切的过程，其实就是医生"取象"的过程，取的是患者的症状与体征。人是一个不可分割的有机整体；从生理上来说，内在的脏腑与外在形体官窍、四肢百骸是密切联系在一起的；从病理上来说，内脏的功能失调必然反映于外，全身的病变也可通过官窍等局部反映出来，所谓"有诸内者，必形诸外"。因此，中医诊病通过观察患者外在的、局部的表现（即症状与体征），进而推测内脏的变化，以确定病情。

那么，医生是怎么推测内脏变化，确定病情的？是根据前面的阴阳五行学说、气血津液学说、脏腑经络学说、病因学说、病机学说的基本内容来推测的，而不是妄加推测、胡乱猜测。

本章内容包括许多关于患者症状与体征的术语，以及有关症状与体征的临床意义，看似繁杂，其实俱有规律。从术语角度来说，本章内容可以当作词典查阅；从临床意义来看，许多症状与病因病机的对应关系，可为确定病情进而采取适当的治疗手段与方法打下基础。学完本章后，对于医案中的一些症状描述术语，要了解其内在含义，对于一些基础症状，要了解其临床诊断意义，建立起症状与证的对应关系。

本章基本内容如图 7-1 所示。

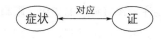

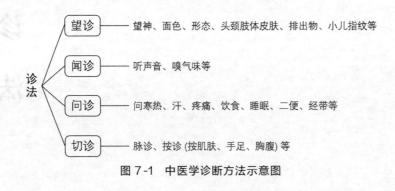

图 7-1　中医学诊断方法示意图

第一节　望诊

望诊是医生运用视觉对人体的全身情况、局部表现、排出物以及舌象等进行有目的的观察以测知健康状况、了解病情的诊断方法。

从上述定义可以看出，医生"看"的内容包括：看患者全身和局部的情况；看大小便、白带、眼泪、呕吐物等排出物；看患者的面色、舌头等。望诊的内容有望神、望面色、望形态、望头颈肢体皮肤、望排出物、望小儿指纹等。其中，望神与望形态是望全身，望面色、舌、头颈肢体皮肤、小儿指纹是望局部。

一、望神

望神是通过观察人体生命活动的整体表现来判断病情的方法。在脏腑理论中，心的生理功能——心主神志中讲过神有"广义之神"与"狭义之神"之分。"广义之神"指人体生命活动的外在表现，包括人体所有的生命活动现象；"狭义之神"指人的精神、意识、思维活动。望神既要望广义之神，又要望狭义之神。"神"具体反映在人的目光、面色、表情、神志、言语、呼吸、体态等方面。图7-2为"神"之表现示意图。这是望神的主要内容。

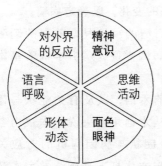

图 7-2　"神"之表现示意图

由于心主血脉、主神志，其华在面，五脏六腑之精皆上注于目，所以人的面部色泽、精神意识及眼神是望神的重点，尤其要注意诊察眼神的变化，眼睛不仅仅是心灵的窗户，更是"神"的窗户，是脏腑功能状况的窗户。因为神是以精、气、血为主要物质基础的，而精、气、血由五脏所化生，五脏功能正常，精、气、血化生充足，人体生命机能旺盛，"得神"。反之，五脏功能失调，精、气、血化生不足，就会神失所养。所以通过望神，可以了解脏腑功能的盛衰，精、气、血的盈亏，进而判断疾病的轻重及预后等。

望神包括观察人整体外在表现的神气旺衰和神志错乱两方面（图7-3）。

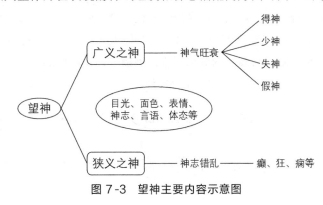

图 7-3　望神主要内容示意图

（一）神气旺衰

望广义之神的结果有四种情况，分别为得神、少神、失神与假神。得神即神气充足，少神即神气不足，失神是神气衰败，假神为垂危患者出现精神暂时好转的假象。

1. 得神

"得神"又称有神，是精气充足神旺的表现。凡是神志清楚、思维敏捷、言语清晰、目光明亮灵活、面色红润、表情自然、体态自如、肌肉不削、动作灵活、反应灵敏、饮食正常的，称为"得神"。其实一个健康的常人就是这种状态，表示体健无病，精气充足，脏腑未伤，病情较浅，预后良好。

2. 少神

"少"，指不足、量不多。"少神"即神气不足。凡患者表现为面色淡白无华、精神不振、思维迟钝、不欲言语、目光呆滞、嗜睡健忘、食欲降低、肢体倦怠、肌肉松弛、动作迟缓者，称为"少神"。为轻度失神的表现。提示正气受损，见于一般虚证，或脏腑失和、气血不畅之证。

3. 失神

失神是神气衰败之象。患者在疾病过程中，出现精神萎靡、语无伦次、神志昏迷、昏昏欲睡、声低气怯、应答迟缓、目暗睛迷、瞳神呆滞、面色晦暗暴露、表情淡漠呆板、肌肉瘦削、体态异常、饮食减少或不欲饮食者，称为"失神"，也称"无神"。表示正气大伤，精气衰竭，病情深重，预后不良。

4. 假神

"假神"是垂危患者出现精神暂时好转的假象。假神多见于久病、重病精气大衰、在生死存亡边缘挣扎的人。如原本已经神志不清、不能言语、极度没有精神的患者，突然神志清楚，话多，声音高亢，语言不休，精气神看着很足；或者原本已经目光呆滞无神、面色晦暗或苍白的人，突然眼睛非常有神，光彩照人，两颧泛红像化妆涂了胭脂一样；或者已经好几天没有吃饭的患者，突然胃口大开，想吃东西等，都属于假神的表现。这种好转时间都很短，是"暂时"的，一过性的，是阴阳即将离决的危重之象，是精气衰竭已极的表现，多见于临终之前。通常称为"回光返照""残灯复明"。图 7-4 为各种神气旺衰与脏腑关系示意图。

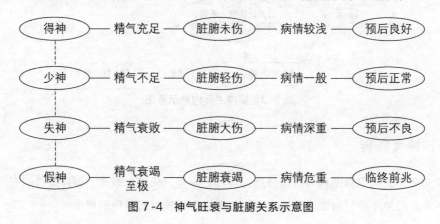

图 7-4　神气旺衰与脏腑关系示意图

由以上"神"的几种状态可知，望神是观察脏腑功能情况、观察精气神的状态，从而推测病情轻重及预后情况。

（二）神志错乱

神志错乱指精神失常、意识错乱。常见于癫、狂、痫等病（图 7-5）。

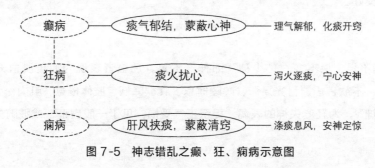

图 7-5　神志错乱之癫、狂、痫病示意图

1. 癫病

癫病的表现为神志痴呆，表情淡漠，喃喃自语，哭笑无常等。癫病的症状没有侵略性，不伤害人，不损坏物，患者比较安静，但对外界反应淡漠，哭笑不能自制，非因悲喜而哭笑。其病机为痰气郁结，蒙蔽心神。痰与气郁结于心，导致心主神志功能出现障碍。治疗应该理气解郁，化痰开窍。

2. 狂病

狂病的表现为神志昏狂，呼笑怒骂，打人毁物，不避亲疏，登高而歌，弃衣而走，妄行不休，力逾常人。可见，发狂的患者，很有"力气"，比一般人力气还大，比他自己不发病时力气也大，行为具有很强的侵略性，打人骂人，破坏物品。弃衣而走是脱掉衣服奔跑，即裸奔；登高而歌是到很高的地方去大声唱歌，总之，都不是正常的行为，所以叫"妄行"，力气很大，持续时间很长，此谓"妄行不休"。其病机为痰火扰心，治疗应该泻火逐痰，宁心安神。

3. 痫病

痫病的表现为猝然昏仆，不省人事，口出异声，口吐涎沫，四肢抽搐，醒后如常。即患者突然昏迷倒地，不省人事，口中发出异常的声音，比如猪羊鸣叫的声音，吐涎沫，手脚抽搐，清醒以后又与常人无异。痫病的病机为肝风夹痰，蒙蔽清窍；治疗当涤痰息风，安神定惊。

二、望面色

望面色，是通过观察患者面部颜色和光泽以诊断疾病的方法。颜色指色调，中医主要观察青、赤、黄、白、黑五色；光泽指面部的明亮度、润泽度。

患者的面色是病色，健康人的面色是常色。诊病所取之象都要和正常的征象比较，才能了解疾病状态下的体征与正常体征的区别。严格来说，每个患者的面色都应该和他本人健康状态时的面色比较才有诊断意义。

（一）常色

中国人正常面色应为红黄隐隐，明润含蓄。这是人体气血精津液充盛，脏腑功能正常的表现。明润即面部皮肤光明润泽，是有神气的表现。含蓄，即面色红黄隐隐，含于皮肤之内，而不特别显露、暴露。如果一个人面色艳若桃花，就属于红色暴露，并不是健康的表现。

每个人正常的面色可因体质禀赋、地域环境、季节气候等不同而有差异，常色又可分为主色和客色两种。主色，是人生来就有的基本面色，是个体素质，一生基本不变，所以称为"主色"。"客色"是因季节、气候不同而发生正常变化的面色。如果仔细观察，我们可能都会发现，随着季节的更替，每个人的脸色都会有微小的变化（图7-6）。这是因为人与自然界相应。按五行理论，春季面色稍青，夏季面色稍赤，长夏面色稍黄，秋季面色稍白，冬季面色稍黑。这些微小的变化都是正常变化，不是病色。

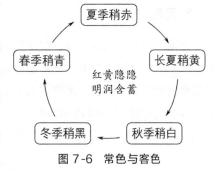

图 7-6 常色与客色

（二）病色

病色是因病而发生异常改变的面色。根据病色不仅可以确定不同脏腑的病变，而且可以推断疾病性质的寒热虚实。病色可分为青、赤、黄、白、黑，分别主病如下。

1. 青色

青色主寒证、痛证、瘀血、惊风等病证（图7-7）。

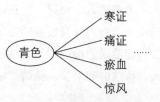

图 7-7　青色主病示意图

面青是面部气血不能正常流通，血行不畅导致的。寒性凝滞，导致气血不能流通；或者痛则不通；瘀血阻滞，自然气血也不通；惊风则经筋拘挛，同样导致面部脉络阻滞不通。

那具体到一个患者，青色到底主什么？是寒，是痛，还是瘀血、惊风或者其他？面色只是一个症状，到底主什么，要四诊合参，需要把所有的症状和体征综合在一起去考虑。比如寒证肯定还有其他症状，冷、痛、遇暖则缓等，其他以此类推。另外，小儿眉间、鼻柱、嘴唇发青的，多数属于惊风。

2. 赤色

赤色，红色，主热证（图7-8）。热性炎上，迫血妄行，导致面部脉络扩张，血脉过度充盈，所以面赤。实热证，因为正气不虚，气血充足，为满面通红；虚热证，因为人体正气已虚，气血不足，故两颧潮红娇嫩。面赤大多数情况下主热证，但有时也主寒证。比如久病重病患者，因为阴盛格阳，虚阳上越所致的"戴阳证"，可见患者面色苍白，却时而颧赤如妆，游移不定。戴阳证是真寒假热证，除了上述的偶尔出现"假热"之象之外，还有"恶寒蜷卧，四肢逆冷，呕吐泄泻，下利清谷"等"真寒"之象，可以区别。

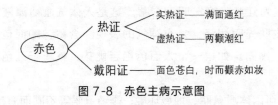

图 7-8　赤色主病示意图

3. 黄色

黄色主脾虚、气血不足、湿证等病证（图7-9）。脾五行属土，与黄色相应。脾为后天之本，气血生化之源，气血生化不足，则面色萎黄。若湿邪困脾，脾失运化，不能运化水湿，也可见脾的本色——黄色。黄疸患者，面目一身俱黄，即面部、眼睛、全身、尿液等都是黄色的，其中黄色鲜明如橘皮者，称为"阳黄"，为湿热为患；黄色晦暗像烟熏者，称为"阴黄"，为寒湿为患。可见黄色离不开脾虚与湿邪。

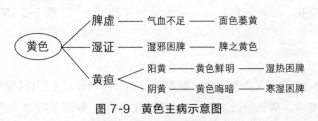

图 7-9　黄色主病示意图

4. 白色

白色主虚证、寒证、脱血、夺气等病证（图7-10）。因为气血亏虚，甚至大量失血（脱血）、阳气暴脱（夺气），则气血不能上充面部，所以面白；寒性凝滞（实寒），气血流动缓慢，或者阳气虚弱（虚寒），推动无力，致血液运行到面部的量减少，也可见白色。

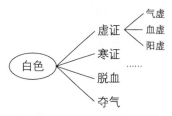

图 7-10　白色主病示意图

其中，面色淡白无华，即没有"血色"、没有光泽者，是失血证或者血虚；面色㿠白，即白得很亮，明晃晃像镜子一样反光者，为气虚或者阳虚水泛；面色白而无华略带黄色，为脾虚或气血不足；若暴病突然出现面色苍白，常为阳气暴脱；若面色苍白，伴有"寒象"和剧烈疼痛，是阴寒凝滞，经脉拘急。

5. 黑色

黑色主肾虚、寒证、痛证、水饮、瘀血等病证（图7-11）。黑色五行属水，与肾相应，面黑多属肾病。肾阳虚衰，则阴寒内盛，气血凝滞，血脉瘀阻，水饮不化，均可面见黑色。一般，面黑而浅淡者，多为肾阳虚；面黑而干焦者，多为肾阴虚；眼眶周围发黑者，即"黑眼圈儿""熊猫眼儿"，多为肾虚水泛或寒湿带下；面色黧黑，肌肤甲错者，多为瘀血日久。

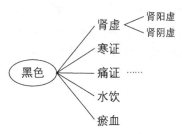

图 7-11　黑色主病示意图

必须指出，五色主病，虽有上述规律，但临床也不可过分拘泥，一定要四诊合参，综合所有症状体征判断病情轻重与邪正盛衰的关系。

（三）善色与恶色

临床望面色时，无论是哪种病色，只要有光泽，即为"善色"，说明脏腑精气未衰，病情一般较轻，易于治疗，预后良好；反之，如果面色晦暗枯槁，即为"恶色"，说明脏腑精气衰败，病情较重，不易治疗，预后不良。

三、望形态

"形"，指形体；"态"，指姿态。"望形态"指观察患者形体和姿态以诊断病情的方法。

1. 望形体

望形体主要是根据形体的强弱胖瘦，以了解脏腑功能的盛衰和气血的盈亏，从而判断病情的虚实和预后的好坏。形体壮实，表示正气充盛；形体肥胖，伴畏寒喜温、神疲乏力等，多为阳虚气弱；形体肥胖，兼头晕、胸闷、肢体麻木等，多为阳虚痰湿内生，所以有"胖人多阳虚""胖人多痰湿"的说法。形体消瘦，伴食少、面色萎黄，多为脾胃虚弱；形体消瘦，伴食多，多为胃火亢盛；形体消瘦，伴颧红、潮热、盗汗，多为阴虚火旺，所以有"瘦人多阴虚""瘦人多火"的说法。

2. 望姿态

姿态主要包括动静姿态和异常动态。观察患者的动静姿态，可判断疾病的性质，如寒热、虚实；观察异常动作，可以判断脏腑功能是否正常。一般而言，凡是多动向外的、强硬拘挛的、仰面的、伸展的，多属阳证、热证、实证。即患者动作较平时多，或者比一般人多，喜欢面朝外，肢体强硬，肌肉收缩蜷曲不能伸展，仰面朝天四肢伸展着，多属阳证、热证、实证，这样的人正气很足。反之，如果患者喜静向里，软弱弛缓、伏俯的、蜷曲的，多属阴证、寒证、虚证。即患者喜欢安静，怕吵，动作减少，喜欢面朝墙向里背着光和人，四肢肌肉软弱松弛无力，喜欢面朝下趴着，四肢蜷曲着，为阴证、寒证、虚证，这种患者，正气不足，身体虚弱。

异常动态，指患者有不能自主的不正常的动作。如四肢抽缩牵动，屈伸交替，动而不止，称为"四肢抽搐"；颈项强直，脊背反折后弯如一张弓，称为"角弓反张"，二者都属于"肝风内动"。四肢抽搐表现为不受控制的"动"，而角弓反张表现为"僵"，不受控制的"不动"，这两个我们都不常见，但生活中也有比较常见的肝风内动，比如"摇头风"，一般见于老年妇女，她们的头在不由自主地晃动，这就是身体虚弱、头部气血供应不足引起的肝风内动。

四、望头颈肢体皮肤

望头颈、肢体、皮肤等属于局部望诊，观察各部位的异常表现，以助于病情诊断。

（1）鼻渊

鼻内长期流黄绿色浑浊的鼻涕，其味腥臭，多为外感风热或胆经蕴热所致。

（2）痄腮

腮部突然肿起，面红咽喉痛，具有传染性，为外感温毒所致。

（3）瘿瘤

颈前结喉处（甲状腺处，脖颈前面正中央）有肿物突起，或大或小，可随吞咽移动。多为肝气郁结、痰浊凝结所致；或因地方水土因素所致（如水土缺碘）。

（4）瘰疬

颈侧颌下（脖颈前面两侧位置，瘿瘤在中间，瘰疬在两边）有肿块如豆，累累如串珠状。原因比较复杂，可由肺肾阴虚，虚火煎灼津液成痰，凝结于脖颈处而成；也可因为外感风火时毒，导致气血壅滞，结于颈部而成。

（5）乳痈

妇女乳房红、肿、热、痛，甚至溃烂流脓，称为"乳痈"。多因肝气不舒、胃热壅盛或外感邪毒所致。

（6）乳癖

乳房内有肿块，可为一侧或双侧，局部有轻度压痛或胀痛感。多为肝肾不足、肝郁失疏所致。

（7）斑疹

斑和疹都是皮肤上出现的"红点"样病变。其中点大成片，平摊于皮下，摸之不碍手，压之不褪色者为斑；点小像小米粒，高出皮肤表面，摸之碍手，压之褪色者为疹。二者均为热入营血，多见于外感温病。

（8）湿疹

皮肤出现红斑，迅速形成丘疹、水疱，密集成片，皮肤瘙痒，瘙破渗液，出现红色湿润糜烂面，多因风、湿、热邪客于皮肤所致。疹的性状是红色的，不平的，一片一片的，瘙痒明显，抓破容易溃烂、创面会流"水"。

（9）疮疡

疮疡泛指多种因素引起的皮肤疾患。常见的有痈、疽、疔、疖4种。其表现与临床意义如表 7-1 所示。

表 7-1　痈、疽、疔、疖比较表

疾病名称	临床表现	临床意义
痈	患处红肿高大，根盘紧束，灼热疼痛，易于化脓溃破，溃口易敛	湿热火毒内蕴
疽	患处漫肿，皮肤不红，局部不热少痛，脓成难溃，疮口难敛	寒痰凝滞，气血亏虚
疔	疮形如粟，顶白坚硬根深，局部麻木痒痛，好发于颜面及手足等处	风热火毒蕴结
疖	形小而圆，红肿热痛不甚，患部表浅，好发于头面发际之处	湿热遏阻肌表

五、望排出物

人体排出物包括分泌物、排泄物及呕吐物等病理产物。泪、涕、痰、涎等是分泌物，大小便、经血等为排泄物。这些物质都是由人体脏腑功能活动产生而来，是生命活动的代谢物，体现着全身脏腑的功能状态和所感邪气的性质。所以望排出物可以观察脏腑的盛衰及邪气的性质。

望排出物主要是观察排出物的形、色、质、量，以推测病情的寒、热、虚、实。一般而言，排出物色白、量多、质稀者，多属虚证、寒证；色黄、量少、质稠者，多属实证、热证（图 7-12）。比如观察患者吐出的痰，如果痰白而清稀或多泡沫者，多为肺中有寒，属寒证；如果痰黄而黏稠而有块者，多为肺热，属热证。我们还可以观察感冒后流出的鼻涕，如果流清涕，像清水一样，为肺中有寒，是寒证；如果流黄色稠厚的浊涕，是热证，为肺中有热。

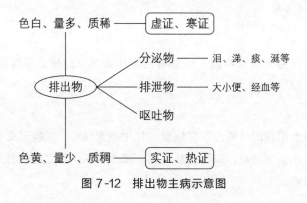

图 7-12　排出物主病示意图

六、望舌

望舌是通过观察舌象变化以诊察疾病的方法，又称为舌诊。

为什么要望舌？因为诸多脏腑通过经络与舌发生直接或者间接的关系（图 7-13）。具体而言，心开窍于舌，手少阴心经之别系舌本，心主血脉，舌体有丰富的脉络，所以心的功能正常与否，必然反映于舌；足太阴脾经连舌本，散舌下；舌苔由胃气蒸化谷气上承于舌面而生成；足少阴肾经挟舌本，精气盈亏也会导致舌象变化；肝经络于舌本；肺系上达咽喉与舌相连。其他脏腑也通过经络直接或间接地与舌产生联系。另外，舌与气血精津液关系密切，舌下的"金津""玉液"两穴，是肾液、胃津上潮的孔穴，舌体的润燥可反映津液的多少。所以通过望舌可了解相关脏腑功能正常与否，并进一步推断气血盈亏及疾病的预后好坏。

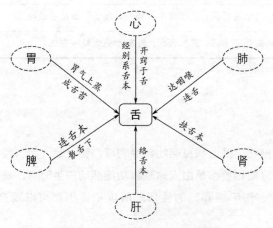

图 7-13　舌与脏腑关系示意图

中医认为，舌面之前、中、后分属身体上、中、下三焦，并与相应脏腑相对应。如图 7-14 所示，舌尖属心肺，因为心肺居于上焦；舌中属脾胃，因脾胃居于中焦；舌边属肝胆，因为肝胆的经脉居于身体两侧；舌根属肾，因为肾居下焦。

这种分区的医学意义被长期的临床实践所证明。如心火上炎多出现舌尖部位红赤或破碎；脾胃运化失常，湿浊、痰饮、积食停滞中焦，多见舌中部位舌苔厚腻；久病及肾，肾精不足，可见舌根部位舌苔剥落。当然这种分区不是绝对的，还需要结合其他症状加以分析辨别。

望舌需要以"正常舌象"为参照。那正常的舌象是什么样的呢？

正常舌象，可用六个字简单概括，即"淡红舌，薄白苔"。一般表现为舌质荣润，颜色淡红，大小适中，柔软灵活；舌苔薄白，均匀有根。这涉及舌的滋润度、颜色、大小、柔软度、运动灵活度、舌苔厚薄度、舌苔的颜色、舌苔的均匀度、舌苔能否被刮去（能被刮去，则无根）等多个方面。

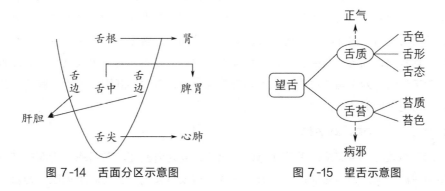

图 7-14　舌面分区示意图　　　　　图 7-15　望舌示意图

舌诊主要观察舌质和舌苔两个方面的变化（图 7-15）。舌质亦称"舌体"，望舌质包括舌色、舌形、舌态三个方面。望舌苔包括苔质和苔色两个方面。舌质反映脏腑虚实、气血盛衰，即舌质候人体正气是否充盛；舌苔反映病邪的深浅，邪正的消长。

（一）望舌质

1. 舌色

舌质正常的颜色为淡红色，病理舌质的颜色有淡白舌、红舌、绛舌、紫舌、青舌等。舌色主病示意见图 7-16。

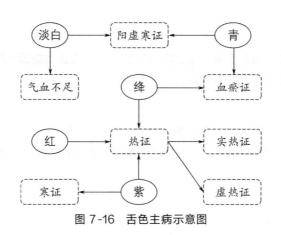

图 7-16　舌色主病示意图

（1）淡白舌——气血不足、虚寒证

淡白舌，即舌色较正常颜色淡，缺少血色，主气血不足或阳虚寒证。如果舌色淡白，外加舌体瘦薄，多属气血不足；如果舌色淡白，外加舌体胖嫩，则属阳虚寒证。因为气血不足，人就会瘦，故连舌头都变得瘦小单薄。阳虚则寒，为虚寒，阳虚不能运化水液，则易内生水湿，身体会胖、软，舌体内也会有多余水湿，变得胖大水嫩。

（2）红舌——实热证、虚热证

红舌，即舌色较正常加深，或呈鲜红色，主热证。热证有实热证和虚热证之分。若舌质红，苔黄燥，甚至舌生芒刺，为实热证；若舌质红，舌苔少，甚至光剥无苔，或有裂纹，为虚热证。除舌质红之外，舌苔颜色黄而干燥，甚至感觉到舌头上面像长了刺一样在扎刺口腔，为实热证，因为舌苔黄主热证，热灼伤津液，则舌起芒刺，舌苔干燥；若舌苔变少，有一部分甚至整个舌苔都脱落，或者舌有裂纹，为虚热证。其中舌尖红者，为心火亢盛；舌边红者，是肝胆火旺，舌部红者，为中焦脾胃热盛。因为舌尖候心肺，舌边候肝胆，舌中候脾胃，此为舌部脏腑分区与舌色主病的结合运用。

（3）绛舌——热证、血瘀证

绛舌即舌色较红舌更深或略带暗红色，主热证，或为血瘀证。若舌绛，舌面有红点，或生芒刺，多为里热炽盛，为实热证；若舌绛少苔或无苔或有裂纹，多为阴虚火旺，为虚热证。若舌绛少苔而润，或见瘀点、瘀斑，则多属血瘀。瘀血不伤津液，所以血瘀之舌除血瘀的突出症状瘀点、瘀斑之外，舌润而不干。

（4）紫舌——热证、寒证

紫舌即舌色绛紫红或者青紫色。可主热证，也可主寒证。

若舌绛紫而干燥，甚至燥裂起刺，则属热证，因为热伤津液，舌干。若舌淡紫或青紫而湿润，则为寒证，因为寒不耗灼津液，故舌不干而润。

（5）青舌——寒证、瘀血

青舌，即舌色呈青色，缺少血色，像牛舌颜色一样。主寒证，瘀血。若舌青紫而滑润，舌体胖嫩，多属阳虚寒凝；若舌边青，或见瘀点、瘀斑，则属内有瘀血。

2. 舌形

舌形就是舌的形态，望舌形即观察舌体的形态变化，主要观察舌体胖瘦、齿痕、点刺、瘀斑、裂纹等。异常舌形主要有以下几种。

（1）胖大舌

舌体较正常宽大，伸舌满口，舌边常有齿痕。齿痕，指"牙印儿"，当舌体变得胖大，牙齿就会在舌体边缘留下痕亦，也称"齿痕舌"。正常人也可见轻微齿痕舌，且长期不易消失，但舌体不胖大，不属病态。

（2）瘦薄舌

舌体较正常瘦小而薄。

（3）点刺舌

点刺舌指舌面上有大小不一的星点。星点颜色有红、白、黑三种。"刺"，即芒刺，舌面红色颗粒高起如刺，摸之棘手，称为"芒刺舌"。

（4）瘀点、瘀斑舌

舌面上出现青紫色或者紫黑色斑点，不高出舌面。

（5）裂纹舌

舌面上有明显的数目不等、形状各异、深浅不一的裂沟称为"裂纹舌"。裂纹中一般没有舌苔覆盖。但人群中约有 0.5% 的人是先天性裂纹舌，裂纹外有舌苔覆盖，且无不适感，不属病态。

异常舌形所主病证见表 7-2。

表 7-2　异常舌形主病

舌形	主病
胖大舌	阳虚水停
瘦薄舌	气血亏虚
点刺舌	火热炽盛
瘀点、瘀斑舌	血行不畅
裂纹舌	热盛伤津，阴虚液涸，血虚失养

3. 舌态

舌态，指舌体的动静姿态。正常舌态为活动灵活，伸缩自如。病理性舌态、异常舌态主要有强硬舌、痿软舌、歪斜舌、震颤舌、短缩舌等。

（1）强硬舌

舌体失其柔和，软硬度失常，伸缩不利，想伸伸不出来，想缩缩不回去，或者不能转动，为强硬舌，也称为"舌强"。

（2）痿软舌

舌体软弱，硬度不够，一侧或全舌痿软，伸缩无力，舌体无力，软瘫，不受控制，言语困难，称为痿软舌。

（3）歪斜舌

伸舌时，舌体偏向一侧，称歪斜舌。

（4）震颤舌

舌体不由自主地震颤抖动，称为震颤舌。

（5）短缩舌

舌体紧缩，不能伸长，甚至舌体长度伸不到牙齿，称为短缩舌。也有先天性短缩舌，为舌系带过短而使舌不能伸长。这里说的短缩舌，是原来舌态正常，病后变得短缩，与先天性短缩舌有区别。

异常舌态主病见表7-3。

表7-3 异常舌态主病

舌态	主病
强硬舌	热入心包，高热伤津，风痰阻络，肝阳上亢
痿软舌	气血虚弱，热邪伤津，阴液亏涸
歪斜舌	风邪中络或中风偏枯
震颤舌	气血虚衰，阴液亏虚，热极生风，肝阳化风
短缩舌	寒凝筋脉，痰湿内阻，热盛伤津

（二）望舌苔

舌苔，指舌面上的一层苔状物。正常舌苔由脾胃气津上蒸而成。正常舌苔为薄白苔，不滑不燥。不滑，指舌头上的津液量适中，没有垂涎欲滴马上要流下水来的感觉；不燥，指不干燥。病理性舌苔由胃气挟邪气上蒸而成，所以舌苔与胃气、邪气均有关。观察舌苔变化，对判断病因、推测病位、确定病性及预测预后吉凶都有重要意义。

望舌苔主要应观察苔色和苔质两个方面的变化。

1. 望苔色

望苔色指观察舌苔颜色的变化。苔色主要有白苔、黄苔、灰黑苔等几种。同样的，要将异常舌苔跟正常舌苔相比较，以察其变化。正常舌苔为薄白苔，即苔薄色白，细腻均匀，干湿适中，舌色淡红。苔色主病示意见图7-17。

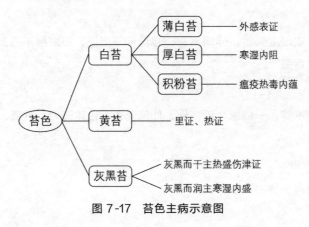

图7-17 苔色主病示意图

（1）白苔——表证、寒证

白苔是最常见的舌苔，也是主病最复杂的舌苔，其他各色舌苔可由白苔转化而来。白苔通常主表证、寒证，但有时也主热证。薄白苔，苔白而薄少，多是外感表证，病情较轻，舌苔未发生明显变化；厚白苔，苔白而厚腻，多为寒湿内阻，主里证；若舌苔如白粉堆积，称为积粉苔或粉白苔，则属瘟疫热毒内蕴，主热证。

那怎样判断舌苔的厚薄呢？舌苔厚薄以"见底"与"不见底"为分辨标准。凡是透过舌苔能隐隐见到舌体者为薄苔，也称"见底苔"；不能见到舌体者为厚苔，也称"不见底苔"。薄白苔，指舌上薄薄一层白色舌苔，透过舌苔可以看到舌体；厚白苔，指舌体被乳白色舌苔覆盖，透过舌苔看不到舌体，一般舌中、舌根舌苔较厚，舌尖、舌边稍微薄。

（2）黄苔——里证、热证

黄苔通常主里证、热证，但特殊情况下也可见于寒证。苔色越黄，邪热越重，淡黄苔热轻，深黄苔热重，焦黄苔为热极，一分黄色一分热邪。若苔黄而干燥，甚至焦裂，为"黄干苔"，多为热盛伤津；若苔淡黄而滑润，舌质淡而胖嫩，称为"黄滑苔"，舌苔滑润，舌面水液比正常多，舌体胖嫩是有水湿停聚于舌，所以黄滑苔多属阳虚水停，为虚寒证。

若舌苔由白转黄，则提示病邪由表入里。疾病过程中舌苔颜色变化代表着病情的变化，薄白苔主表证、寒证，黄苔主里证、热证，舌苔由白转黄，表示病邪从表入里化热，表证轻，里证重，病情变重。

（3）灰黑苔——寒证、热证

苔色呈浅黑色为灰苔，深灰色即为黑苔，两者主病同类而程度有轻重不同，所以常合称"灰黑苔"。灰黑苔，既可主寒证，也可主热证。灰黑苔多由白苔或黄苔转化而来，其中苔质润燥是鉴别灰黑苔寒热属性的重要依据。若舌苔灰黑而湿润，多属寒湿内盛；若舌苔灰黑而干燥，多属热盛伤津。灰黑苔一般主里热或里寒的重证，病情比较重。

2. 望苔质

苔质，即舌苔的质地。望苔质是通过观察舌苔的厚薄、润燥、腐腻、剥落等变化，以诊察病情的方法。苔质主病示意见图 7-18。

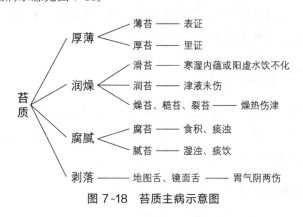

图 7-18　苔质主病示意图

（1）厚薄——表里

薄苔，说明病邪在表，病情较浅，多属表证，苔薄色黄主表热证，苔薄色白主表寒证；厚苔，表明病邪在里，病情较重，多属里证。

舌苔由薄变厚，多为邪盛病进，由表入里，病情加重；舌苔由厚转薄，则提示正胜邪退，病邪由里出表，病情好转。

（2）润燥——津液是否受伤

舌面的润燥主要根据舌面津液多少来区分。舌面润泽有津，干湿适中，称为"润苔"；舌面湿润而滑，甚至流涎欲滴，称为"滑苔"；苔面干燥少津，望之枯涸，称为"燥苔"；舌苔干而粗糙，扪之涩手，摸上去感觉干涩不光滑，为"糙苔"；舌苔干而有裂纹，称为"裂苔"。润苔说明津液未伤；滑苔多为寒湿内蕴，或阳虚水饮不化；燥苔、糙苔、裂苔多为燥热伤津。舌苔由润变燥，表明津液渐伤，病情渐重；由燥转润，则提示热退津复，病情好转。

（3）腐腻——食积、痰浊

舌面覆盖一层苔垢（垢，看着脏），苔质疏松，颗粒粗大、松软，像豆腐渣堆积在舌面上，刮之易去，称为"腐苔"。若苔质致密、颗粒细腻，紧贴舌面，刮之难去，像油腻黏液涂附在舌面上，称为"腻苔"。腐苔主食积，痰浊，多因阳热有余，蒸腾胃中腐浊邪气上泛，聚集于舌而成。即体内有积食、痰浊，同时人体阳热之气过度，将胃中腐浊之气蒸腾上泛，泛到舌面成为腐苔。腻苔，多为内有湿浊、痰饮等阻遏阳气，导致胃气不降，湿浊停积于舌面所致。

（4）剥落——胃气阴两伤

在疾病过程中，舌苔有部分或者全部剥脱者称"剥落苔"。剥落苔的成因是胃气匮乏不得上蒸于舌，或胃阴枯涸不能上潮于口。舌苔不规则片状剥落，界限清楚，形似地图者，称为"地图舌"。若舌苔全部脱落，舌面光滑如镜，称为"光剥苔"，又称"镜面舌"。地图舌，多属胃气不足，胃阴损伤；镜面舌则属胃气大伤，胃阴枯竭，是危重之象。

舌苔从有到剥苔，是胃气阴不足、正气渐衰的表现；但舌苔剥落之后，又生出薄白苔者，为邪去正胜，胃气渐复，病情向好的好现象。

（三）舌苔和舌体的综合分析

人体是复杂的整体，舌象与机体脏腑、气血以及各项生理功能都有密切关系。临床诊病时，不仅要分别掌握舌体、舌苔的基本变化及其主病，还应注意舌体和舌苔之间的相互关系，将舌体和舌苔结合起来进行分析。

1. 舌苔和舌体单方面异常

正常舌象为淡红舌、薄白苔。舌体、舌质单方面异常指在淡红舌的情况下，仅有舌苔的变化，或者在薄白苔的前提下，仅有舌体的异常。这种情况，一般无论新病久病，病情都比较单纯。舌苔候病邪，仅有舌苔异常，主要考虑祛邪；舌体候正气，仅有舌体异常，主要考虑调整阴阳，调和气血，扶正祛邪。

2. 舌苔和舌体变化一致

当舌苔和舌体变化一致，提示病机相同，主病为两者意义的综合。例如舌质红，舌苔黄而干燥，主实热证，舌体变化主热，舌苔变化也主热，为变化一致。同样，舌体淡嫩，舌苔白润，主虚寒证。

3. 舌苔与舌体变化不一致

当舌苔与舌体变化不一致，也就是二者主病不一致时，往往提示患者体内存在两种或两种以上的病理变化，病情一般比较复杂，舌象的辨证意义也是两者的结合，不能轻易取舍。如淡白舌见黄腻苔，舌体淡白多主虚寒，而苔黄腻主湿热，舌体反映正气，舌苔反映病邪，脾胃虚寒又感受湿热之邪可见上述舌象，脾胃虚寒是脏腑正气情况，湿热之邪是病邪的特征，表明本虚标实，寒热夹杂的病变特征。

第二节　闻诊

闻诊是医生运用听觉和嗅觉，即医生用耳朵与鼻子两种感觉器官，来辨别患者声音和气味变化的诊病方法。它包括听声音和闻气味两个方面。

一、听声音

听声音包括患者的发声、语言、呼吸、咳嗽、呕吐、呃逆、嗳气等各种声响的变化，即听患者的各种声音。同样的，听声音关注的是声音的异常变化。

（一）声音异常

一般而言，发声高亢有力，其声连续，前轻后重，多属实证、热证；发声低微细弱，声音断续，前重后轻，多属虚证、寒证（图7-19）。这是从声音来推断病情寒热虚实的一般规律。说话是需要耗费力气的，声音又高又有力量，还能说很长时间，前轻后重，是越说声越高，越说越有劲儿，说明患者力气很足，正气很足。阳主动，功能亢进，为有余，阳气过度使用，发为热证。反过来，虚寒证，阳气虚衰，人没有力气，自然就能不说话就不说话，实在没办法必须说话时，声音也很低，而且断断续续，越说声音越低。

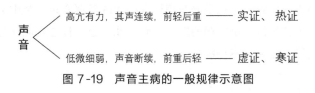

图 7-19　声音主病的一般规律示意图

（二）语言失常

"言为心声"，即语言是表达人的思想和与人交流的工具，为心主神志功能的体现。语言水平反映着人的思维是否清晰、表达是否准确、应答能力是否正常、发音器官是否能协调配合等，所以语言异常多属于心的病变，为神明之乱。一般来说，沉默寡言，语声低微，时断时续者，多属虚证、寒证；烦躁多言，语声高亢有力者，多属实证、热证。

病态语言有谵语、郑声、独语、错语、呓语、狂言、语言謇涩等。

（1）谵语

谵语指患者神志不清，语无伦次，声高有力，多属热扰心神。患者声高有力，正气不虚，心神被扰，言语不合常情，没有次序，属于阳热证。

（2）郑声

郑声指患者神志不清，语言重复，时断时续，语声低弱模糊，多属虚证，为心气大伤、精神散乱的表现。即患者头脑不清楚，同样的话反复说，断断续续地说，声音又低又弱，难以听清，常见于疾病晚期、危重的患者。《伤寒论》说："虚则郑声。郑声者，重语也。"可见，反复说同样的话是郑声的重要表现。

（3）独语

独语指患者自言自语、喃喃不休，见人语止，首尾不相续的症状。多因心气不足，心神失养或者气郁痰结，阻蔽心窍所致，可见于癫证、郁证。

（4）错语

错语指语言错乱，语后自知言错的症状。此证有虚有实，虚者多因心气不足，神失所养，多见于久病或老年脏气衰微的人，《灵枢·天年》说："八十岁，肺气衰，魄离，故言善误。"言善误，就是常说错话，此是八十岁的老年人肺气衰微的缘故。错语实证多为痰湿、瘀血、气滞阻碍心窍而成，因心窍被阻气血不能充养心神。

（5）呓语

呓语指梦中说话，吐字不清，意思不明的症状。呓语也有虚实之分，实者多因心火、胆热或胃气不和所致，虚者多因久病、神不守舍所致。

（6）狂言

狂言指精神错乱，语无伦次，狂躁妄言的症状。多因情志不遂、气郁化火、痰火互结内扰心神所致，属于阳证、实证。

（7）语言謇涩

患者神志清楚，思维正常，但舌体强硬，吐字困难，或吐字不清，多因舌体脉络被风痰所阻或热盛伤津、脉络失养所致，可见于温热病热入心包或痰迷心窍以及中风患者，或为中风先兆或为中风后遗症。语言謇涩，是纯粹的发音障碍，此时心主神志功能还是正常的。天生发音困难、模糊或者因习惯而成者，不是病态。

异常语言所主病证见表 7-4。

表 7-4　异常语言主病

谵语	热扰心神
郑声	心气大伤，精神散乱
独语	心气不足，神失所养；气郁痰结，阻蔽心窍
错语	心气不足，神失所养；痰湿、瘀血、气滞阻碍心窍
呓语	心火、胆热或胃气不和；久病体虚，神不守舍
狂言	情志不遂，气郁化火，痰火互结等
语言謇涩	热入心包，痰迷心窍或中风

（三）呼吸声

闻呼吸是诊察患者呼吸的快慢、是否均匀通畅，以及气息的强弱粗细、呼吸音的清浊等情况。一般来说，患者呼吸正常是形病气未病，指患者虽然是生病状态，但脏腑功能尚未受到损伤，呼吸功能正常。呼吸异常是形气俱病，其中，呼吸气粗，疾出疾入者，即呼吸频率增加，呼气快吸气也快，声音很粗，多属热证、实证，常见于外感病；呼吸气微，徐出徐入❶者，多属寒证、虚证，常见于内伤杂病。

病态呼吸包括喘、哮、短气、少气等。

（1）喘

喘，即气喘，指呼吸困难、短促急迫的症状，甚至鼻翼煽动，张口抬肩，不能平卧。

喘有虚实之分（图 7-20）。实证的喘，往往发病急骤，呼吸深长，气粗声高息涌，胸中胀满，唯以呼出为快❷，多为风寒袭肺或痰热壅肺所致。虚证的喘是肺肾亏虚，气失摄纳所致。虚证一般病程长，时轻时重，它的常态是呼吸短促，如果能长长地呼吸一次，患者就会觉得舒适一点儿。虚，正气不足，一活动就更显气"力"不够，所以一动，就喘得更厉害。肺主气，肾纳气，呼吸是肺肾协作的结果，虚喘时，肺肾功能往往都不足，不能正常呼吸摄纳。

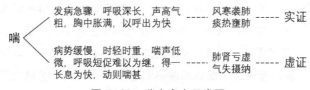

图 7-20　喘之虚实示意图

（2）哮

哮指呼吸急促似喘，声高断续，喉间痰鸣的症状。

"哮"，患者喉间有痰，痰阻碍呼吸，呼吸不畅，发出痰鸣音，痰鸣，因痰而有的鸣叫

---

❶ 徐出徐入，指呼气慢，吸气也慢。

❷ 呼出为快，指长出一口气，就觉得舒服一点儿。

声，以痰鸣如哨为特征，像在吹哨一样。"哮"的时候，肯定在"喘"，但"喘"的时候，却不一定有"哮"。哮症往往反复发作缠绵难愈，多因体内本有痰饮，又复感外寒所致，因此哮喘患者往往在秋冬天气变冷的时候症状复发或加重。另外，久居寒湿之地，或过度食用酸咸生冷及鱼虾，也可诱发哮症。

（四）咳嗽声

咳嗽是肺系疾病的主要表现之一，是肺最常用的"语言"，多因肺失宣降、肺气上逆所致。其中，有声无痰谓之"咳"，有痰无声谓之"嗽"，有痰有声谓之"咳嗽"。

咳嗽多因外邪侵袭直接犯肺，也可因脏腑内伤累及肺脏而致咳嗽。《素问·咳论》说："五脏六腑皆令人咳，非独肺也"，是在说五脏六腑有病，都可能拖累到肺脏，引起肺脏病变而导致咳嗽，所以有"咳嗽不止于肺，而不离乎肺"的说法，即咳嗽的时候，肺肯定"病"了，但往往"病"的不仅仅是肺，还有其他脏腑。

一般来说，咳声重浊紧闷，多属实证，是寒痰湿浊停聚于肺，肺失肃降所致；咳声轻清低微，多属虚证，常因久病肺气虚损，失于宣降所致；咳声不扬，痰稠而黄，不易咳出，多属热证，常因热邪伤肺，肺津被灼导致；咳有痰声，痰多易咳，多属痰湿阻肺；干咳无痰或少痰，多属燥邪犯肺或阴虚肺燥所致（图7-21）。

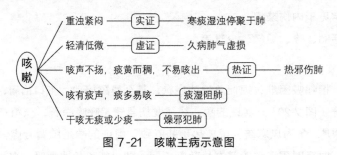

图7-21　咳嗽主病示意图

（五）呃逆、嗳气、呕吐、太息

呃逆，俗称"打呃"，唐代以前称为"哕"，是胃气上逆，从咽喉部发出的一种不由自主的冲击声，声短而急，频频作呃。若呃声频作，高亢而短，其声有力者，多属实证、热证；呃声低沉，声弱无力者，多属虚证、寒证。《形色外诊简摩》说："新病闻呃，非火即寒；久病闻呃，胃气欲绝也。"新病呃逆，多属寒邪或热邪客于胃；久病、重病呃逆不止，声低气怯无力，是胃气衰败的危象。

嗳气，指胃里的气体从嘴里出来，并发出声音，其声长而缓，俗称"打嗝儿"。嗳气同样是胃气上逆的表现。

呕吐，指饮食物、痰涎从胃中上涌，由口中吐出的症状。有物有声为"呕吐"；有物无声为"吐"；有声无物为"干呕"，都是胃气上逆的表现。

太息，又名叹息，是指患者情志抑郁，胸闷不畅时发出的长吁或短叹声。太息之后，往往感觉宽松舒适一些，是情志不遂、肝气郁结的表现。

二、闻气味

闻气味，是指嗅辨与疾病有关的气味，包括病室、病体、分泌物、排出物，如口气、汗、痰、涕、二便、经、带、恶露、呕吐物等的异常气味。一般认为，凡气味臭秽者，多属热证；无臭或略有腥臭者，多属寒证；酸腐臭味者为有宿食；血腥臭气多提示失血；尸臭恶味多是脏腑败坏的绝症。病室，水肿病晚期（尿毒症）患者，病室常有尿臊气（氨气味）；消渴病重证患者小便往往有烂苹果气味。

第三节　问诊

问诊是医生询问患者或陪诊者，了解疾病的发生、发展、治疗经过，以及"现在症"和其他疾病有关的情况，以诊察疾病的方法。问诊的主体是医生，被问者是患者和陪患者来看病的人，问的内容要与疾病相关。

问"现在症"是指对患者就诊时所感到的痛苦与不适以及与病情相关的全身情况进行详细询问。因为很多的症状仅仅是"自觉"症状，临床难以被察觉，比如痞闷、胀满、困重、疼痛、麻木等，唯有患者自己能感觉到，只有通过询问才能得知。因此问"现在症"是问诊的主要内容，对确诊病情有重要作用，中医历来极为重视。

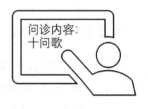

问诊内容：
十问歌

问"现在症"的内容较为广泛。明代医家张景岳将问诊的内容总结成《十问歌》，后人在他的基础上略作修改补充为："一问寒热二问汗，三问头身四问便，五问饮食六问胸，七聋八渴俱当辨，九问旧病十问因，再兼服药参机变，妇女尤必问经期，迟速闭崩皆可见，再添片语告儿科，天花麻疹全占验。"从而形成了较为完整的问"现在症"的内容。

一、问寒热

寒热即怕冷和发热。问寒热是询问患者有无怕冷和发热的感觉。怕冷是患者的主观感觉，有"畏寒"与"恶寒"之分。凡是患者自觉怕冷，加衣覆被，或近火取暖，寒冷的感觉能得到缓解的，称为"畏寒"，即畏寒采取保暖加温的方式，怕冷的感觉可以得到缓解。凡是患者身寒怕冷，虽覆被加衣，近火取暖等，仍感寒冷不能缓解的，称为"恶寒"。"发热"，一是指体温高于正常，二是指患者体温虽然不高，但自觉全身或局部发热，如五心烦热，是患者的自我感觉。

寒与热是疾病常见症状之一。寒与热的产生，取决于病邪的性质和机体的阴阳盛衰两个方面。一般来说，寒邪致病，多见恶寒症；热邪致病，多见发热证。机体阴阳失调时，阳盛则热，阴盛则寒，阴虚则热，阳虚则寒。由此可见，寒热是阴阳盛衰的表现，寒为阴之象，热为阳之征。所以通过问寒热可以辨别病变的性质和机体阴阳盛衰的变化，问寒热是问诊的重点内容。

> 阴阳不可见，
> 寒热见之

临床寒热症状有恶寒发热、但寒不热、但热不寒、寒热往来四种类型。

（一）恶寒发热

"恶寒发热"是指患者恶寒与发热同时出现，多见于外感病的表证阶段。恶寒是患者的自我感觉，发热是真的体温比平时高，恶寒与发热同时出现了，此为恶寒发热。

根据恶寒与发热轻重的不同及兼症的情况，常有以下三种情况（表7-5）。

表7-5　恶寒发热主病表

主症	兼症	病邪	病位	主病
恶寒重，发热轻	无汗、身痛	寒邪	表	表寒证
发热重，恶寒轻	口渴、面红	热邪	表	表热证
发热轻而恶风	汗出、脉浮缓	风邪	表	风邪袭表证

1. 恶寒重，发热轻

恶寒重，发热轻，即患者感觉恶寒明显，伴轻微发热，兼有无汗、身痛等症，是外感寒邪的特征，主表寒证。因为寒为阴邪，袭表伤阳，所以恶寒明显；寒性凝滞收引，束缚阻遏卫阳，使之不能宣发到体表，郁而发热，所以见轻微发热。

2. 发热重，恶寒轻

发热重，恶寒轻，即患者发热较重，同时又感轻微怕冷，兼有口渴、面红等症，是外感热邪的特征，主表热证。因为热为阳邪，易致阳盛，所以发热重。热邪袭表，腠理开泄而汗出，所以有轻微恶寒。

3. 发热轻而恶风

"恶风"指以遇风觉冷，避风可缓为特征的一种怕冷感觉，较恶寒轻。发热轻而恶风，指患者轻微发热，并有恶风的症状，同时兼有汗出、脉浮缓等症，为外感风邪的特征，主风邪袭表证或伤风表证。风性开泄，卫阳郁遏不甚，所以发热轻。同时，风开腠理，所以汗出。患者寒冷的感觉不是来自气温低，而是来自风，即使是常人无感的小风，患者也会觉得冷，避开风则怕冷的感觉变轻，往往是一边在出汗，一边觉得冷，出汗与怕冷的感觉同时出现。

（二）但寒不热

"但寒不热"是患者只感觉寒冷而不觉发热的症状。分为实寒证与虚寒证两种类型（表7-6）。

表 7-6 但寒不热主病表

主症	病机	病位	主病
新病恶寒	寒邪直中脏腑	里	实寒证
久病畏寒	阳气虚衰，失于温煦	里	虚寒证

1. 实寒证

新病突然恶寒，四肢不温，脘腹或其他局部冷痛剧烈，脉沉迟有力等，多因寒邪直中于里，侵犯脏腑或局部所致，为里实寒证。这种情况，寒邪较重，直中体内脏腑，寒邪伤阳且郁遏阳气，皮毛得不到温煦，所以患者恶寒。

2. 虚寒证

久病体弱"畏寒"，面白肢冷，得温可缓，脉沉迟无力等。多因久病阳气虚衰，不能温煦机体。

（三）但热不寒

"但热不寒"是指患者只发热而不觉寒冷或反恶热的感觉，主要见于阳盛或阴虚的里热证，阳盛则热，是实热证，阴虚则热，是虚热证。但热不寒根据热势的轻重、发热时间、特点等可分为以下几种类型（表 7-7）。

表 7-7 但热不寒主病表

热型	发热特点	时间特点	兼症	病位	主病
壮热	39℃以上	持续时间长	满面通红、大汗、口渴饮冷等	里	实热证
阳明潮热	高热	下午 3~5 点	腹胀、疼痛拒按、大便燥结等	胃肠	实热证
阴虚潮热	低热，五心烦热，骨蒸	午后或入夜	颧红、盗汗等	里	虚热证
湿温潮热	身热不扬	午后	头身困重、胸脘痞闷	里	湿温病
微热	38℃以下	长期或时有	阴虚、气虚、情志不遂	里	虚热证

1. 壮热

患者身发高热，体温 39℃以上，持续不退，称为"壮热"。即较长时间的连续高热 39℃以上，并常兼有满面通红、口渴喜冷饮、大汗出、脉洪大等症，属里实热证。

2. 潮热

患者定时发热或按时热甚，像潮汐一样有定时，称为"潮热"。"潮热"是发热像潮水一样，定期而至。"定时发热"是除发热的时间固定外，其他时间体温正常；"按时热甚"是其他时间也在发热，但到了潮热的固定时间，发热程度更高。潮热常有阳明潮热、阴虚潮热、湿温潮热三种情况。

（1）阳明潮热

发热时间为日晡，患者常于日晡、阳明旺时而热甚，故又称为"日晡潮热"。"晡"，指申时，为下午三点至五点。"阳明"，指足阳明胃经与手阳明大肠经，阳明经旺于日晡之时。也就是每到下午三点到五点，患者就会发热，或者比原来热得厉害。阳明潮热多为热入胃肠，燥热内结所致，以热势较高、腹部胀痛拒按、大便秘结的里实热证为特征，属于"阳明腑实证"。

（2）阴虚潮热

发热时间为午后或入夜，发热特点为五心烦热、骨蒸，又称为"骨蒸潮热"，常兼见颧红、盗汗、舌红少津等症，属阴虚证。

（3）湿温潮热

发热时间为午后热甚，其特点是身热不扬❶，兼见头身困重、胸脘痞闷、苔腻等，属湿热蕴结，见于湿温病。湿热蕴结，即湿与热二邪相结合，头身困重是湿邪的表现，发热是热邪的表现，因为湿遏制着热透达于体表的势头，使其透达不畅，所以身热不扬。

3. 微热

患者轻度发热，热势较低，一般不超过38℃，或者患者自觉发热而体温并无增高，称为"低热"或"微热"。微热大多发病时间较长，病因与病证较为复杂。如内伤病的阴虚潮热、气虚发热多为长期微热；情志不舒，气郁化火的微热则为时有微热，称为"郁热"。

（四）寒热往来

恶寒与发热交替发作，称为"寒热往来"，即恶寒的时候单纯恶寒不发热，发热的时候单纯发热不恶寒，发热与恶寒两个症状交替出现。寒热往来，是正邪相争、互为进退的表现，为半表半里证的特征。邪在半表半里，正邪力量相当，相持不下，正胜则发热，邪胜则恶寒，故寒热交替发作。临床上主要有以下两种类型（表7-8）。

表7-8　寒热往来主病表

主症	兼症	主病
寒热往来，发无定时	口苦、咽干、目眩、胸胁苦满、默默不欲饮食、脉弦等	伤寒少阳证
寒热往来，发有定时	寒栗鼓颔、头痛剧烈、口渴、多汗等	疟疾

1. 寒热往来，发无定时

患者时冷时热，一日发作多次，没有时间规律，可见于伤寒少阳证。症见寒热往来，发无定时，兼见口苦、咽干、目眩、胸胁苦满、默默不欲饮食、脉弦等。

---

❶ 身热不扬，即肌肤初扪时不觉很热，但扪之稍久，即感灼手。

2. 寒热往来，发有定时

寒战与高热交替发作，发有定时，每日发作一次，或二日、三日发作一次，兼有寒栗鼓颌❶、头痛剧烈、口渴、多汗等，常见于疟疾。

以上问寒热所有内容可总结如图 7-22 所示。

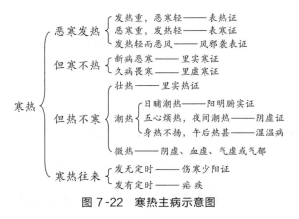

图 7-22　寒热主病示意图

二、问汗

《素问·阴阳别论》说："阳加于阴谓之汗。"汗是由阳气蒸化津液经玄府（即汗孔）到达体表而成，汗由津液所化，简单说，汗是人体热量将人体津液蒸到体表所成。正常人在体力劳动、气候炎热、食用辛辣食物、衣被过厚、情绪激动等情况下都会出汗，此为生理性汗出，这是人体正常的功能。若当出汗而无汗，不当出汗而汗多，或仅见身体的某一局部出汗，就属于病理现象，为汗出异常，即出汗功能异常。

问汗即询问患者有无异常汗出的情况。主要应该了解有汗、无汗。在有汗的情况下，应该关注出汗的时间、部位、汗量的多少及其主要兼症等，以辨别疾病的表里寒热虚实。

问汗主病示意见图 7-23。

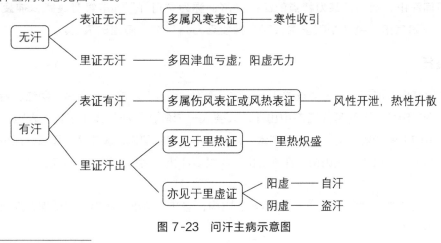

图 7-23　问汗主病示意图

---

❶ "寒栗"，指因恶寒而发抖，也叫"战栗"；"鼓颌"，是形容恶寒时，全身发抖，上下牙齿不断上下叩击的样子。

（一）有汗无汗

在疾病过程中，尤其对于外感患者，询问汗的有无，对于判断外感病邪的性质和正气的盛衰有重要意义。

1. 表证有汗

多属外感风邪所致的表虚证（或称为伤风表证）或者外感风热的表热证。因为风性开泄，热性升散，都可导致出汗。

2. 表证无汗

多属外感风寒所致的表寒证。因为寒性收引，腠理致密，汗毛孔闭塞，因而无汗。

3. 里证汗出

多为里热炽盛，阳气过亢，迫使津液外出，因而汗多，并常伴发热、口渴等。

4. 里证无汗

当出汗而无汗，见于久病，阳气不足，或津液缺乏，津液缺乏无汗源，阳气虚衰，蒸化津液的力量不足，所以无汗。

（二）特殊汗出

特殊汗出，指具有某些特征的病理性汗出，如在出汗的时间、出汗的状况方面有特征。特殊汗出主要有自汗、盗汗、绝汗、战汗四种。

1. 自汗

以日间汗出，活动尤甚为特点的汗出异常，称为"自汗"。常兼有畏寒、神疲乏力等表现，多属阳气虚。畏寒是阳虚的表现，神疲乏力是气虚、阳虚的表现。

2. 盗汗

以睡时汗出，醒则汗止为特点的汗出异常，称为"盗汗"。常兼有潮热、颧红、舌红少苔等表现，多属阴虚。盗汗是人睡眠中出汗，只要人一清醒，出汗就停止了。人入睡，卫阳入里，肌表卫阳力量相对空虚，不能固密体表，阴虚则阳相对偏盛，虚热蒸迫津液外泄成汗。醒后卫阳复归于表，肌表再次固密，汗不得出，故醒后汗止。潮热、颧红、舌红少苔，都是阴虚的表现。

自汗、盗汗都是"虚汗"，自汗是气虚、阳虚；盗汗是阴虚。如果气阴两虚，那自汗、盗汗都会在临床出现。

3. 绝汗

绝汗是指在病情危重的情况下出现的大汗不止，又称为"脱汗"，即生命将绝时出的大汗。往往见于亡阴、亡阳的证候。亡阳之汗，表现为大汗淋漓、汗出如珠、冷汗清稀，兼见面色苍白、四肢厥冷、脉微欲绝。亡阴之汗，表现为大汗不止、汗出如油、热汗而黏，兼见身热口渴、呼吸气粗、脉细数疾等。可见，绝汗都是大汗不止，亡阳之汗是冷汗，亡阴之汗是热汗，冷汗清稀，热汗如油而黏。二者兼证也不同，亡阳兼"寒象"，亡阴兼"热象"。

4. 战汗

当病势沉重时，患者先全身战栗抖动，继而汗出者，称为"战汗"。战汗是邪正交争剧烈、病变的转折点，可理解为是身体聚集所有的力量与邪气进行大决战，如果正气胜，则毕其功于一役，病情向好；如果邪气盛，正气会大伤，再难以恢复。所以汗出之后，要注意观察病情的变化。如果汗出热退，脉静身凉是邪气去正气复的佳兆；如果汗出而热不减，仍然烦躁不安，脉来疾急，则为邪盛正衰的危重证候。

（三）局部汗出

身体的某一部位出汗或不出汗的汗出异常，是体内病变的反映。应明确其汗出部位及相兼症状，以判断其相应脏腑经络的阴阳气血盛衰。

1. 头汗

头汗指仅见头部或颈部汗出较多的汗出异常，也称为"但头汗出"。导致头汗的原因有四：一为邪热袭扰上焦，即部位上焦，邪气为热，多伴面赤、烦渴、舌尖红、苔薄黄、脉数；二为中焦湿热蕴结，即部位中焦，邪气为湿与热，常兼肢体困重、身热不扬、苔黄腻；三是久病体弱，气虚不能固摄津液，或者病情危重，阳衰阴盛，虚阳上浮，也可引起头面汗多；四是进食辛辣、热汤、饮酒等，也会有生理性头汗出，如果是阳盛体质，在这些情况下，生理性出汗更常见，不属病态（图 7-24）。

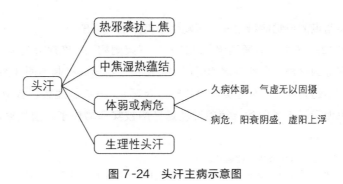

图 7-24 头汗主病示意图

2. 半身汗

半身汗指身体仅一半出汗，另一半不出汗，或见于左侧，或见于右侧，或见于上半身，或见于下半身。不出汗的半身是病变的部位，不出汗是经络不通，多因风痰或瘀痰、风湿等邪气阻滞经络，使营卫二气不得周流，气血运行失调所致。常见于偏瘫❶、截瘫及痿证❷患者。

3. 手足汗

手足心微微汗出为生理现象。若汗出过多，则为病理性汗出。如手足心汗出过多，伴口咽干燥、五心烦热、脉细数者，多为阴经郁热熏蒸所致，阴经主要指循行于手足心的手厥阴心包经和足少阴肾经；若手足心汗，连绵不断，兼烦渴冷饮、尿赤便秘、脉洪数者，多属阳明胃肠热盛，邪热蒸迫津液旁达四肢所致；若手足心汗出过多，伴头身困重、身热不扬、苔黄腻者，多由中焦湿热郁蒸引起（图 7-25）。

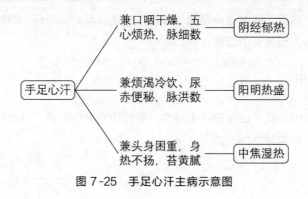

图 7-25　手足心汗主病示意图

4. 心胸汗

心胸汗为心胸部易出汗或汗出过多，多见于虚证。若兼有神疲倦怠、纳呆食少、心悸失眠，多属心脾两虚；若见心悸心烦、失眠多梦、腰膝酸软等症，多属心肾不交。

三、问疼痛

疼痛是临床最常见的自觉症状之一，可发生于机体的各个部位。

疼痛的原因有二：一为"不通则痛"，二为"不荣则痛"。疼痛分为实性疼痛和虚性疼痛。实性疼痛即实证的疼痛，虚性疼痛即虚证的疼痛，二者形成机制不同（图 7-26）。实性疼痛的形成机制是"不通则痛"，为有实邪如外邪（六淫）、气滞、血瘀、食积、痰浊、结石等阻滞于经络，使气血运行不畅所致，简单说就是经络被实邪堵住了。虚性疼痛的形成机制是

---

❶ 偏瘫，又称半身不遂，一侧肢体不能运动。

❷ 痿证，以四肢尤其是下肢筋脉弛缓，软弱无力，日久不用，渐至肌肉萎缩，不能随意运动为主要表现的疾病。

"不荣则痛"，即机体组织失于滋养，如气血不足或阴精亏损，使经脉空虚、脏腑失养等，简单说就是疼痛部位得不到应有的营养供给。

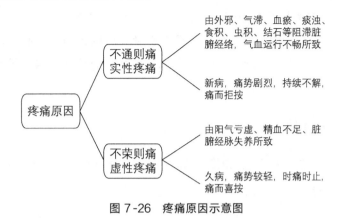

图 7-26　疼痛原因示意图

实性的疼痛，患者害怕按压、拒绝按压，称为"拒按"，因为一按压就会疼痛得更剧烈；虚性的疼痛，患者喜欢按压，称为"喜按"，因为按压着会舒服一点儿。实性的疼痛，只要病因不除，经络一直被阻滞，就会一直疼痛。而虚性的疼痛，如果局部供血有所改善，痛感就会减轻，甚至完全不痛，若再次缺血，就会再痛，所以虚性疼痛会时痛时止，反复发作，因为凡是虚证，都不是短时间可以治疗好的，要慢慢地治疗恢复。

问疼痛主要包括两个方面：一是问疼痛的性质，二是问疼痛的部位。

（一）问疼痛的性质

根据疼痛的不同性质和特点，可分辨引起疼痛的病因和病机。各种疼痛的特点和临床意义如表 7-9 所示。

表 7-9　不同性质疼痛的特点及其临床意义

名称	疼痛特点	临床意义
胀痛	痛处胀满，或走窜不定	气滞
刺痛	痛如针刺，痛处固定不移	血瘀
走窜痛	痛处游走不定	气滞或风湿痹证（风痹）
固定痛	痛处固定不移	血瘀或寒湿痹证（寒痹）
剧痛	疼痛剧烈，痛无休止	实证
绞痛	疼痛剧烈如刀绞	瘀血、虫积、结石等，实证
隐痛	疼痛较轻，隐隐作痛，绵绵不休	虚证
空痛	疼痛有空虚之感	气血亏虚，虚证
灼痛	痛处灼热，得凉则减	热证
冷痛	痛处寒凉，得温则减	寒证
酸痛	痛而兼有酸软的感觉	湿邪侵袭或肾虚
重痛	痛处有沉重感	湿邪困阻
掣痛	痛处有抽掣感，或痛时牵引他处	多与肝病有关

其中，胀痛多由气滞引起，常具有时发时止、气泄得缓的特点，如情志抑郁，肝气郁滞，胸胁胀痛，如果情绪得舒，胀痛的感觉就可能减轻或者消失，再遇情志不舒时，再复发；冷痛有虚有实，但都是得温则减；隐痛是虚性疼痛，虚证一时难以缓和，所以会绵绵不休；掣痛也叫"引痛"，因为肝主筋，是筋在牵扯，所以多与肝病有关；酸痛，可由湿邪引起，为实性酸痛，但肾虚失养，也会引起腰膝酸痛，是虚性疼痛；风湿痹证或寒湿痹证的疼痛，主要是肢体关节疼痛。

（二）问疼痛的部位

不同部位的疼痛，常反映相关脏腑经络的病变，问疼痛的部位，有助于判断疾病的位置，了解何脏何腑何经发病。

1. 头痛

根据疼痛部位不同，可以判断病在何经。具体如图 7-27 所示。

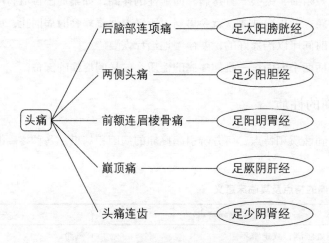

图 7-27　头痛部位与对应经络关系图

判断属于何经头痛的理论根据为各经的循行路线。足太阳膀胱经行于头后和项部；足阳明胃经行于头前额部；足少阳胆经行于头侧；足厥阴肝经从头内上达巅顶百会穴；足少阴肾经主骨，齿为骨之余，所以头痛连齿为足少阴肾经头痛。头痛有虚有实，实者起病急，疼痛剧烈，虚者往往久病而疼痛缓和。

2. 躯体疼痛

心肺居于胸中，胸痛多为心肺功能异常；胁痛一般与肝胆疾病有关，因为胁肋为肝胆两经的循行部位；脘痛与胃病变有关；腰为肾之府，腰痛多与肾脏有关；腹痛则与脾、大肠、小肠、膀胱、胞宫等多个脏腑有关。

3. 四肢关节痛

四肢关节、肌肉、筋骨痛多见于痹证，因感受风寒湿邪或风湿热邪引起。痹者，闭也，经络被风湿寒热等实邪所阻滞，不通则痛，为实性疼痛。痹证因所感病邪的偏重不同，临床表现症状也偏重不同，又分为行痹、痛痹、著痹（或着痹）、热痹等几种类型。关节疼痛以游走窜痛为特点者，称为"行痹"，是以感受风邪为主，因为风性主动；关节疼痛剧烈，且喜温畏寒者，称为"痛痹"，痛痹得温则减，遇寒加重，因为寒性凝滞，不通则痛，疼痛是寒邪致病的重要特征，所以疼痛剧烈；关节疼痛，以痛处沉重不移为特点者，称为"著痹"或者"着痹"，是以感受湿邪为主，因为湿性重着；若关节疼痛，以红肿热痛为特点，则为"热痹"，是风寒湿邪郁而化热或外感湿热所致。

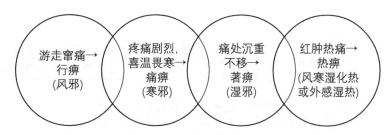

另外，四肢关节痛，也有虚性疼痛，如脾胃虚弱，水谷精微不能敷布于四肢，可导致四肢疼痛，为"不荣则痛"。若仅有足跟痛者多属肾虚，因为肾经走行部位经过足跟。

四、问饮食

问饮食是指询问病理状态下饮水的多少、食欲的好坏、口味等情况。

（一）口渴与饮水

通过询问饮水情况，能了解机体津液的盛衰变化和是否存在津液输布障碍。口渴与饮水情况不外以下三种。

① 口不渴，说明津液未伤，可见于寒证、湿证。

② 口渴，饮水量多，说明津液大伤，常见于燥证、热证，因为燥、热二邪均伤津液，也可见于过用汗法、吐法、下法而导致津液受伤的患者。汗法是让患者出汗以祛邪，出汗过多，耗伤津液；吐法是让患者呕吐以祛邪，若呕吐太过，耗气伤津；下法是通过让患者泻下以祛邪，泻下太过，或者利尿太过，同样耗伤津液。若大渴喜冷饮，为里热亢盛；若大渴引饮，总是渴，总要喝水，同时伴有小便量多、能食易饥，是消渴。

```
口不渴饮 —— 津液未伤 —— 寒证、湿证
口渴欲饮 —— 津液已伤 —— 热证、燥证
渴不多饮 —— 津液轻伤或输布障碍
```

③ 虽有口干或口渴，但又不想饮水或饮水不多，是津液轻度损伤或津液输布障碍，可见于痰饮、瘀血、湿热、阴虚等证。津液损伤不严重，所以患者只需稍稍饮水即可。津液输布障碍是患者津液未伤，但津液输布不到口腔，口腔"局部"津液不足，会产生只想用水润润口的生理"需求"。津液输布障碍多因痰饮、瘀血、湿热等实邪阻遏气机，影响津液输布所致。阴虚证本身阴液不足，会出现略略口渴的情况。

（二）食欲与食量

了解患者的食欲和食量，对于判断患者脾胃功能的强弱和疾病的预后转归有重要意义。在疾病过程中，如果食欲恢复，食量渐渐增加，说明脾胃功能渐渐恢复，病情向好。反之，如越来越没有食欲，吃得越来越少，说明脾胃功能在日趋衰减，病情渐重。图 7-28 为食欲异常主病示意图。

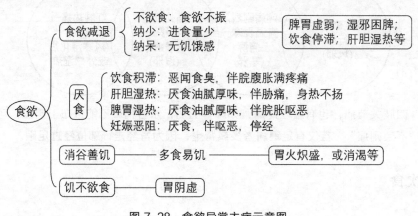

图 7-28　食欲异常主病示意图

（1）纳呆、饥不欲食与厌食

患者不思饮食，食量减少，或者进食时没有欣快感，称为"纳呆"，又称"不欲食""纳少""纳差"等。也就是啥都不想吃，吃啥都吃一点点儿就饱了，吃啥啥不香，吃得不高兴，本来可以大快朵颐的食物，现在却食之无味，这是脾胃受纳、运化水谷功能降低的表现，或因脾胃功能虚弱引起，或因湿邪困脾、饮食积滞于胃肠、肝胆湿热等引起。

有饥饿感，但不欲食，或进食不多者，称"饥不欲食"。简单说就是，饥不欲食就是患者自己觉得饿得慌，甚至都能听到肚子在"咕咕"地叫，但把食物放在面前，却又不想吃，或者吃也吃不多。多因胃阴不足，虚火内扰所致。

"厌食"指厌恶食物，或恶闻食物，又称"恶食"。看见食物就厌烦，闻到食物的味道也厌烦。厌食若兼有嗳腐吞酸、脘腹胀痛者，为食积胃肠之伤食证；若厌食油腻厚味，呕恶、黄疸者，多属肝胆或脾胃湿热证。

（2）消谷善饥与除中

食欲旺盛是健康人胃气足的表现，但在病理情况下，患者食欲过于旺盛，且多食易饥，称为"消谷善饥"，即吃得比平时多，饿得比平时快，并往往伴随口渴喜饮、尿黄便秘等症，多由胃火炽盛所致。胃的功能为受纳腐熟水谷，胃火炽盛时，则胃功能亢进，出现"消谷善饥"，胃火炽盛是热证，所以可见口渴、尿黄、便秘等热邪伤津之象。若久病、重病之人，本来已经不能饮食，但突然食欲大进，甚至暴食暴饮，称为"除中"，是脾胃之气将绝的危险证候，为"回光返照"的一种表现。

（三）口味

一个健康的人，是不应该感觉到口中有异常味道的，如果患者口中有异常的味觉或气味，则往往提示脾胃及其他脏腑功能失常。不同口味及其临床意义如表 7-10 所示。

表 7-10　不同口味及其临床意义

口味类型	口味特点	临床意义
口淡	口中无味，舌上味觉减退	脾胃气虚，或寒证
口苦	自觉口中有苦味	肝胆火旺，胆气上逆
口甜	自觉口中有甜味，甜而黏腻不爽	脾胃湿热
口酸	自觉口中有酸味	肝胃不和，胃失和降，食积
口咸	自觉口中有咸味	肾虚，寒水上泛
口涩	口中有涩味如食生柿子，伴舌燥	燥热伤津，气火上逆
口黏腻	口中黏腻不爽，常伴舌苔厚腻	湿浊停滞，痰饮食积

五、问睡眠

睡眠是人体适应自然界昼夜节律性变化，以维持体内阴阳平衡的生理现象，是人体生理活动的重要组成部分，是人体补充精力的最好方式。了解睡眠的好坏可以了解机体阴阳的消长、盛衰以及心神的功能变化。问睡眠主要询问睡眠时间的长短、入睡程度的深浅和与睡眠相伴随的症状。睡眠异常主要有失眠和嗜睡两种。

（一）失眠

患者经常性的不易入睡，或睡后易醒，或彻夜不眠，以致睡眠减少的现象，称为"失眠"，又称"不寐""不得眠"等。可见失眠有三个表现：一为不易入睡，上床后，翻来覆去，辗转反侧就是睡不着；二是睡后易醒，刚刚睡下，一点点儿风吹草动，又醒了，有的醒后再难以入睡；三是彻夜不眠，压根儿一夜睡不着。

失眠的原因有很多，询问失眠的特点及其兼症（伴随症），有助于判别疾病的性质（表 7-11）。

表 7-11　失眠及其临床意义

主症	兼症	临床意义
不易入睡	心烦多梦、潮热盗汗、腰膝酸软、头昏耳鸣等	心肾不交
睡后易醒	心悸、纳少乏力、面白舌淡等	心脾两虚
睡后时时惊醒	眩晕、胸闷、心烦、口苦恶心、苔黄腻等	胆郁痰扰
难以入睡	脘腹胀闷、嗳气酸腐、舌苔厚腻等	饮食积滞

由表 7-11 可知，如果患者只告诉医生失眠这一个症状，医生是不知道如何治疗的，还必须了解兼症，才能做出最终判断，进而进行治疗。如果是心肾不交，那就需要交通心肾；如果是心脾两虚，那就需要补益心脾，养血安神；如果是饮食积滞，那就需要消食健脾，不同的病机要采取不同的方法治疗。

（二）嗜睡

患者自觉神疲困倦，睡意很浓，时时不自觉地入睡，称为"嗜睡"，又称"多眠"。可以理解为患者太爱睡觉，善于睡觉，睡起来没完没了，从概念可知，嗜睡患者不能控制自己，总是不知不觉就睡着了，时时不自觉地入睡。嗜睡多由于阳虚阴盛或者邪气蒙阻心神，神气不能外达所致。可见于心肾阳虚、脾气虚弱、痰湿困脾等（表 7-12）。在日常生活中，我们最常见的就是饭后有些人会不由自主地入睡，这是由于脾气虚弱的缘故。

表 7-12　嗜睡及其临床意义

症状	临床意义
神志蒙眬、疲惫易睡、精神萎靡，伴腰部冷痛、肢冷过膝等	心肾阳虚
饭后神疲、困倦欲睡，伴食少腹泻、少气懒言、形体瘦弱等	脾气虚弱
困倦欲睡，伴头重如裹、四肢困重、胸脘闷胀、苔腻等	痰湿困脾

六、问二便

二便，指大便与小便。问二便主要是询问大小便的排泄次数、排泄量、排泄物品质（性状、颜色、气味等）以及排泄时的感觉等方面有无异常情况。由于二便的排泄直接反映消化功能和水液代谢的情况，所以问二便正常与否可了解各相关脏腑的功能正常与否，进而判断疾病的寒热虚实。

（一）问大便

正常的大便：每日排便 1~2 次，也可隔日 1 次，成形而不燥，无脓血、黏液及未消化的食物，排便通畅。问大便，主要是询问大便的次数、便质和排便感等方面的情况。

1. 便次异常

便次异常主要包括便秘和泄泻两方面。

（1）泄泻

患者便次增多，便质稀软不成形，或呈水样的表现，称为"泄泻"，有溏泄、五更泻、水样泻泄等。泄泻的原因有虚有实。一般新病急泻者多实，久病缓泻者多虚。患者可因脾失健运、脾肾阳虚、小肠泌别失司而泄泻；也可因伤食、大肠湿热而泄泻；而肝气不舒兼脾气虚弱的人，平时大便正常，但是一旦情绪不舒就会泄泻。各种泄泻表现及临床意义如表 7-13 所示。

表 7-13　泄泻及其临床意义

症　状		名称	临床意义
大便稀软不成形		溏泄	脾失健运
腹泻清稀如水		水样泻	小肠泌别失司
黎明前泄泻	泻前腹痛，泻后则安，伴形寒肢冷、腰膝酸软	五更泻	脾肾阳虚
腹痛泄泻	泻后痛减，兼脘闷、嗳腐吞酸	伤食泻	伤食
暴注下泄	便如黄糜，兼腹痛、肛门灼热	—	大肠湿热
情志不舒泄泻	情志不舒则腹痛泄泻，泻后痛减	气滞泄泻	肝郁脾虚

（2）便秘

患者大便燥结，排出困难，甚至多日不解的表现，称为"便秘"。便秘有热秘、冷秘、气秘、虚秘之分。

由热积大肠所致的便秘，称为热秘；排便需要阳气的温煦推动，阴寒内盛损伤阳气，会使肠道向下肃降的力量不够，大肠不能顺利传导出现便秘，称为冷秘；气机闭阻，消化道气机阻滞，推动不利出现便秘，称为气秘；人体本身阳气虚弱，温煦推动力不足，同样导致便秘，称为虚秘。正常排便的另一个重要条件是肠道内有适量津液，热邪伤津或者人体本身虚弱而津液不足、阴血不足，也会导致肠道滋润度不够，出现便秘，也属于虚秘，气、血、津液、阴阳虚都可以导致虚秘（图 7-29）。

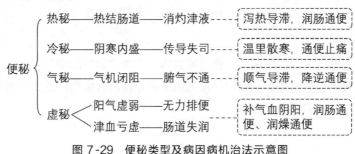

图 7-29　便秘类型及病因病机治法示意图

便秘仅仅是一个症状，其背后病因病机不同，相应的治疗方法也不同。冷秘要温里散寒，通便止痛；热秘要泻热导滞，润肠通便；虚秘要补虚润肠通便；气秘要顺气导滞，降逆通便。

2. 便质异常

（1）完谷不化

脾肾阳虚不能完全消化食物，或者伤食积滞，可见大便中夹有未消化食物，称为"完谷不化"。

（2）溏结不调

大便时干时稀，称为"溏结不调"，多因肝郁脾虚，肝脾不调导致；若大便先干后稀，多属脾胃虚弱。

（3）脓血便

大便中夹有脓血黏液，多见于痢疾●。常因湿热积滞交阻于肠，使脉络受损，气血瘀滞而化为脓血，肠癌也会出现脓血便。

（4）便血

若先便后血，便血紫暗如柏油状，则为远血，为上消化道出血；或先血后便，便血鲜红，是为近血，为下消化道出血。

便质异常主病示意见图 7-30。

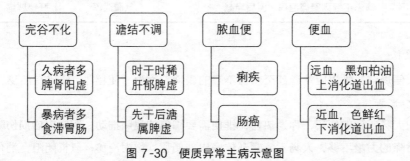

图 7-30　便质异常主病示意图

3. 排便感异常

（1）肛门灼热

肛门灼热指排便时肛门有灼热感，是湿热下注，热迫大肠所致。

（2）里急后重

腹痛窘迫、时时欲泻、肛门重坠、便出不爽的，称为"里急后重"，即肚子痛得迫使人立刻就要去厕所、随时都想拉肚子、肛门部位沉重下坠，排完大便后，感觉不爽快。多为湿热内阻，肠道气滞所致，是痢疾的主症之一。

● 痢疾，是以腹痛、里急后重、下痢赤白脓血为主症的病证。

（3）排便不爽

排便不通畅，有滞涩难尽之感，即总感觉没有排尽，没有排便后应有的畅快、舒爽感。多见于大肠湿热、伤食泄泻、肝郁乘脾等。

（4）滑泻失禁

滑泻失禁指大便不能控制，滑出不禁，甚至便出而不自知，称为"大便失禁"，又称"滑泻"。多因脾肾虚衰、肛门失约所致。见于久病体虚，年老体衰，或久泻不愈的患者。

（5）肛门气坠

肛门有下坠之感，甚则脱肛，称为"肛门气坠"。常于劳累或排便后加重，多属脾虚中气下陷。

排便感异常主病示意见图 7-31。

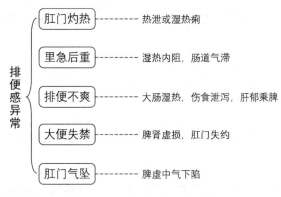

图 7-31　排便感异常主病示意图

（二）问小便

小便为津液所化，贮于膀胱，与肾的气化、脾的转输、肺的肃降和三焦气化等有密切关系。了解小便的情况，可察知体内的津液是否充足以及有关内脏功能是否正常（图 7-32）。

问小便主要是询问小便时的尿量、尿次和排尿感等方面的情况。健康成人在一般情况下，日间排尿 3~5 次，夜间 0~1 次，每昼夜总尿量 1000~1800 毫升。饮水、温度、出汗、年龄等因素均可影响尿次与尿量。

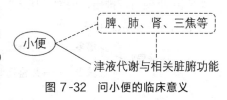

图 7-32　问小便的临床意义

1. 尿量异常

尿量异常包括两个方面：一为尿量增多，即尿次尿量明显超过正常量次；二为尿量减少，指尿次尿量明显少于正常量次。小便清长量多者，多为虚寒证，另外，多尿也可见于消渴。尿量减少，多因热盛伤津，或汗、吐、下等过用伤津导致，或因肺、脾、肾功能失常，气化不利，水湿内停所致，见于各种热病与水肿病。

2. 尿次异常

（1）小便频数

小便频数，是指排尿次数增多。若兼尿少色黄而急迫者，属膀胱湿热，多病程较短；若兼小便清长，甚至入夜尿次增多者，为肾气不固或肾阳虚衰，多病程较长。老年人肾气虚衰，多见夜尿频多，反复起夜，影响睡眠。

（2）淋证

患者小便频数，并见尿急尿痛、小便短赤等，属膀胱湿热。

（3）癃闭

小便不畅，点滴而出者为"癃"；小便不通，点滴不出者为"闭"。二者合称"癃闭"。癃闭有虚实之分，实证多因湿热下注，或瘀血、结石阻塞尿道所致；虚证常由肾阳不足，气化无力所致。

3. 排尿感异常

（1）小便涩痛

"涩"，不流畅，指小便排出不畅而痛，或伴急迫、灼热等感觉，多属湿热下注、淋证。

（2）余沥不尽

余沥不尽，指小便后点滴不尽，又称"尿后余沥"。多因肾气虚弱，肾关不固，开合失司所致，常见于老年人或久病体衰者。

（3）小便失禁

小便不能随意控制而自遗，称为"小便失禁"，多属肾气不固，以及下焦虚寒，膀胱失约。若神昏而小便自遗，属于危重证候。

（4）遗尿

睡眠中小便自行排出，俗称"尿床"。多属肾气不足，膀胱失约。

小便异常主病示意见图 7-33。

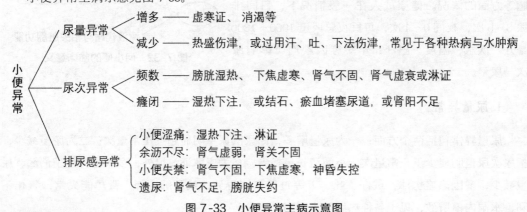

图 7-33　小便异常主病示意图

七、问经带

由于妇女有特殊的生理、病理特点，所以除上述问诊内容之外，对于妇女患者，还应注意月经、带下、妊娠、产育等情况。月经、带下异常，不仅是常见的妇科疾病，也是全身病理变化的反映。因此，对于妇女患者，即使是一般疾病，也应询问月经、带下情况，作为临床诊断妇科或其他疾病的依据。

（一）月经

月经指成熟女性有规律的、周期性的子宫出血。健康女子，一般十四岁左右便开始来月经，称为初潮，到四十九岁左右，月经停止，称为绝经。正常月经周期为 28 天左右，每月 1 次，行经期 3 ~ 5 天，出血量为 50 ~ 100 毫升，经色鲜红，经血不稀不稠，不夹杂血块。

问月经应注意询问月经的周期、行经天数、经量、经色、经质及其兼症等方面。

1. 经期异常

正常月经周期， 28 天左右行经一次，行经期 3 ~ 5 天。

（1）月经先期

月经周期连续 3 个月提前 8 ~ 9 天以上者，称为"月经先期"，或称"月经超前"。若兼经色深红、质黏稠，舌红脉数等，则属血热；若兼经色淡红、质清稀、量多，舌淡脉弱者，则属气虚失于固摄。

（2）月经后期

月经周期连续 3 个月延后 8 ~ 9 天以上者，称为"月经后期"，或称为"经迟"。若经色紫黯、有块、量少，多为寒凝血滞；若经色淡红、质稀、量少，多为血虚。

（3）月经先后不定期

月经周期紊乱，或先或后，差错在 8 ~ 9 天以上者，称为"月经先后不定期"，或称为"经期错乱"。多见于肝郁气滞、脾肾虚损、瘀血阻滞。

可见，经期异常都需要三个月以上时间段，差错时间都在 8 ~ 9 天以上。经期异常主要表现为提前、延后，或者时间不定。其中，热邪会迫血妄行，造成提前出血；气有固摄血液的作用，气虚则固摄功能不足，也会造成提前出血；而血中有寒，寒性凝滞，会造成月经错后；血虚不足以营养自身，人体自我保护，减少月经出血，会出现血经推迟，经量变少，经质变稀。而月经错乱的原因，一者可能与情绪有关，肝郁气滞，会造成经期错乱；二者脾肾虚损时，气血不足，以致冲任失调，或气虚不足以固摄，则月经提前；三者，血虚不足以自养，则月经推后；四者，瘀血会造成反复出血，打乱本有的月经周期。

2. 经量异常

正常经量一般为 50 ~ 100 毫升，因个体素质、年龄等不同，经量的多少可略有差异。

（1）月经过多

月经量较以往明显增多，周期基本正常者，称为"月经过多"。多因血热，冲任受损；或气虚，冲任不固，经血失约；或瘀阻胞络，络伤血溢等引起月经过多。简单说，血热、气虚、瘀血等因素易造成月经过多。

（2）崩漏

非行经期阴道出血，突然大量出血不止，称为"崩"；长期出血淋漓不断，称为"漏"。崩来势急，漏来势缓。常因阳热之邪迫血妄行或者气虚不能固摄所致。

（3）月经过少

月经过少指月经周期正常，而经量减少，或行经时间缩短，经量少于正常者。或因营血衰少，血海空虚，即血虚所致，属虚证；或寒凝、血瘀、痰湿阻滞，胞脉不通，血行不畅所致，属实证。

（4）经闭

女子年逾18岁，月经尚未来潮，或曾来而中断，停经在3个月上者，称为经闭。多因肝肾不足、气血虚弱所致，或因肝气郁结、瘀血、痰浊等阻滞所致，与月经过少原因类同。

3. 经色、经质异常

若经色淡红质稀，提示气血不足；若经色深红质稠，多为血热内炽；若经色紫暗有块，多属寒凝胞宫，内有瘀血。

4. 痛经

正值经期或行经前后，出现周期性小腹疼痛，或痛引腰骶，甚至剧痛不能忍受，称为"痛经"或"经行腹痛"。若经前或经期小腹胀痛或刺痛，多属气滞血瘀，气滞胀痛，血瘀刺痛；小腹冷痛，遇温则减轻者，多属寒凝或阳虚，属寒证；经期或经后小腹隐痛，伴腰膝酸痛者，多属气血两虚、脉失所养所致。

综上我们会发现，月经异常可归结为两方面，"太过"或者"不及"，月经过多或过少，月经提前或延后。月经异常的原因有虚有实。虚者，有气虚、血虚、阳虚、肝肾不足、脾肾亏损等，实者有血热、血寒、血瘀、痰饮阻滞胞脉等。总结如图7-34所示。

从图7-34还可以看出，月经是否正常与气血关系密切，如气滞、气虚、血虚、血寒、血热、血瘀等。从脏腑角度，则月经是否正常与肝、肾、脾关系密切。

（二）带下

正常情况下，妇女阴道内会分泌少量白色、无臭味、黏稠的液体，这种分泌物称为"带下"或"白带"。生理性白带有濡润阴道壁的作用。若带下过多，绵绵不绝，或带下的颜色、质地及气味等发生异常变化，则为病理性带下，称为"带下病"。问带下要点为带下的量、色、质、味等。判断带下寒热虚实的基本规律为：凡带下色白而清稀、无臭，多属虚证、寒证；带下色黄或赤，稠黏臭秽，多属实证、热证。带下异常及其临床意义见表 7-14。

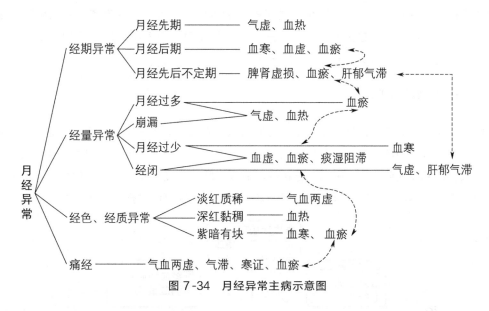

图 7-34　月经异常主病示意图

表 7-14　带下异常及其临床意义

名称	量、色、质、味特点	临床意义
白带	色白，量多，质稀如涕，淋漓不绝，无臭	脾肾阳虚、寒湿下注
黄带	色黄，量多，质黏稠，气味臭秽	湿热下注
赤白带	白带中夹有血液，微有臭味	肝经郁热、湿热下注
五色带	带下五色并见，污秽似脓血，气味臭秽难闻，病程长，时下不止	恶性病变

第四节　切诊

切诊是医生用手在患者体表的一定部位进行触、摸、按、压，以获取病理信息，了解疾病内在变化和体表反应的一种诊察方法。切诊分为脉诊和按诊两部分。切诊中，医生靠的是手的触觉，手法有触、摸、按、压四种，切按的是患者身体一些部位，目的是了解疾病的内在变化和观察体表反应，切诊与望诊、闻诊、问诊共同组成中医学完整的诊疗方法体系。

一、脉诊

脉诊是医生用手指切按患者动脉搏动，以探查脉象，了解病情变化的一种独特的诊病方法。脉诊就是我们平常所说的"号脉"。

"脉象"不同于"脉搏"，脉搏是由于心脏一舒张一收缩的跳动，血液从心脏流向脉管，脉管受血液的冲击扩张和回复所产生的搏动。"脉象"是由脉搏所显示的部位、速率、形态、强度和节律等组成的综合形象，医生通过手指触觉所感知。可见，脉象离不开医生的主观感觉，是以上因素综合在一起在医生头脑中产生的叠加印象。取象比类是中医学重要的思维方法，脉象就是医生诊病时所取的"象"之一。

（一）脉诊的原理

脉为血府，与心相连，是人体气血运行的通道。心气推动血液在脉中循环流动。心主血，肝藏血，脾统血，肺助心行血，肾精能化生血液，所以五脏均与血脉密切相关，且心又为五脏六腑之大主，所以人体气血阴阳和脏腑状况可显现于脉。当发生病变时，各种病理因素都能影响脉气，表现为不同的病脉，因此切脉可以诊断病证，一脉可以候全身脏腑气血（图 7-35）。

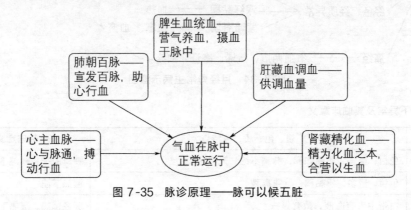

图 7-35　脉诊原理——脉可以候五脏

（二）脉诊部位

切脉的部位，古代有遍诊法、二部诊法、三部诊法和寸口诊法 4 种，目前常用寸口诊脉法。我们常见的医生把手搭在患者手腕部切脉的方法，就是寸口诊脉法。那"寸口"指的哪里呢？"寸口"又名"气口""脉口"，即腕后桡动脉搏动处。

1. 寸口诊脉的原理

① 寸口属手太阴肺经，为脉之大会，肺朝百脉，全身脏腑气血循行都要流经肺而会于寸口，所以五脏六腑之气血盛衰、脏腑功能强弱都可在寸口反映出来。

② 肺经起于中焦，还循胃口，与脾经同属太阴（手太阴肺经、足太阴脾经）经，而脾胃为后天之本、气血生化之源，所生气血营养全身脏腑、经络，所以脏腑、经络气血盛衰变化也可通过太阴经的经脉而反映于寸口。

所以寸口诊法可以诊察脏腑气血阴阳的盛衰和整体的情况。

2. 寸口分部候脏腑

与舌面有分区，各区分候不同的脏腑类似，寸口部位也有分区。寸口分为寸、关、尺三部，以腕后高骨（桡骨茎突）内侧为关部，关前一指为寸部，关后一指为尺部（图 7-36），两手共六部脉。右手寸部候肺，关部候脾胃，尺部候命门（肾）；左手寸部候心，关部候肝，尺部候肾（图7-37）。

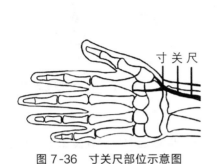

图7-36 寸关尺部位示意图

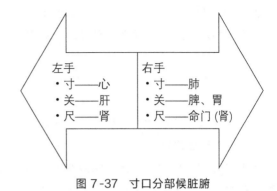

图7-37 寸口分部候脏腑

（三）诊脉方法

1. 布指

① 患者体位：患者采取坐位或仰卧位，前臂平展，直腕仰掌（即伸直手腕，掌心向上），手指微微弯曲，腕下放松软布枕，手臂与心脏接近同一水平面，以使气血流通顺畅无阻。

② 医生用手：医生用左手切患者的右手脉，右手切患者的左手脉。

③ 寸关尺定位：医生先以中指按掌后高骨（桡骨茎突）内侧，以定关位，然后食指放在中指之前定寸位，无名指按在中指之后定尺位。

④ 切脉时，三指弯曲呈弓形，指头平齐，以指腹触按脉体。指腹是手指最敏感的部位。小儿寸口短，可用一指诊脉，不细分寸、关、尺三部，称为"一指定关法"。

图7-38为切脉示意图。

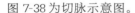

图7-38 切脉示意图

2. 指法

① 总按与单按：三指同等力度同时切按寸关尺三部脉，称为"总按"；若以一个手指单独切按寸、关、尺某一部脉象，称为"单按"。

② 举、按、寻：轻用手指按在皮肤上为"举"，又称浮取或轻取；重用手指按至筋骨间为"按"，又称沉取或重取；指力不轻不重，按到肌肉，或挪移手指，时举时按，仔细推寻为"寻"，又称中取。即手法有三个力度与深度——浮、中、沉。图7-39为浮、中、沉取脉示意图。

寸口脉有寸、关、尺三部，每部可分浮、中、沉三候，三三为九，故称"三部九候"。

3. 注意事项

① 诊脉时间：以清晨（平旦）未起床、未进食为最佳。因为清晨人体内外环境比较安静，未受饮食、劳作、情绪等因素的影响。

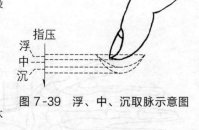

图 7-39　浮、中、沉取脉示意图

② 每次切脉时间应不少于 1 分钟，必要时延长至 3~5 分钟。

③ 患者平息：诊脉要在安静的环境下进行，患者要休息片刻，令其气息调匀。

④ 医生平息：医生在诊脉时保持呼吸调匀，清心宁神，以自己的呼吸计算患者的脉率。一呼一吸为一息，一息脉来 4~5 次为正常脉象。

从以上注意事项可以看出，如果医生刚刚进行过剧烈运动，或者患者急匆匆来到诊室，是不宜立刻诊脉的；另外，诊脉需要一定的时间，不能摸一下就算诊过脉了。

（四）构成脉象的要素

脉象是医生对患者诊脉后形成的综合印象，带有较强的主观性，但这种主观性的感觉，并不是漫无边际的，而是有要点的，这些描述脉象的要点就称为"脉象的要素"，只有明了脉象要素的含义，才能知常识变，逐步学会辨识各种脉象的特征。构成各种脉象的要素，大致可归纳为八个方面，即脉位、至数、脉长、脉宽、脉力、流利度、紧张度、均匀度（图 7-40）。

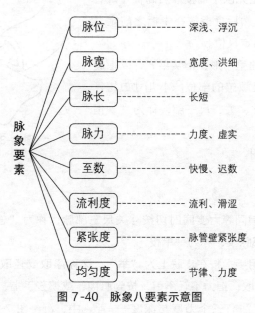

图 7-40　脉象八要素示意图

① 脉位：指脉动显示部位的浅深，脉位表浅为浮脉，脉位深沉为沉脉。浅深是垂直于前臂平面的方向，是脉位的高低，即在皮肉筋骨中的深浅度。

② 至数：指脉搏的频率，也可理解为心率。中医以一个呼吸周期为脉搏的计量单位，一呼一吸为"一息"。一息脉来四到五至为平脉（正常脉），一息六至为数脉，一息三至为迟脉。即正常为一息四五至脉搏动次数，数脉指脉搏动次数比正常水平多，而迟脉脉搏动次数则比正常水平少。

③ 脉长：指脉动应指的轴向范围长短。此轴指寸、关、尺三部位置构成的轴线。脉动范围超过寸、关、尺三部称为"长脉"，即医生的三指均感到脉的搏动，而且搏动范围前超过寸部，后超过尺部；应指不到三部，但见关部和寸部者称为"短脉"。

④ 脉力：指脉搏的强弱。脉搏应指有力为"实脉"，应指无力为"虚脉"。所以虚实指力度。

⑤ 脉宽：指脉动应指的径向范围大小，即手指感觉到的脉道的（不等于血管的实际粗细，是手指感觉到的粗细度）宽度。脉道宽大的为"大脉"，狭小的为"细脉"。脉道像一条河流，河的长度方向是轴向，河的宽度方向是径向，河中水位的高度是深浅。

⑥ 流利度：脉搏来势的流利通畅程度。脉来流利圆滑者为"滑脉"；来势艰难，不流利者为"涩脉"。

⑦ 紧张度：指脉管的紧急或弛缓度，是血管壁应指的感觉，紧指紧急，张指弛缓。脉管绷紧为"弦脉"；弛缓为"缓脉"。

⑧ 均匀度：均匀度一是脉动节律是否均匀，二是脉搏力度、大小是否一致，一致为均匀，不一致为参差不齐。

（五）正常脉象

与其他诊察项目一样，切脉也要与正常脉象作对比。正常脉象是正常人在生理条件下出现的脉象，称为"平脉"或"常脉"。

1. 平脉的形象

平脉的表现为：三部有脉，脉位不浮不沉，中取即得；一息四至（闰以太息❶为五至，相当于 70～80 次/分），强度从容和缓，应指柔和有力，尺脉沉取有力；形态不大不小，不滑不涩；节律一致，均匀无歇止；并能随生理活动和气候环境的不同而发生相应的变化。

2. 平脉的特点

正常脉象，具有胃、有神、有根三个特点（图 7-41）。脉来不浮不沉，一息四至，从容和缓，节律一致，为脉之"有胃"，说明胃气充盛，消化吸收能力强；脉象柔和有力，是脉之"有神"，是心血充盈、心神健旺的表现；尺脉沉取应指有力，为脉之"有根"，尺部候肾，尺部沉取有力，是肾精气充足的表现。脉之胃、神、根三者关系密切，一般有胃就有神、有根，说明心、脾（胃）、肾三脏功能健旺。

---

❶ 太息，指正常的呼吸中时有一次较长的呼吸。

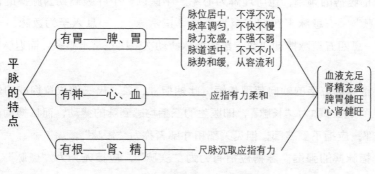

图 7-41　平脉的特点示意图

3. 平脉的生理性变异

平脉的特点之一就是会随生理活动和气候环境的变化而发生生理性变异，这种变异是人正常的生理功能之一，不是病态，不算病脉。变异因素包括季节、地理位置、年龄、体格、性别等（见表 7-15）。另外，若脉不见于寸口部位，而从尺部斜向手背后称"斜飞脉"，脉象出现于腕部寸口的背侧的称"反关脉"，二者是桡动脉位置异常所导致的，也不属病脉。

表 7-15　平脉的生理性变异

变异因素	变　异
年龄	小儿脉较数，青壮年脉多有力，老年人脉较弱
性别	女性脉软弱而略快；男子脉常有力而较缓
胖瘦	形瘦人脉常浮，形胖之人脉常沉
情志	喜时脉略缓，怒时脉略急
饥饱	饮食之后脉多数而有力，饥饿之时脉象稍缓而无力
季节	春季脉稍弦，夏季脉稍洪，秋季脉稍浮，冬季脉稍沉
地理位置	南方之人脉多濡软而略数，北方之人脉多沉实
身高	身高者脉长，身矮者脉短

（六）常见病脉及其临床意义

在疾病状态下，脉搏会发生相应变化，表现为病理脉象，简称"病脉"。把这些病脉与前面脉象的八要素相联系，可以看出病脉的各种异常点，脉位有浮沉，至数有迟数，脉力有虚实，脉宽有洪细，流利度有滑涩，紧张度有弦缓，均匀度有代结促等（图 7-42）。常见病脉及其临床意义如下（表 7-16）。

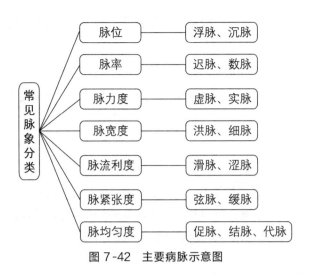

图 7-42　主要病脉示意图

表 7-16　常见病脉及其临床意义

名称	脉象	主病
浮脉	轻取即得，重按稍减而不空	表证，或虚阳外浮
沉脉	轻取不应，重按始得，"如石投水"	里证
迟脉	脉来迟缓，一息不足四至	寒证，亦可见于热证
数脉	脉来较快，一息五至以上	热证，或真寒假热证
虚脉	举之无力，按之空虚，三部脉举按皆无力	虚证
实脉	轻取重按，脉象均大而长，搏指有力，三部脉举按皆有力	实证
洪脉	脉形阔大，来盛去衰，状若波涛汹涌	阳盛实热，或虚劳、失血、久泄等虚证
细脉	脉细如线，细直而软，但应指明显	诸虚劳损，或湿阻、热闭等实证
滑脉	往来流利，应指圆滑，如珠走盘	实热，痰饮，食滞
涩脉	往来艰涩，脉行不畅，如轻刀刮竹	气滞血瘀，痰阻食积，精伤血少
弦脉	端直以长，挺然指下，如按琴弦	肝胆病，痛证，痰饮，疟疾
紧脉	紧急有力，左右弹指，状如牵绳转索	寒证，痛证，宿食
缓脉	一息四至，来去怠缓无力	湿病，脾胃虚弱
濡脉	浮而细软	虚证，湿证
结脉	脉来迟缓，时有一止，止无定数	阴寒内盛，气、血、痰、食停滞，癥瘕积聚
代脉	脉来迟缓，时而一止，止有定数，良久方来	脏气衰微，或主风证、痛证、七情惊恐、跌仆损伤
促脉	脉来急数，时而一止，止无定数	阳热亢盛，气滞血瘀，痰食阻停

（1）浮脉

　　轻取即得，重按稍减，主表证。因为外邪来袭，邪正交争于肌表腠理，脉气鼓动于外，所以脉位比平时浅显。浅显，即又浅又容易被感觉到。如果久病见浮脉，则是阴血阳气衰少、虚阳外浮的表现，脉虽然是浮脉，但举按无力，为虚浮脉，是浮脉与虚脉的叠加，与表证的浮脉不同。

（2）沉脉

轻取不应，重按始得，主里证。如果沉而有力，主里实证，如果无力主里虚证。邪气郁于里，气血阻滞，阳气不得舒展外显，所以脉沉有力；若脏腑虚弱，阳虚气陷，脉气鼓动无力，是阳虚不得外显，则沉而无力。

（3）迟脉

脉来迟缓，一息不足四至，主寒证，有力为实寒证，无力为虚寒证。寒则凝滞，气血运行缓慢，故脉迟而有力；阳气亏虚，鼓动无力，脉迟而无力。此外，热邪结聚，阻滞气血运行，也可见迟脉，但迟而有力，按之必实，为迟脉加实脉。

（4）数脉

脉来快数，一息五至以上，主热证，有力为实热证，无力为虚热证。

（5）虚脉

寸、关、尺三部脉都举之无力，重按空虚，主虚证，多为气血不足。气为血帅，气能行血，气不足则鼓动无力，脉来无力；血不足，则不能充实脉管，故按之空虚，所以虚脉有两个含义，一是无力，二是空虚。

（6）实脉

寸、关、尺三部脉举按皆有力，主实证。邪气亢盛而正气未虚，正邪相搏，脉中气血充盈，脉道坚满，搏动有力。

（7）洪脉

脉体大而有力如波涛汹涌，来盛去衰，主热盛。热邪充斥，脉道扩张，故脉形宽大倍于常脉；又因热邪燔灼，气盛血涌，热血沸腾似波涛，则脉有大起大落。

（8）细脉

应指细小如线，但起落明显，也就是脉脉不空，每一次搏动都能被明显地感知到。细脉主虚证，多见于阴虚、血虚，又主湿病。阴血不足，不能充满脉道，或者湿邪阻压脉道，都可导致脉细小。

（9）滑脉

脉往来流利，如按滚珠，或如珠走盘，主痰饮、食积、实热。邪气壅盛，气实血涌，血行流利，故脉应指如滚珠般圆滑。但青年人与孕妇出现滑脉是气血充盛之象，不属病脉。

（10）涩脉

往来不畅，如轻刀刮竹。轻刀刮竹，一刮一滞，主精伤、血少、气滞、血瘀。精伤、血少是虚证，脉失濡润，血行不畅，就像河中的水过于少一样，只能慢慢往前流动，很不流畅，所以脉气往来艰涩，多见涩脉而无力，既涩又虚，两脉相加。气滞、血瘀是实证，脉气不畅，血行受阻，则脉涩而有力，是涩脉与实脉的叠加。

（11）弦脉

端直以长，挺然指下，如按琴弦。主肝胆病、痛证、痰饮。肝失疏泄，不能调畅气机，气机不畅，致使脉道拘急❶而显弦脉。痛则气乱，或痰饮内停，同样会使气机不利，脉道拘急，故也见弦脉。

（12）紧脉

紧急有力，左右弹指，状如牵绳转索。像一条绷得很紧的绳索，在指下转动牵拉，力度很大，难以控制，左右弹手指，比弦脉更加绷急有力。主寒证、痛证、宿食。邪实寒盛，寒性凝滞收引，血脉敛缩，气血壅迫于收缩的脉道，脉道紧张，正邪相搏，而见左右弹指。

（13）缓脉

一息四至，来去怠缓无力。主湿病、脾胃气虚。缓脉一息四至，从至数来说是正常水平。脉从容"和缓"，是气血充盈、百脉通利的表现，如果患者脉转和缓，是正气恢复的象征。若脉"怠缓"，则为湿邪黏滞重着，阻遏气机，或脾胃气虚，气血不足以充盈鼓动脉气所致。

（14）濡脉

脉象浮而细软，应指少力，如絮浮水，轻取即得，重按不显，又称"软脉"。主虚证，也主湿证。虚者，一为阴血不足，不能充盈脉道；二为气虚不摄，脉气浮浅，故显濡象；湿者，湿邪困阻约束脉道，故脉显细、软、浮。

（15）结脉

缓而时止，止无定数。脉率比较缓慢，时有停止，且停止没有规律。结而有力主寒、痰、瘀血、癥瘕积聚；结而无力，见于气血亏虚。

（16）代脉

时有一止，止有定数，良久方来。指脉有规律的停止，停止以后等较长时间才能再次感到脉搏搏动，主脏气衰微，或跌打损伤、痛证、惊恐。代脉是脉率缓慢而有规则的歇止，歇止的时间比结脉、促脉稍长。其形成原因，一是脏气衰微，气血虚损，气不连续，无力推动血行，致脉缓而有歇止，良久复来为无力代脉，说明病情较重。二是猛然受到惊恐、跌打损伤或痛证，气机受阻，心气失和，而致脉气不相衔接。也可见到应指有力的代脉，且为时短暂，不可误认是病重。结代脉并见，常见于心脏器质性病变。

（17）促脉

数而时止，止无定数。促而有力主阳热亢盛、气血壅滞、痰食停积等实证。促而无力多为脏腑虚衰，多见于虚脱之证。促脉是脉来快速如数脉，而有不规律的歇止，但歇止时间短，脉突然停止而立即复跳。其形成原因一是阳热亢盛，遇热血行加速，血在急速前进中，血量有不接续，故脉数而中止无定数，又因实邪阻滞脉道，气血逆乱不和则脉有力；二是气血虚衰，阴阳不和，气虚不摄阳、阴虚不敛阳，虚阳外越而脉数无力，脉中气血不和，不能连续，故歇止无定数，没有规律。

---

❶ 脉道拘急，指血管壁紧张度、硬度增加。

（七）相兼脉及其主病规律

两种以上的脉同时出现，称"相兼脉"，也称"复合脉"。如浮数为二合脉，浮脉＋数脉＝浮数脉；弦滑数为三合脉，弦脉＋滑脉＋数脉＝弦滑数脉；浮数滑实则为四合脉。前面17种病脉中，有些脉本身就是复合脉，如濡脉是浮、细脉的叠加合成。相兼脉主病，多为组成该相兼脉的各单元脉主病的相加相合。如浮为表，数为热，故浮数脉主表热证；沉为里，迟为寒，故沉迟脉为里寒证；弦脉主肝胆病，数脉主热证，滑脉主痰湿，弦数滑脉相兼，其主病为肝胆湿热或肝火挟痰。

二、按诊

医生用手对患者的肌肤、胸腹、手足、腧穴等部位施以触、摸、按、压、叩等诊察病情的方法，称为"按诊"。

按诊的手法有触、摸、按、压、叩等。"触"，是以手轻轻接触患者局部，以了解寒热、润燥等情况。"摸"，是以手来回抚摸局部，以探明局部的感觉及肿物的形态、大小等。"按"，是指以手轻压局部，以了解肿块的界限、质地、肿胀的程度、性质等。"压"，是用手重压病变部位，测知深部有无压痛，是否有脓等。"叩"，是以右手中指的指端，叩击病变部位，同时听其声响，以了解相关情况的诊察方法。临床上五种手法是综合运用的，一般是先触摸，后按压，由轻到重，由浅到深。

按诊时，医生要体贴患者，手要温暖，动作要轻巧，检查必须由病变部位周围正常的地方开始，慢慢移向病变部位，并进行比较。按诊时要注意观察患者的表情，询问患者感觉，了解其痛苦的部位与程度。必要时采取谈话或其他方式转移患者注意力，以解除其紧张情绪。

（一）按手足

通过触摸患者手足部位的冷热，来判断疾病的阴阳盛衰及病邪所属。

一般而言，手足躯体俱热者，多属热证；手足躯体俱冷者，多属寒证。但四肢厥冷，而胸腹按之灼热者，为邪热炽盛，郁闭阳气于内使之不能外达四肢所致，属真热假寒证。手足心和手足背相比较，手足背更热者，多为外感发热；手足心更热者，多为内伤发热。阴虚发热，多见掌心热盛而其他部位的皮肤不热。额头热与手足热相比较，额头更热者为表热，手心更热者为里热。

（二）按肌肤

按肌肤指触按某些部位的肌肤，通过肌肤的寒热、润燥、滑涩、疼痛、肿胀、疮疡等不同情况，来分析病情的寒热虚实及阴阳气血盛衰的诊断方法。按肌肤及其临床意义见表7-17。

表 7-17　按肌肤及其临床意义

肌肤的情况	表现	主病
寒热	初按热甚，久按热转轻	热在表
	久按其热反甚，热自内向外蒸发	热在里
润燥滑涩	皮肤按之干燥	津液损伤，汗未出
	皮肤按之滋润	津液未伤
	皮肤湿润	汗已出
	皮肤干瘪	津液耗伤较重
	肌肤甲错，摸之棘手	阴伤或有瘀血
疼痛	肌肤濡软，按之痛减	虚证
	硬痛拒按	实证
	轻按即痛	病在表浅
	重按始痛	病在深部
肿胀	肌肤肿胀，按之凹陷，不能即起者	水肿
	按之凹陷，举手即起者	气肿
疮疡	局部肿硬不热者	寒证
	肿处烙手而压痛	热证
	根盘平塌漫肿	虚证
	根盘收束隆起	实证
	坚硬无波动感	脓未成
	边硬顶软，有波动感	脓已成

（三）按胸腹

按胸腹包括按胸胁、按脘腹，其中，胸胁包括胸部与胁部，脘腹包括胃脘部和腹部（胸腹部位划分见图 7-43）。胸内藏心肺，胁内包肝胆，按胸胁主要是了解肝胆疾病。按脘腹诊察胃腑病证，腹部则主要诊察肝、脾、小肠、大肠、膀胱、胞宫及其附件的病证。虚里位于左乳下第四、五肋间，乳头下稍内侧，为心尖搏动处，为诸脉之所宗。按虚里，可知宗气的强弱、疾病的虚实、预后的吉凶。按胸腹及其临床意义见表 7-18。

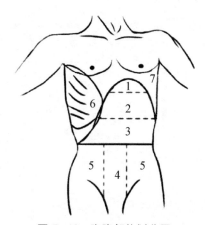

图 7-43　胸腹部位划分图

1—心下；2—胃脘；3—大腹；4—小腹；
5—少腹；6—胁肋；7—虚里

表 7-18　按胸腹及其临床意义

位置	表现	主病
虚里	按之应手，搏动和缓有力	宗气充盛
	按之搏动微弱无力	宗气内虚
	按之弹手，洪大而搏，动而应衣	宗气外泄，证属危候
胁肋	右胁下按及肿块，或软或硬，刺痛拒按	气滞血瘀
	右胁胀痛，摸之热感，手不可按	肝痈[1]
	左胁下触及肿块	疟母[2]
脘部	脘部痞满，按之较硬而疼痛	实证
	按之濡软而无痛	虚证
	按之有形，推之辘辘有声	胃中有水饮
腹部	疼痛胀满喜按	虚证
	疼痛胀满拒按	实证
	腹部膨胀，叩之声音重浊，按之有波动感	水臌，水液内停
	腹部膨胀，叩之声音空响，按之无波动感	气臌，气机阻滞
	有肿块，痛有定处，按之有形，固定不移	癥积，多属血瘀
	有肿块，痛无定处，按之无形，聚散不定	瘕聚，多属气滞
	左少腹作痛，按之累累有硬块者	肠中有宿粪
	右少腹作痛而拒按，按之有包块者，或出现"反跳痛"[3]	肠痈

[1] 肝痈，是指发生于肝脏，以急起发热、右胁腹部疼痛拒按、右胁下肿块为主要表现的痈。

[2] 疟母，疟疾久延不愈，致气血亏损，瘀血结于胁下，并出现痞块，名为疟母。

[3] 反跳痛，在体格检查时用 3~4 个手指并拢向深腹部压迫，然后突然脱离检查部位，患者感到一种抽痛感，称为反跳痛。

第八章 辨证

辨证是在中医基本理论的指导下，对四诊所得的症状、体征等所有的临床资料进行整理、分析、归纳、综合，辨明各种临床表现之间的内在联系和相互关系，从而对疾病处于某一阶段的病因病机做出判断并归纳出证名的诊断过程。简言之，辨证就是辨析疾病证候的过程。

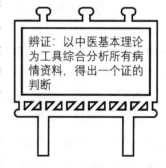

辨证：以中医基本理论为工具综合分析所有病情资料，得出一个证的判断

这里所依据的中医学基本理论，即前面所述的阴阳五行、气血精津液、脏腑经络、病因病机学说，以及第七章诊断学的内容，因为第七章诊断对各种症状、体征的临床意义作出了概括，既是基于中医理论的分析结果，更是中医学长期临床实践经验的总结，具有非常高的临床实践意义。

辨证的内容是四诊得到的所有资料，不可遗漏。综合分析之后，对于各种症状之间的内在联系和相互关系作出理论解释，中医学是理、法、方、药的理论体系，其中，关于疾病不同症状之间关系的"理论解释"，就是"理"字，最终辨证的结果，是给出疾病在当前病程阶段的病情判断——证，这个"证"的内容包括疾病的病因、病机。

辨证论治是中医学的特点和精华，是中医在诊治疾病时应遵循的基本原则，只有在准确辨证的基础上，才能确定相应的治法，进行正确的治疗，即辨证是论治的前提与基础，没有正确的辨证，就没有正确的论治。

在中医学中，症、证、病具有不同的含义。

"症"，为疾病的临床表现，包括症状和体征，比如头痛、发热、眩晕、水肿、咳嗽、呕吐、泄泻等都是疾病的表现。任何疾病都是通过若干症状或体征表现出来的，但"症"仅仅是疾病的"现象"，并不是疾病的本质，不可与

"证"相混淆。

"证"，是对疾病处于一定阶段的病因、病位、病性、病势等方面所做出的病理概括，从某一角度反映疾病的本质。"证"主要有四个要素：病因，即什么致病因素让人生病的。是六淫、七情、饮食劳倦，还是病理产物？病位，即哪个脏腑经络器官生病了。病性，是寒还是热，是虚还是实？病势，即下一步疾病的发展是怎么样的？邪正盛衰的情况如何？如某一患者外感风寒后，初起属于风寒表证，若未及时治疗，过一段时间，则可入里化热而成为里热证。风寒表证的病因为风寒，病位在表，病性为寒证、实证，病势是如果不及时治疗，会由表证转化为里证，由寒证转变为热证。"症"和"证"之间是有联系的、它们之间的关系是疾病现象与本质的关系。"证"是由一组特定的、有内在联系的"症"所构成的，"症"是辨证的前提，没有"症"则无证可辨，"证"是辨证的结果，是论治的依据，没有"证"，则无从论治。即：证 = 症状 1 + 症状 2 + 症状 3 + ……如"表寒证" = 恶寒发热 + 无汗 + 鼻塞清涕 + 苔薄白 + 脉浮紧。

特定的、有内在联系的一组症状

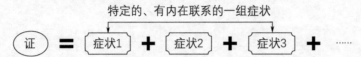

"病"是对病理全过程特点与规律所作的概括，如麻疹、感冒、痢疾、胸痹等都是病名。一个病可包括若干个证，而同一个证又可见于不同的病。每个疾病可能有不同的发展阶段，每个阶段对一个相应的证，病与证的关系可以理解为：病 1 = 证 1 + 证 2 + 证 4 + ……，病 2 = 证 1 + 证 3 + 证 5 + ……。

中医学是辨证论治的理论体系，是对"证"治疗的。所以就上述的简式而言，如图 8-1 所示，病 1，虽然是一个病，但如果处在不同的发展阶段，治疗方案也会不一样，证 1 对应治疗方案 1，证 2 对应治疗方案 2，两个治疗方案是不同的，这就是"同病异治"。再看，病 1 与病 2 是不同的疾病，但却都有一个相同的"证 1"，如果两个病都正好处于"证 1"阶段时，则采用相同的治疗方案 1，这就是"异病同治"。具体来说，感冒有风寒证、风热证之分，虽都是感冒，但风寒证要采用发散风寒的方剂来治疗，而风热感冒要采用发散风热的方剂来治疗，这就是"同病异治"。胸痹和经闭是两种病，但可能都是由"瘀血"造成的，那就要同样采用活血化瘀的方剂来治疗，这就是"异病同治"。

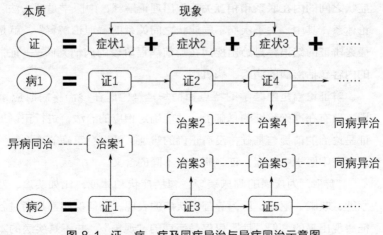

图 8-1 证、症、病及同病异治与异病同治示意图

在长期的临床实践中，中医学逐渐形成了多种辨证方法。常用辨证法有八纲辨证、气血津液辨证、脏腑辨证、经络辨证、卫气营血辨证及三焦辨证等。其中八纲辨证是各种辨证的总纲；脏腑辨证是其他辨证方法的基础，气血津液辨证为脏腑辨证的补充，主要适用于内伤杂病辨证，为内科、妇科、儿科所常用；六经辨证、卫气营血辨证、三焦辨证属外感病的辨证方法；经络辨证更常应用于针灸、推拿之中。

第一节　八纲辨证

八纲辨证是以阴阳、表里、寒热、虚实八个纲领辨别病位、病性及邪正盛衰的辨证方法。这八个纲领（图 8-2）中，表里辨别病位，寒热辨别病性，虚实辨别邪正盛衰和病势，阴阳辨别疾病类别。八纲辨证是最基本的辨证方法，是各种辨证方法的总纲，可广泛用于中医临床各科。无论疾病的表现多么错综复杂、千变万化，都可用八纲来辨别其病位、病性、病势、病类。

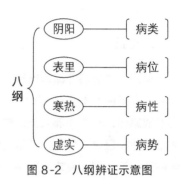

图 8-2　八纲辨证示意图

一、表里辨证

"表""里"是辨别病位内外和病势深浅的两个纲领。

"表"和"里"一个相对的概念，而不是一个绝对的概念。如体表与脏腑相对而言，体表为"表"，脏腑为"里"；脏与腑相对而言，脏属"里"，腑属"表"；经络与脏腑相比，经络属"表"，脏腑属"里"；经络中三阳经与三阴经相对比，三阳经属"表"，三阴经属"里"；等等。　对于感受外邪所致的外感病而言，邪每向"里"、向"内"深入一层，则病重一分，邪每向"表"、向"外"透一层，则病减一分，也就是外邪由表入里，病情趋重，反之，外邪由里出表，病情向好。所以辨别表证、里证，不仅可以确定病位所在，还可以了解病势的进退，以判断疾病的轻重变化，并为选择治疗方法提供依据。具体而言，表证应用"解表法"治疗，里证应用"和里法"治疗（图 8-3），这就是辨别表、里证的临床意义。

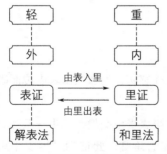

图 8-3　表里证病位病情示意图

（一）基本证型

根据病邪的深浅，表、里证候的常见证型有表证、里证、半表半里证三类。

看到表证、里证、半表半里证这三个证型，是不是本能地会想把人体分割为三层，像"三明治"一样？外层得病为表证，里层得病为里证，中间层得病为半表半里证？但并不是这样的。根据我们前边的概念，证是由一组特定的、有内在联系的"症"所构成的，也就是"证"与"症状群"有关，而不是从解剖学角度把人体分割成三层。

1. 表证

表证，是指六淫经皮毛、口鼻侵入人体所产生的病情较为轻浅的一类证候，一般见于外感病的初期阶段，具有起病急、病程短、病位浅、病情轻的特点。也就是风、寒、暑、湿、燥、火等外感病因侵犯人体，人体抗邪不利而发病，最开始得的是"表证"，从无病到有病的状态变化迅速，起病急，但表证一般病情轻浅，较容易恢复健康，所以病程比较短。

2. 里证

里证，是指病邪深入脏腑、气血、骨髓所致的一类证候，多见于外感病的中、后期或内伤杂病。参见图 8-4，我们应首先关注里证的病位，在脏腑、在气血、在骨髓。其次应关注里证的形成原因，一是外邪入侵未解，邪气盛正气虚，以至病邪层层深入人体，侵犯脏腑；二是外邪不是逐步侵害人体的，而是直中脏腑，三是由于情志、饮食、劳倦等因素造成内伤，直接导致脏腑功能失调而发病；四是由痰饮、瘀血等病理性产物作为病因所引起。

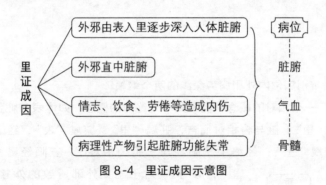

图 8-4　里证成因示意图

3. 半表半里证

半表半里证，是邪正交争于表里之间所形成的证候，多见于外感病，为邪气由表内传而尚未完全入里的阶段，正处在半表半里之间。

半表半里证的病因，多数仍是外邪，外邪由表入里，正邪在半表半里交战，产生一系列的症状，辨证时以发病时的症状、体征为判断标准。从八纲辨证的角度，此证为"半表半里证"，从六经辨证的角度，此证为"少阳证❶"，二者名称各异，辨证方法也不同，但证候表

---

❶ 少阳病，六经病之一，少阳病的临床常见症状为口苦咽干、目眩、往来寒热、胸胁满闷、心烦喜呕、不欲食、脉弦等。热型的特点为往来寒热，即非发热恶寒，全身疼痛的表证，又非发热不恶寒，大便燥结的里证，而且有胁大硬满等症状。这说明病已不在太阳之表，但也未入阳明之里。故把少阳证称为"半表半里证"。

现是一样的，且同样的以小柴胡汤❶为主方进行治疗，所以此证又被称为"小柴胡汤证"，参见图 8-5。

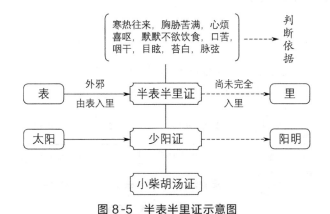

图 8-5 半表半里证示意图

上述三证，皆以表 8-1 中各自对应的"辨证要点"为辨证依据。其中，在寒热方面的表现最好区别与把握。表证的表现比较简单，以头身疼痛、鼻塞或喷嚏为常见症状，脏腑症状不明显；半表半里证是一组特殊的表现；而里证的表现比较复杂，以脏腑症状为主，无法一一列举，可以用"非表证非半表半里证"来概括。

表 8-1 表里辨证之证型归纳表

区别点	表证	里证	半表半里证
寒热	发热恶寒	但寒不热或但热不寒	寒热往来
舌象	舌苔薄白	舌苔厚腻	苔白
脉象	浮脉	沉脉等	弦脉
兼症	头身疼痛，鼻塞、流涕、喷嚏，喉痒，咳嗽等	神昏谵语，胸痛喘促咳痰，腹痛便溏，嗳气，呕吐，大便秘结，尿黄赤短少等	胸胁苦满，心烦喜呕，默默不欲饮食，口苦，咽干，目眩，脉弦等
辨证要点	发热恶寒，苔薄，脉浮	不发热恶寒，苔不薄，脉不浮	寒热往来，胸胁苦满，心烦喜呕，默默不欲饮食，口苦，咽干，目眩，苔白，脉弦
特点	起病急，病程短，病位浅，病情轻	起病缓，病程长，病位深，病情重，以脏腑症状为主	以寒热往来，胸胁苦满为特征性表现
病位	表	里（脏腑、气血、骨髓）	半表半里
病因	外邪	外邪或饮食劳倦等	外邪
证型	风寒束表证，风热犯表证，风邪袭表证，风湿遏表证，燥邪犯表证，暑湿袭表证等	里寒证，里热证，里虚证，里实证等	半表半里证

---

❶ 小柴胡汤，一种方剂，出于《伤寒论·辨太阳病脉证并治》。功用：和解少阳。主治：少阳病，往来寒热，胸胁苦满默默不欲饮食，心烦喜呕，口苦，咽干，目眩，脉弦；及妇人热入血室，暮则谵语或疟发寒热等症。组成：柴胡，黄芩，人参，炙甘草，生姜，半夏，大枣。

（二）表证和里证的关系

1. 表里同病

在疾病过程中，如果患者表证与里证同时出现，称为"表里同病"，同病的"同"意指同时。如患者即外感风寒，又内伤饮食而发病（图8-6）。

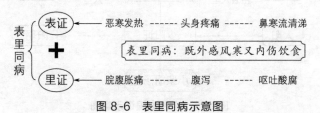

图8-6　表里同病示意图

2. 表里出入

在一定的条件下，表里之间可以相互传变，形成表里出入的病理变化。表邪入里，病情加重；里邪出表，病情减轻，预后良好。

（1）表证入里

若表邪不解，内传于里，称为"表证入里"。如外感风寒表证，初见恶寒发热、鼻塞、流清涕等症，继而不恶寒反恶热，并见烦躁、渴饮、舌红苔黄、尿赤等证，表明表寒入里化热（图8-7）。

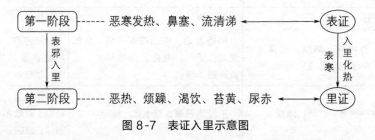

图8-7　表证入里示意图

（2）里邪出表

某些里证，病邪由里透达于外，称为"里邪出表"。

二、寒热辨证

寒、热是辨别疾病性质的两个纲领。

寒热是人体阴阳偏盛偏衰的反映，阴阳虽不可见，但寒热是我们既可以"自我感觉"又可以由"他人感觉"到的症状。阳盛则实热，阴盛则实寒，阳虚则虚寒，阴虚则虚热。所以辨别寒热就是辨别阴阳之盛衰。辨明病证的寒热性质，有助于临床确定相应的治疗方法，对于实证，则"寒则热之""热则寒之"，采用散寒或清热方法治疗；对于虚证则"虚则补之"，阳虚补阳，阴虚补阴。

（一）基本证型

寒证是机体阴盛或阳虚所表现出的证候。临床有实寒证与虚寒证之分，阴盛为实寒证，阳虚为虚寒证。热证是机体阳盛或者阴虚所表现的证候。同样的，临床上有实热证与虚热证之分，阳盛则为实热证，阴虚则为虚热证。

寒证的成因：或过食生冷，比如嗜好冷饮、冰冻食品；或久病伤阳，即长期生病，阳气耗损过多；或过服寒凉，即需要服用寒凉药物时，服用药量过大或者服用时间过长等，这些都可导致机体阴寒内盛或者阳气虚衰。热证的成因：或外感热邪，或过食辛辣，以致阳热偏盛；或寒邪入里化热，或七情过激、饮食积滞，郁而化热❶；或久病伤阴，或房劳伤精等，以致阴虚阳亢，皆可导致热证的发生。

寒热辨证之证型归纳表见表 8-2。

表 8-2　寒热辨证之证型归纳表

区别点	寒证	热证
寒热	怕冷肢凉，冷痛喜温	发热肢温
面色	面色白	面红目赤
口渴	口淡不渴或渴喜热饮	口渴喜冷饮
分泌物	色白、清稀、量多	色黄、黏稠
二便	小便清长，大便稀薄	小便短赤，大便干结
舌象	舌淡苔白而滑润	舌红苔黄而干燥
情绪	比较平静	烦躁不宁
脉象	脉迟或紧	脉数
特点	寒、静、湿	热、动、燥
病机	阴寒内盛或阳气不足	阳热亢盛或阴虚内热
辨证要点	恶寒喜暖、肢冷踡卧、面色白㿠、分泌物及排泄物清稀、舌苔白滑等	发热、恶热喜凉、面红、舌红苔黄、脉数
证型	实寒证、虚寒证、表寒证、里寒证	实热证、虚热证、表热证、里热证
成因	感受寒邪，过食生冷，久病伤阳，过服寒凉等	感受热邪，寒邪入里、七情过激或饮食积滞化热，久病伤阴，房劳伤精等

---

❶ 郁而化热，又称郁火，泛指阳气被郁结而化火的证候，可见头痛、目赤、口疮、身热、大便秘结、小便短赤、舌红苔黄、脉数实等。也可指由情志抑郁引起脏腑功能失调出现内热证，症见头痛、胁痛、失眠、易怒、舌尖红、口苦、脉弦数。此热最初的病因都不是热，而是由寒、情志过激和饮食积滞等化生出来的。

（二）寒证与热证的关系

寒热辨证除了表 8-2 所列的单独寒证或热证外，还可形成寒热错杂、寒热转化、寒热真假等证候。

1. 寒热错杂

寒热错杂，即在同一患者身上，既有寒证，又有热证，寒热交错，同时出现，称为"寒热错杂"。如既见胸中烦热、口臭、牙龈肿痛等上热证，同时又见腹痛喜暖喜按、大便溏泄之下寒证，此为上焦有热而中焦有寒的上热下寒证（图 8-8）。

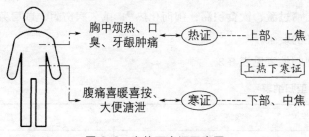

图 8-8　上热下寒证示意图

2. 寒热转化

寒热转化是指寒证与热证在一定的条件下互相转化，即寒证化热、热证化寒。如表寒证转化为里热证，表现为患者第一阶段出现表寒证的症状，第二阶段出现了里热证的症状，两证前后相继出现，前证消失的同时后证出现（图 8-9）。

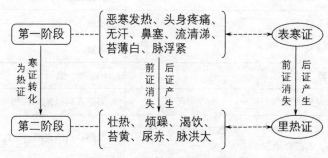

图 8-9　寒证转化为热证示意图

3. 寒热真假

当寒证与热证发展到极点时，有时会出现与疾病本质相反的一些假象，即所谓"寒极似热""热极似寒"的"真寒假热"与"真热假寒"。这些假象常见于病情危笃的严重关头。需注意的是，只是出现"部分"与疾病本质相反的假象，而不是所有的症状都是假象，若不细察，易于误诊而危及患者生命，当慎之又慎。如真寒假热证的患者，既可见身热，口渴但不欲饮，或喜少量热饮、面赤颧红如妆、嫩红带白、游移不定、脉大等一系列"假热"之象，又可见四肢厥冷、欲近衣被取暖、小便清长、大便溏泄、精神萎靡、舌淡苔白、脉按之无力等"真寒"之象。

三、虚实辨证

虚、实是辨别邪正盛衰的纲领。"虚"，指正气不足，即脏腑功能和气血精津液不足；"实"，指邪气盛实。《素问·通评虚实论》说："邪气盛则实，精气夺则虚。"正气是人体保持健康、保卫自身的力量，邪气是致病因素，正邪相遇必相争，掌握邪正双方力量对比的动态变化，可正确判断疾病预后情况并为治疗提供依据，"虚则补之"为"扶正"，"实则泻之"为"祛邪"。

正气不足 ——｛ 虚 ｝—— 虚则补之 —— 扶正

邪气盛实 ——｛ 实 ｝—— 实则泻之 —— 祛邪

（一）基本证型

"虚证"是指机体正气不足所表现的证候，即阴、阳、气、血、精、津液不足或脏腑各种不同的虚损的证候，即虚证往往是指人体基本物质与脏腑功能双重不足。虚证的成因包括先天不足，或后天失调，但以后天失调为主，情志内伤、饮食失调、劳逸失度、房事不节、产育过多、久病失治等均可损伤人体正气而致虚证。

"实证"是指邪气亢盛所表现的证候，邪气盛的同时，正气不虚。实证的成因主要有：一是六淫或疫疠侵入人体，同时因人体正气不虚，正邪剧烈相争所致；二是脏腑功能失调，代谢失常，气机阻滞，产生病理产物如水湿痰饮、瘀血等；三是宿食、虫积等停滞于体内所致。

最为常见的虚证为阴虚、阳虚、气虚、血虚，其次还有津液不足证和各种脏腑虚证，如心气虚、心阳虚、心阴虚、心血虚、肺气虚、肺阴虚、脾气虚、脾阳虚、脾不统血、胃阴虚、肝血虚、肝阴虚、肾阳虚、肾阴虚、肾精虚、肾不纳气、肾气不固等。从上述名称可以看出，虚证类型很多，其中，阴阳气血虚是最基本的虚证类型，可称为"四大虚证"，而脏腑"虚"证，往往是脏腑与基本虚证的组合。

同样的，实证的类型也非常多，比如气滞证、气逆证、血寒证、血热证、血瘀证、水肿证、痰饮证、瘀阻心脉证、痰阻心脉证、寒凝心脉证、气滞心脉证、风寒犯肺证、风热犯肺证、燥邪犯肺证、痰浊阻肺证、痰热阻肺证、大肠湿热证、寒湿困脾证、湿热蕴脾证、胃寒证、胃热证、食滞胃脘证、肝气郁结证、肝火上炎证、寒滞肝脉证、胆郁痰扰证、膀胱湿热证等。从名称可以看出，实证的"证"往往以六淫（风、寒、暑、湿、燥、火）与病理产物（水湿、痰饮、瘀血）为基本构成要素，脏腑再与这些要素各种组合构成各种脏腑实证。

虚实辨证之证型归纳表见表 8-3。

表 8-3　虚实辨证之证型归纳表

区别点	虚证	实证
病程	多为久病，病程长	多为新病，病程短
体质	多瘦弱	多壮实
神情	身倦神疲乏力	烦躁
声音	气息声低，气短息微	声高气粗
胀满疼痛	隐隐作胀，疼痛绵绵，喜按	胀满，疼痛剧烈，拒按
舌象	舌质娇嫩，舌苔薄少	舌质苍老，舌苔厚腻
脉象	虚细无力	实大有力
病理特点	衰退、虚弱、不固	亢奋、有余、不通
病机	正气不足，机体功能衰退	邪实而正气未虚，正邪相争剧烈

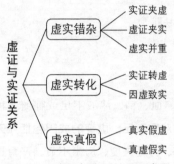

图 8-10　虚证与实证关系示意图

（二）虚证与实证的关系

前文所列为单纯的虚证与实证，但在疾病发展过程中，虚证与实证可相互联系，出现虚实错杂、虚实转化、虚实真假等情况（图 8-10）。这三方面的内容在前文第六章病机中已有讲述，可以相互参照来学习掌握。

1. 虚实错杂

虚实错杂指患者同时存在着正虚与邪实两种病机的证候。例如：患者既见咳嗽气喘、胸部胀满、痰涎量多等痰湿阻肺之症（痰湿为实邪，邪气盛，有"实证"的一面）；同时又见腰膝酸软、形寒肢冷、息短少气等肾阳虚衰之症（有"虚证"的一面），这就是虚实错杂的"上实下虚"证，肺在身体上半身，肺中有实邪，肾在身体下半身，肾阳力量不足，故称为"上实下虚"。

2. 虚实转化

虚实转化是指在疾病发展过程中，虚证和实证之间发生的相互转化。例如一个实热证患者，以高热、口渴、大汗、脉洪大为主要表现，但因为治疗不当，日久不愈，大汗耗伤津气，以致高热退却而见肌肉消瘦、面色枯白、不欲饮食、虚羸气少、舌苔光剥、脉细无力等，上述实热证的症状完全消失，而呈现出一派"虚象"，就是由实证转为虚证了。

3. 虚实真假

虚实真假是指疾病的某些阶段出现的真实假虚、真虚假实的证候。例如，患者表现出神情默默、倦怠懒言、身体羸瘦、脉象沉细等一派虚象，但仔细观察会发现，神情淡漠不语但说话却声高气粗；倦怠少动，但稍活动却觉舒适；虽羸瘦但胸腹硬满拒按；脉虽沉细而按之有力。

有力脉为实脉，疼痛拒按为实证。人如果是真"虚"证，就会没有力气，且耗气之后，会觉得更加不舒服，而此证却是活动后舒服，说明本质上不虚，因为活动可促进气血运行，改变了原来因为实邪阻滞导致的气血不畅的状态，这种情况为"真实假虚"，又称为"大实有羸状"。

四、阴阳辨证

阴阳是归类病证的两个纲领，是八纲辨证的总纲（图 8-11）。

任何疾病，无论其临床表现多么错综复杂，都可用阴或阳来概括，证候无论如何千变万化，都不外乎阴证或者阳证。阴阳辨证是阴阳学说在辨证过程中的应用，如果将阴阳、表里、寒热、虚实八纲进一步概括抽象，都能用阴阳两纲来概括其余六纲，所以说阴阳是八纲辨证的总纲。阴阳辨证除可辨别临床表现、证候之外，还包括辨别阴精与阳气亏虚所形成的证候，即阴虚、阳虚、亡阴、亡阳的证候。

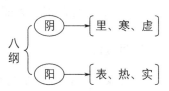

图 8-11　阴阳为八纲辨证的总纲

（一）阴证与阳证

凡是符合"阴"的一般属性所表现的证候，都可概括为阴证，一般而论，里证、虚证、寒证均属阴证的范围。凡是符合"阳"的一般属性所表现的证候，可概括为阳证，一般而论，表证、实证、热证均属阳证的范围。

什么是阴阳的一般属性？即前面在第二章"阴阳五行学说"中所规定的："凡是运动的、外向的、上升的、弥散的、温热的、明亮的、兴奋的、强壮的、功能的、急性的……都属于阳的特性；而相对静止的、内守的、下降的、凝聚的、寒冷的、晦暗的、抑制的、虚弱的、物质的、慢性的……都属于阴的特性。"这个阴阳属性的规定是我们进行阴阳辨证的根据。凡是临床表现符合"阴"的性质的证候，称之为"阴证"，凡是临床表现符合"阳"的性质的证候，称之为"阳证"。以表里分阴阳，里为阴表为阳；以虚实分阴阳，虚为阴实为阳；以寒热分阴阳，寒为阴热为阳，所以阴证包括里证、虚证与寒证，而阳证包括表证、热证与实证。

阴证与阳证的临床表现见表 8-4。

表 8-4　阴证与阳证的临床表现

区别点	阴证	阳证
神志	精神萎靡,神疲乏力	神志烦躁,谵语发狂
面色	淡白或晦暗	红赤
声音气息	声低气微	语声粗壮,呼吸急迫
寒热	畏寒肢冷	发热
痰涕	清稀	黄稠
口渴	口淡不渴	口渴引饮

区别点	阴证	阳证
二便	小便清长,大便稀溏	小便黄赤,大便秘结
舌象	舌淡胖嫩,舌苔白润	舌红苔黄
脉象	细弱或沉迟无力	浮、数、洪、大而有力
特点	抑郁、静而为烦、功能衰退、清冷、面色晦暗	亢奋、躁动、功能亢进、红赤、分泌物黏稠

（二）阴虚证与阳虚证

1. 阴虚证

① 定义："阴虚证"指阴液亏虚，阳气偏亢所形成的证候，又称为"虚热证"。

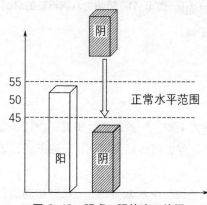

图 8-12　阴虚—阴偏衰—补阴

阴虚证首先是阴液亏虚，即津液精血亏虚、亏少；其次是阴的功能不足，即对人体滋润、濡养、寒凉、抑制等作用不够。阴阳双方的力量要均衡，才能阴平阳秘，如果阴性的物质和功能均不足，就不能正常地制约阳气，导致阳气偏亢，表现为虚热证。虚热证具有虚与热的双重性质。同时，虚热证不是实热，某种程度上也可以称为"假热"，因为阳气偏亢不是阳气真的过盛，而是因为阴不足，阳相对过盛引起的。阴虚证，从病机角度来说，就是阴偏衰，阳正常（图 8-12）。当阴的力量补足，阳就不偏亢了，虚热的症状就消失了。

② 临床表现：阴虚证以形体消瘦、口燥咽干、潮热、颧红、五心烦热、盗汗、小便短黄、大便干结、舌红少津少苔、脉细数等为证候特征，并具有病程长、病势缓等虚证的特点。

③ 成因：阴虚证的成因，多由热病之后，或杂病日久，伤耗阴液；或因五志过激、房事不节、过服温燥之品等，使阴液暗耗引起。总之是各种原因过度地消耗了人体的精血津液，以致阴不制阳、虚热内生，表现出一派虚热、干燥不润、虚火躁扰不宁的证候。

④ 常见脏腑：阴虚证是基础虚证类型，为"四大虚证"之一，可见于多个脏器组织，常见的有心阴虚证、胃阴虚证、肺阴虚证、肝阴虚证、肾阴虚证等。

2. 阳虚证

① 定义：阳虚是阳气亏损，虚寒内生所形成的证候，又称为"虚寒证"。阳是温煦机体，推动脏腑功能，蒸腾、气化的力量，当阳的功能不足时，人体就会表现出虚、寒双重的症状。从病机角度来说，阳虚是阳偏虚，阴的力量正常（图 8-13）。

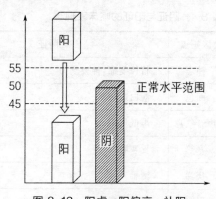

图 8-13　阳虚—阳偏衰—补阳

② 临床表现：畏寒肢冷，口淡不渴，或渴喜冷饮，自汗，小便清长或尿少浮肿，大便溏薄，面色白，舌淡胖，苔白滑，脉沉迟无力等，并可兼有神疲、乏力、气短等气虚的证候。多见于久病体弱者，病势较缓。

③ 成因：久居寒凉之地，人体阳气逐渐耗伤，或因气虚进一步发展成阳虚，或因年迈而阳气亏虚，或因过服苦寒清凉之品而耗伤人体阳气，最终导致脏腑机能衰退，机体失于温煦，以致寒从内生，形成畏寒肢冷等一派虚、寒的证候，阳气不能蒸腾、气化水液，则可见大便稀溏、小便清长或尿少浮肿、舌淡胖等症。

④ 常见脏腑：阳虚亦可见于许多脏器组织，常见的有心阳虚证、脾阳虚证、肾阳虚证、胞宫（精室）虚寒证等。

阴虚证与阳虚证的临床表现见表 8-5。

表 8-5　阴虚证与阳虚证的临床表现

区别点	阴虚证	阳虚证
形体	消瘦	肥胖，肢体浮肿
心神	心烦失眠	神疲懒言，倦卧嗜睡
面色	两颧潮红	面色淡白，㿠白
寒热	五心烦热，骨蒸潮热	畏寒肢冷，冷痛喜温
汗出	盗汗	自汗
口渴	口燥咽干，渴不欲饮	口淡不渴，或渴喜热饮
二便	小便短少，大便秘结	小便清长，大便稀溏
舌象	舌红少津、少苔	舌淡胖、苔白滑
脉象	细数	沉迟无力

（三）亡阴证与亡阳证

亡阴证是指机体阴液突然大量消耗，以致全身功能严重衰竭所形成的证候。亡阳证是指机体阳气过度消耗，以致全身功能严重衰竭所形成的证候。亡阴之后很快会亡阳，亡阳之后也会迅速亡阴，最终导致"阴阳离决，精气乃绝"的死亡局面。亡阴与亡阳的临床表现如表 8-6 所示。

表 8-6　亡阴证与亡阳证的临床表现

区别点	亡阴证	亡阳证
面色	面赤颧红	面色苍白
汗出	汗热，味咸而黏	冷汗淋漓，汗出清稀味淡
肢体	肌热肢温	四肢厥冷
呼吸	呼吸急促	呼吸微弱
舌象	舌红干燥	舌淡白而润
脉象	细数疾，按之无力	脉微欲绝，或浮大无根

第二节 气血津液辨证

气血津液辨证是运用气血精津液学说及藏象学说中有关气血津液的理论，对四诊收集的资料进行分析综合，以辨别气、血、津液失调所致病证的辨证方法。

气、血、津液的失调主要体现在两个方面：一是气血津液亏虚，二是运行、代谢障碍。另外，气、血、津液三者之间有着密切的关系，病理上常相互影响，或同时发病，或互为因果，如气滞血瘀、气虚血瘀、气虚津停、气滞津停、气血两虚等，从而增加了病情的复杂性。

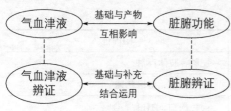

图 8-14 气血津液与脏腑关系示意图

气血津液与脏腑功能活动密切相关（图 8-14），气血津液既是脏腑功能活动的物质基础，又是脏腑功能活动的产物。①从生理角度即人体健康状态来说，气血津液正常地生成、输布、排泄及在此过程中功能的正常发挥，都与脏腑正常的生理功能密切相关，是脏腑正常生理功能的客观反映，即双方同时处于正常状态，互相促进协调。②从病理角度来说，任何脏腑发生病变，不但能引起本脏气血津液失调，也必然影响到全身气血津液发生变化。反之，气血津液发生病变，也必然影响到相应的脏腑组织器官，从而产生多种病理变化，即气血津液往往和脏腑同时处于病理状态。

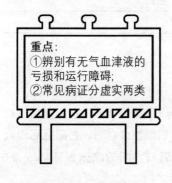

重点：
①辨别有无气血津液的亏损和运行障碍；
②常见病证分虚实两类

气血津液辨证的重点在于诊察患者体内生命物质的盈亏及其功能状态。掌握了气血津液辨证的一般规律，就能为其他各种辨证方法，尤其是脏腑辨证打下良好的基础。在临床实践当中，应用气血津液辨证方法时，必须结合脏腑功能特点，分析属于何脏何腑的功能异常，才能使辨证结论准确而具体。

气血津液辨证是八纲辨证在气、血、津液层面的深化和具体化，阴阳、表里、寒热、虚实八纲当中，虚实两纲应用最多。气血津液的常见病证，有虚实之分。虚证有气虚证、气陷证、气脱证、血虚证、气血两虚证、津液不足证等；实证有气滞证、气逆证、血瘀证、血热证、血寒证等。

气血津液辨证的具体内容，包括气病辨证、血病辨证、气血同病辨证、津液病辨证等。

一、气病辨证

气是构成人体的基本物质，在人体内一刻也不停息地进行着升降出入运动。气包括元气、宗气、营气、卫气、脏腑经络之气，具有推动、温煦、防御、固摄、气化等作用，是激发和调控人体生命活动的原动力。气病主要表现为气的功能减退和气机运行失调（图 8-15）。常见证候有气虚证、气陷证、气脱证、气滞证、气逆证。

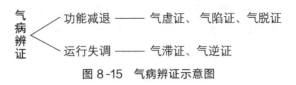

图 8-15　气病辨证示意图

（一）气虚证、气陷证、气脱证

1. 气虚证

① 定义：气虚证是指元（真）气不足，气的推动、温煦、固摄、防御、气化等功能减退，或脏腑组织的机能活动减退所表现的虚弱证候。其中气的功能减退往往表现为全身症状，脏腑"定位"症状不明显；而脏腑组织的功能减退，可能是一脏或者几脏功能减退，有比较明显的脏腑"定位"症状。

② 临床表现：少气懒言，身倦乏力，自汗，活动劳累后诸症加重。或见头晕目眩❶，面色淡白，舌淡苔白，脉虚无力。其中，身倦不是劳累之后疲倦，而是没有干什么活儿，没有做什么事儿，既不累心也不累身，就是觉得累的感觉，如果再活动一下就更加的疲倦了。

③ 辨证要点：少气懒言、身倦乏力、自汗出、舌淡苔白、脉虚无力等。

④ 成因：久病、重病或劳累过度而使元气损耗；或因先天不足，后天失养，而使元气生成不足；或因年老体弱，脏腑机能减退而元气自然衰退等。

⑤ 常见脏腑气虚证：心气虚、肺气虚、脾气虚、肾气虚等。脏腑气虚证各自都有本脏"定位"症状，比如心气虚心悸胸闷，肺气虚咳喘无力、自汗畏风，脾气虚腹胀腹痛、纳少便溏等。

⑥ 发展趋势：气虚则机体无力生化，可致血虚、阳虚；气的气化功能减退，可致水湿潴留，生湿、生痰；气推动无力，可致气滞、血瘀；气之固摄功能不足，而致脏器下垂、久泻久痢，可致气陷；气之防御功能不足，则易感外邪等。可见气虚之后，危险性很多，如图 8-16 所示，外围所示危险都如影随形，随时可能发生。

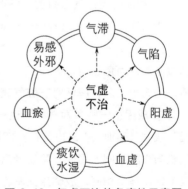

图 8-16　气虚不治的危害性示意图

⑦ 病机：以元气不足，功能减退为主要病机。

2. 气陷证

① 定义："气陷证"是指气虚无力升举而反下陷，以气坠、内脏下垂为主要表现的虚弱证候。

② 临床表现：久泻久痢，腹部有坠胀感，或便意频频，或脱肛、子宫脱垂，肾、胃下

---

❶ 目眩，指眼前发黑。

垂，伴见头晕眼花、耳鸣、倦怠乏力、舌淡苔白、脉弱。

气陷证是气虚证的进一步发展，或者是气虚的一种特殊表现形式，当气虚至内脏不能维持在相对平衡位置而下垂的时候，气虚证就成为气陷了。所以气陷是在气虚证候群的前提下，再增加新的"下陷"的症状。气陷的病势是向下的，向下的感觉即气坠感；脏器位置下移，比如子宫脱垂、脱肛、胃下垂、肾下垂等；气血下移，头部得不到充分的气血供应，以致头晕眼花、耳鸣等。

③ 辨证要点：内脏下垂、久泻久痢与气虚之象并见。既有气虚证的一般症状，又有久泻久痢、腹部坠胀、便意频频、内脏下垂等气机下陷的定性症状。

④ 常见脏腑：脾主升，一"升"水谷精微，二维持固定脏器在其平衡高度位置。气陷证除元气不足之外，从脏腑角度来说，主要是脾气不足，所以气陷证又称为"中气下陷证""脾气下陷证""脾虚气陷证"等。

⑤ 病机：以气虚无力升举而致下行太过为主要病机。

3. 气脱证

① 定义：气脱证是指元气亏虚已极，气息欲脱，以气息微弱、昏迷或昏仆、汗出不止、脉微欲绝等为主要表现的危重证候。气脱是在元气亏虚至"极"时发生的，是危急重证，应及时抢救。

② 临床表现：呼吸微弱而不规则，昏迷或猝然昏倒，汗出不止，口开目闭，手撒身软，大小便失禁，面色苍白，肢厥身凉，舌质淡白，苔白润，脉微欲绝等症。

③ 辨证要点：气息微弱，昏迷或昏仆，汗出不止，面色苍白，脉微欲绝。

④ 证候分析：元气亏虚到极点，五脏之气皆欲衰竭。其中，肺主气司呼吸，肺气衰竭则呼吸微弱或不规则；心主血脉，藏神，其华在面，心液为汗，心气衰竭，则神情淡漠或昏愦，脉微欲绝，面色苍白，大汗不止；脾主肌肉、四肢，开窍于口，肝藏血主筋，开窍于目，肾藏精，开窍于二阴，脾肝肾三脏气衰微竭，所以口开目张，手撒身软，二便失禁。

⑤ 成因：气脱多为气虚的进一步发展，可在大汗、大吐、大泻、大出血后出现，"气随津脱"或"气随血脱"，也可在长期饥饿、极度疲劳、急性中毒、严重外伤等状况下迅速出现。气脱与亡阳常同时出现，除肢厥身凉为亡阳的主要特征，气息微弱欲绝为气脱的主要特征外，其余证候基本相同，故临床又常称为"阳气虚脱"。

以上气虚证、气陷证、气脱证均属于气虚类证候，气陷证、气脱证均为气虚证的发展，气虚证则是基础的病理变化概括。

（二）气滞证、气逆证

1. 气滞证

① 定义：人体某一部位或某一脏腑经络气机阻滞，运行不畅所表现的证候，称为"气滞证"。

滞是停滞，气滞是局部问题，如果全身气机都停止运行，生命就不存在。很多疾病都或多或少地存在着气滞，但临床并不能将其诊断为气滞，气滞是以气机不畅为主症的病变。

②临床表现：胸胁脘腹等处胀闷、疼痛，症状时轻时重，部位常不固定，可为窜痛、攻痛，嗳气或矢气之后胀痛减轻，舌淡红，脉弦。

气滞证的症状特点主要概括为三个字：闷、胀、痛。疼痛为胀痛、走窜痛；气停滞在某处不动，致使局部气增多，就"憋住气"了，所以"出点儿气"就会好受一点儿，嗳气、矢气都是出气，可使气机暂时通畅，所以疼痛减轻。气滞的轻重可随情绪变化而变化，一般情志不舒会加重，情绪良好则会减轻。气滞证脉弦，脉弦为气机不利、脉气不舒之象，舌象没有明显变化。

③辨证要点：以胀闷疼痛、脉弦，并随情志波动而变化为辨证依据。以胸胁脘腹胀痛、部位不固定、症状时轻时重为定位症状。

④成因：如图 8-17 所示，一是情志不遂，情志不舒，"气儿"不顺，气就运行不畅，引起气滞，不通则痛，所以人在生气时，会引起胸胁、脘腹痛。二是饮食失调，阻塞气机，使气停滞。三是感受外邪或者内生病理产物。感受外邪或外伤闪挫等，均可引起气机阻滞；病理产物如结石、痰饮、瘀血等可引起气滞。四是脏腑虚弱，运行乏力。如阳气虚弱、阴寒凝滞，也可引起气滞。气滞多见于疾病的早期，有"初病在气"的说法。所以如果能在气滞阶段治疗，好多疾病便不会加重和发展。

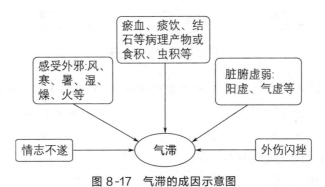

图 8-17　气滞的成因示意图

⑤病机：以气机运行不畅，阻滞于某一内脏或某一部位为主要病机。

⑥常见脏腑：常见的气滞证有肝气郁滞证、胃肠气滞证、肝胃气滞证等。肝主调畅情志，肝经循行于胁肋部，脘腹为胃肠所在，所以气滞证最常见的疼痛部位为胸胁脘腹。嗳气、肠鸣矢气❶都是胃肠气滞要通的表现，所以嗳气矢气后往往气滞症状会减轻。

⑦发展趋势：气滞可致血行不畅而形成瘀血；或与瘀血同时为病而成气滞血瘀；气机郁滞日久可化热、化火；气滞可影响水液代谢而生痰湿水饮，成痰气互结、气滞湿阻、气滞水停等证（图 8-18）。

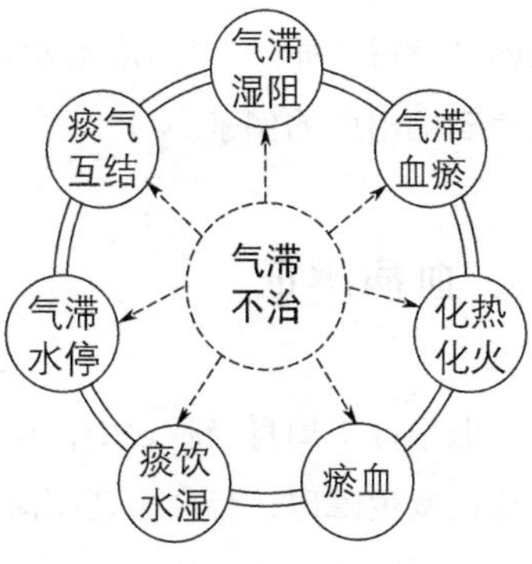

图 8-18　气滞不治的危害性示意图

———————————

❶ 矢气，又名失气，转矢气，指从肛门排出的气，俗称"放屁"。

2. 气逆证

① 定义：气逆是体内气升降失常，应降反升或者升发太过所表现的证候。

气逆是在气滞的基础上发生的，气滞在"高位"，以致"上部"气太多，其核心是气机升降失常，即气本该向下运动，但反而向上，或者是下降的"深度"不够，比如胃主通降，以降为顺，如果胃气不降反升，或者降得不够，是为气逆；或者气向上运动的"高度"超过了正常水平，也为气逆，比如肝主疏泄，主升发，如果升发太过，是为气逆。

② 临床表现：常见气逆证见图 8-19。肺气上逆，则见咳嗽、喘息；胃气上逆，则见呃逆、嗳气、恶心、呕吐；肝气上逆则见眩晕、头胀痛，甚则昏厥、呕血等。

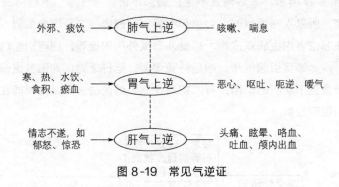

图 8-19　常见气逆证

③ 辨证要点：以肺、胃、肝等脏腑气滞为辨证依据，以肺气上逆之咳嗽、喘息；胃气上逆之恶心、呃逆、嗳气；肝气升发太过之头晕、昏仆、呕血等为定位症状。

④ 成因：外邪、痰饮犯肺，易致肺气上逆；寒、热、水饮、食积、瘀血等易致胃气上逆；情志不遂，如郁怒惊恐易致肝气上逆。

⑤ 病机：气机升降失常，气逆于上为主要病机。

从气机失调之气滞与气逆来看，二者离不开肝、胃、肺，尤其是离不开肝。情志不遂，易致肝气上逆，肝气上逆则气血上冲，轻则眩晕、头痛，重则吐血、咯血、脑出血。所以我们常说的"气得头痛""气得眼前发黑""气晕了""气得吐血"等是符合中医理论的。临床上也常见气到脑出血的例子。

二、血病辨证

血循行于周身经脉之中，遍布于机体脏腑内外，脏腑功能失调，或外邪入侵，使血的生成或运行发生障碍，就会出现相应的"血病"，血从来没有生成过多的情况，总是生成不足，所以"血病"依然是血液亏损与运行障碍两方面的失调。临床常见的血证主要有血虚证、血脱证、血瘀证、血热证、血寒证等。

（一）血虚证与血脱证

1. 血虚证

① 定义：血虚指血液不足，不能濡养机体的病理表现。

血虚有两个方面的不足：一是血液的"量"不足；一是血液的"功能"不足。量不足表现为全身血液亏损，功能不足往往表现为对人体某些部位的营养供应水平降低或滋润作用减弱。

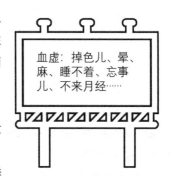

血虚：掉色儿、晕、麻、睡不着、忘事儿、不来月经……

② 临床表现：面色淡白无华或萎黄，口唇、眼睑、爪甲、舌质颜色淡白，头晕眼花，心悸健忘，多梦，手足发麻，妇女月经后期、量少色淡，甚至闭经，脉细无力。

③ 辨证要点：以面、睑、唇、甲、舌颜色浅淡，头晕心悸多梦，脉细为辨证要点。

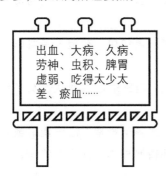

出血、大病、久病、劳神、虫积、脾胃虚弱、吃得太少太差、瘀血……

④ 成因：导致血虚的原因主要有两方面。一为血液耗损过多，也就是"用得太多"，这主要见于各种出血之后，或久病、大病之后，或劳神太过，暗耗阴血，或虫积肠道（比如血吸虫）耗吸营血等。二为血液生化不足，也就是"生得太少"，可见于脾胃虚弱，或进食不足，或其他脏腑功能减退不能化生血液，或瘀血阻塞脉络，影响新血化生，致"瘀血不去新血不生"等。

⑤ 病机：以血液不足，脏腑组织失于濡养为主要病机。

⑥ 常见脏腑：心主血脉，肝藏血，所以有心悸、失眠多梦或头晕目眩、手足拘挛麻木、月经量少色淡等心、肝病症的"定位症状"，以心血虚证、肝血虚证最为常见。

2. 血脱证

① 定义：指突然大量出血或长期反复出血，以致血液脱失，人体功能严重失养的危重证候。可见，血脱证的发生以突然大出血或以长期失血为前提条件。

② 临床表现：面色苍白、头晕、眼花、心悸、舌淡枯白，脉微或芤❶，且与血虚证共见（即同时有血虚的证候）。

③ 成因：大量失血以致血液突然耗失，比如呕血、咯血、便血、崩漏、外伤失血、分娩过程中大出血等；或者长期失血，血虚进一步发展，导致血液亡脱。

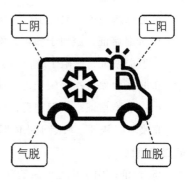

亡阴　亡阳　气脱　血脱

---

❶ 芤（kōu）脉，浮大而软，按之中央空，两边实，似手指按葱管的感觉，即宽大而中间有空虚感的脉搏。芤脉脉位偏浮、形大、势软而中空，是脉管内血量减少、充盈度不足、紧张度低下的一种状态。

气脱证、血脱证、亡阴证、亡阳证，都是生死存亡边缘的危证，常可相互影响并同时存在，临床不易严格区分，诊断时主要辨别何种亡脱在先。亡阳、血脱均可见面色苍白、脉微；亡阴、亡阳、气脱均有汗出的特点。亡阴证有身热口渴的特征，亡阳证以肢厥为特征，气脱证以气息微弱最为突出，血脱证有血液大量耗失的病史。

（二）血瘀证、血热证与血寒证

1. 血瘀证

　　① 定义：由瘀血引起的病证，称为"血瘀证"。凡是离经之血（离开了脉道的血）不能及时排出体外，停留在体内，或血行不畅，阻塞于经脉之内（在血管中），瘀积于脏腑组织器官之中，均称为"瘀血"。即瘀血的形成有两个途径，一是出血，一是血流缓慢，瘀血停聚在体内、脉管内外。

　　② 临床表现：有疼痛、肿块、出血、瘀血色脉征等方面的表现。

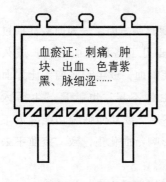

血瘀证：刺痛、肿块、出血、色青紫黑、脉细涩……

　　a. 其疼痛的特点：刺痛、痛处拒按、固定不移、夜间疼痛加重。

　　b. 肿块的特征：在体表者为青紫色包块，在腹内者可以触摸到，质硬，且推之不移。

　　c. 出血的特征：反复出血不止，色紫暗或有血块，女子经闭或崩漏。

　　d. 瘀血的色脉征：面色黧黑，或唇甲青紫、舌质紫暗或有瘀点瘀斑，或舌下络脉曲张或腹部青筋显露，或皮下紫斑，或皮肤出现丝状红缕，或肌肤甲错，脉细涩。

　　③ 辨证要点：以痛如针刺、痛有定处、肿块固定、出血色紫有块、皮肤紫斑、唇舌指甲青紫、脉涩为辨证依据。

　　④ 常见脏腑组织：血液是流于全身的，所以瘀血可以停聚在身体任何地方。停聚部位不同，临床表现各异。

　　a. 心脉痹阻证：瘀阻于心，可见心悸、胸闷、心痛，口唇指甲青紫，也可见发狂。

　　b. 肺血瘀证：瘀阻于肺可见胸痛、咳血。

　　c. 肝血瘀证：瘀阻于肝，可见胁痛、胁下肿块。

　　d. 胃肠血瘀证：瘀阻于胃，可见呕血、大便色黑如柏油。

　　e. 瘀阻胞宫证：瘀阻胞宫，可见痛经、月经不调、经色紫暗成块。

　　f. 瘀阻肌肤证：瘀阻于肢体肌肤局部，可见局部肿痛青紫，舌质紫暗或有瘀斑、瘀点，脉细涩或结代。

　　⑤ 兼证：由于引起血瘀的病因不同，临床常见气滞血瘀、气虚血瘀、寒凝血瘀、瘀热互结、痰瘀互结等。另外瘀血影响气化，阻滞水液的输布，还可形成血瘀水肿证。

　　⑥ 病机：本证以血行不畅、瘀阻体内为主要病机。

2. 血热证

① 定义：指脏腑火热炽盛，热邪侵扰血分，迫血妄行，以出血、疮疡与实热症状为主要表现的证候，又称"血分热证"，为实热证。病位为血分与脏腑，症状分三组，包括出血、疮疡与实热。

② 临床表现：咳血、吐血、衄血、尿血、便血，妇女月经提前，量多或崩漏；或局部疮疡红肿热痛；或伴身热、口渴、心烦，甚则躁狂，舌质红绛，脉数。

③ 辨证要点：以各种出血症状和实热症状并见为辨证依据，即血热证 = 出血 + 实热证。

④ 成因：一是外感火热之邪；二是其他病邪化热传入血分；三是情志过激，五志化火；四是过食辛辣等，致火热内生侵扰血分。

⑤ 病机：以血分有热，血行加速或妄行为主要病机。

⑥ 常见脏腑：血热所伤脏腑不同，出血部位及症状各异。肺络伤则咳血；胃络伤则吐血；肾及膀胱络伤则尿血；肠络伤则便血；衄血有鼻衄、齿衄、舌衄、肌衄等，都与脏腑火热炽盛，脉络破损而致血溢出脉外有关；女子胞络受损，则月经量多；血热内扰心神，则心烦失眠甚至躁狂；火热壅聚于局部，则局部疮疡红肿热痛。热在血分，血行加速，血脉充盈，则发热、面红、目赤。

3. 血寒证

① 定义：血寒证是指寒邪客于血脉，凝滞气机，以致血液运行不畅所表现的证候，即血分的寒证。

② 临床表现：手足、颜面、耳垂、巅顶（指头顶最高处）等局部冷痛、肤色紫暗发凉，形寒肢冷，得温则减；或少腹拘急冷痛；或痛经，或月经后期，经色紫暗，夹有血块；舌淡紫，苔白润或滑，脉沉迟或弦紧或涩。

③ 辨证要点：以身体局部冷痛和寒性症状并见为辨证依据。即血寒证 = 局部冷痛 + 寒证。

④ 病机：以寒伤血脉，血行不畅为主要病机。

三、气血同病辨证

气与血构成一对阴阳关系，气与血相互依存、相互制约，"气为血帅，血为气母"，气能生血、行血、摄血，血能载气、养气。气与血的阴阳消长关系，往往是同长同消。若气虚，则血生化减少，就会血虚，形成气血两虚证；气虚则行血力量不足，血就会瘀滞，形成气滞血瘀证；气虚无力统摄血液，血液就会不受控制，溢出血管之外，表现为气不摄血证。血对于气有濡养与运载作用，如果血虚，则无力载气，气就随之虚少，亦形成气血两虚证；如果血虚严重，则气就会失去依附，阳气就会浮越，涣散而不收，表现为气随血脱证。所以气血同病证常见证候有气血两虚证、气不摄血证、气随血脱证、气滞血瘀证（图8-20）。气血同病证候的临床表现如表8-7所示。

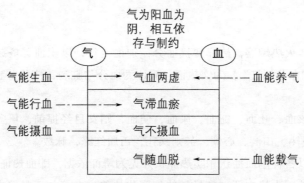

图 8-20 气血同病原理示意图

表 8-7 气血同病证候的临床表现

证候	主证	兼证	舌脉
气血两虚证	神疲乏力，气短懒言，眩晕，面色淡白或萎黄	心悸，失眠健忘，唇甲色淡，或食少乏味，或手足麻木	舌淡而嫩，脉象细弱
气不摄血证	吐血、便血、尿血、崩漏、衄血（齿衄、肌衄）等慢性出血	面色淡白，神疲乏力，气短懒言，食少纳呆，头晕心悸，皮下青紫色斑块	舌质淡白，脉虚软细弱
气随血脱证	大失血时，出现面色苍白、大汗淋漓、气少息微	四肢厥冷、神情淡漠或昏愦[1]，甚则晕厥	舌淡，脉细微无力
气滞血瘀证	局部胀满、走窜疼痛，或刺痛，痛处固定，拒按	情志抑郁、性情急躁，局部肿块固定，肿胀青紫，面色晦暗，肌肤甲错，妇女可见经闭或痛经，经色紫黯有块，乳房胀痛等	舌紫黯或有瘀斑，脉弦涩

① 昏愦，头脑昏乱，神志不清，糊涂。

　　气血同病诸证的临床表现存在一定的规律性：气血两虚 = 气虚 + 血虚；气滞血瘀 = 气滞 + 血瘀；气不摄血 = 气虚 + 慢性出血；气随血脱 = 大出血 + 气脱。除气滞血瘀证舌色紫黯外，其余三证，舌色都是淡白。气不摄血与脾统血功能关系密切，所以气不摄血证有食少纳呆的脾虚症状。心主血脉，四证均有心的"定位"症状，如心悸、失眠健忘、神情淡漠和昏愦等。气滞血瘀证在四证中，气机最为不畅通，因为瘀血会加重气滞，有肝的"定位"症状，如急躁、抑郁。

四、津液病辨证

　　津液是人体内正常水液的总称。津液具有滋润和濡养功能，是构成人体、维持生命活动的基本物质。津液的病证可概括为津液不足和水液内停两个方面，与气病类似，同样一为不足，一为运行障碍。水液内停又包括水肿和痰饮两种病证。停聚的水液不再是津液，而是排不出体内的"液体废物"，对人体没有滋润与濡养作用，属于病理产物。

（一）津液不足证

① 定义：津液不足证又称为"津伤""津亏"，是指脏腑组织、官窍失去津液滋润濡养所形成的病理现象，属于"内燥证"。

② 成因：或为脾胃虚弱，运化无权，以致津液生成减少，或因高热、大汗、大吐、大泻、多尿等致津液丢失、耗伤太过，造成津液不足证。

③ 临床表现：口干咽燥，渴欲饮水，唇焦或裂，皮肤干燥，甚至枯瘪，目眶深陷，小便短少，大便干燥，舌红少津，脉象细弱等。津液不足证的临床表现，可用"干燥"来概括，我们也可以将其称作"干证"。

④ 辨证要点：以肌肤、口唇、舌咽干燥，尿少便干等干燥症状为辨证依据。

⑤ 病机：以津液减少，脏腑组织官窍失于濡养为主要病机。

⑥ 常见脏腑：以肺、胃、大肠津液不足多见。有肺燥津伤、胃燥津伤、肠燥津伤等证。

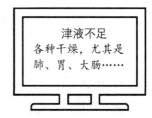

津液不足
各种干燥，尤其是肺、胃、大肠……

（二）水液内停证

水液内停是指肺、脾、肾对水液的输布排泄功能失调，以致水液排出减少而停聚于体内所表现的多种证候。临证中有水肿证、痰饮证。

1. 水肿证

体内水液停聚，泛溢肌肤，引起头目、四肢、胸腹甚至全身浮肿的病症，称为"水肿证"。水肿证以八纲辨证中的阴阳、虚实来区分，可分为"阳水"与"阴水"。水肿性质属实者，称为"阳水"，常由外感风湿邪气，或水湿浸淫等引起，为实证之水，邪气亢盛，正气尚足。水肿性质属虚者，称为"阴水"，常由久病正气虚弱，脾肾阳虚引起，为虚证之水，主要矛盾为正气亏虚。

2. 痰饮证

痰饮是机体水液代谢障碍形成的病理产物，稠浊者为"痰"，清稀者为"饮"。痰饮由外感六淫、内伤七情，导致肺、脾、肾等脏腑功能失调，水液代谢失常所引起。痰饮停滞于某些脏腑所表现的病证，分别称为"痰证""饮证"。无论是痰还是饮都可以停聚在身体各个部位，从而表现出不同的症状。

（1）痰证

痰，直接视之可见的，比如我们平常咳嗽吐出来的痰，称为"有形之痰"；停滞在脏腑经络等组织中的痰，人的肉眼是看不到的，称为"无形之痰"。无形之痰是否存在，是根据患者所表现的症状来确定的。如患者肢体麻木、屈伸不利、半身不遂，我们就可判断患者脏腑经络中存在着无形之痰。

痰有个最重要的特性就是可以随气机流向全身，可停滞于经络、皮下、肺、胃、心等脏腑，也可停于咽喉、头部等，症状各异，表现如图 8-21 所示，瘰疬、瘿瘤、乳癖都可由痰引起，属痰证。

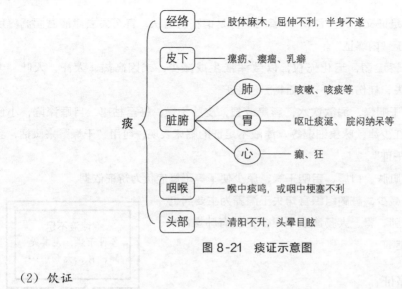

图 8-21　痰证示意图

（2）饮证

"饮"同样可停聚于胸膈、胸胁、胃肠、四肢肌肤等，其中停于胸膈称为"支饮"；停于胃肠，称为"痰饮"；停于胸胁，称为"悬饮"；停于四肢肌肤，称为"溢饮"，各自表现如图 8-22 所示。注意，此处"痰饮"为狭义痰饮，特指饮留于胃肠，与广义指所有水液代谢障碍的病理产物的痰饮有别。

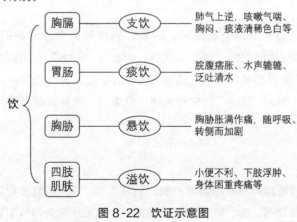

图 8-22　饮证示意图

第三节　脏腑辨证

脏腑辨证，概念确切，内容具体，系统完整，极为重要，好学好用。

由前面八纲辨证与气血津液辨证可以看出，八纲辨证的理论基础是阴阳学说，气血津液辨证的理论基础是气血精津液理论，后者与脏腑的联系要比八纲辨证密切，内容也更加具体化。脏腑辨证则是在藏象理论的指导下，对四诊所得的全部病情资料进行分析归纳，以判断脏腑病变部位、性质、正邪盛衰等情况的一种辨证方法。尽管中医的辨证方法很多，且各有特色，但脏腑辨证因为具有概念确切、内容具体、系统完整等特点，更宜于临床掌握与运用，因而成为中医辨证体系中极为重要的一种基本辨证方法，为内、外、妇、儿临床各科普遍采用。

脏腑辨证的内容包括脏病辨证、腑病辨证、脏腑兼病辨证三部分。其中五脏辨证是脏腑辨证的主要内容，六腑辨证多根据表里关系而归属于相应脏病之中。

当然，脏腑辨证也不是独立在运用，我们仍然可以看到八纲辨证和气血津液辨证在其中的运用。比如，基本上每一脏的脏病，都可以分为虚、实两大类，就是八纲辨证之虚、实两纲的运用。

另外，所有脏病，都可以看作是脏腑阴阳气血的失调。五脏的阴阳气血，是全身阴阳气血的重要组成部分。气和阳，均有温煦和推动脏腑生理活动的作用，故阳和气常常合称为"阳气"；血和阴，均有濡养和宁静脏腑组织及精神情志的作用，故常合称为"阴血"。但从阴阳气血和各脏的生理活动的关系来说，阳和气，阴和血，又有区别、不是完全等同的。一般来说，脏腑的阴阳，代表着脏腑生理活动的状态，是兴奋还是抑制，是上升还是下降，是发散还是闭藏。脏腑的气血，是各脏腑生理活动的物质基础，气不仅具有推动和温煦各脏腑生理活动的作用，同时还有对脏器和体内液态物质等的固摄作用。

脏腑的阴阳气血是人体"正气"的表现，脏腑辨证中，我们还可以看到"邪气"的身影，比如六淫、七情、饮食劳倦、病理产物等俱有涉及，因为人的疾病除了正气不足，就是邪气来犯。

一、心与小肠病辨证

心居胸中，心包络护卫于外，为心之宫城，与小肠相表里，手少阴心经循臂内侧，心开窍于舌，其华在面。其主要生理功能为主血脉与主神志，心的病变主要表现为血液运行和神志活动的异常两个方面。常见症状有心悸、怔忡、心痛、脉结或代；心烦、失眠、多梦、健忘，甚至神昏、谵妄、癫狂等。

小肠主液，受盛化物，泌别清浊，常见症状为小便赤涩灼痛、尿血等。辨证要辨出病位，以上症状，就是"心病""小肠病"的"定位症状"。

图 8-23 为心与小肠病辨证示意。

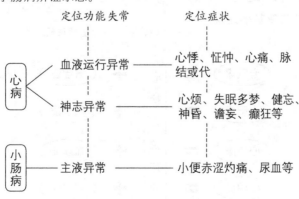

图 8-23　心与小肠病辨证示意图

心病证候，有虚、实、虚实夹杂三类。

（一）心病虚证类

心病虚证有气、血、阴、阳诸虚。主要包括心气虚证、心阳虚证、心阳暴脱证、心血虚证和心阴虚证。

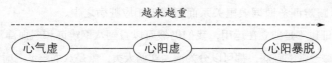

心脏的阳气虚弱，甚至衰竭脱失所表现的一类证候，按其程度的轻重分别称为心气虚证、心阳虚证、心阳暴脱证。其中心气虚证是基础证，心阳虚证在心气虚的症状基础上增加了畏寒肢冷等"虚寒"象。心阴血不足，心失所养的一类证候中，若因心血不足，失于濡养所表现的证候，称为"心血虚证"；心阴亏虚、失于滋养所表现的证候，称为"心阴虚证"。心病虚证的证候比较如表 8-8 所示。

表 8-8　心病虚证比较

分类	证类	相同症	不同症
阳气虚类	心气虚证	心悸，胸闷，自汗，面色淡白	神疲乏力，气短，动则尤甚，舌淡苔白，脉虚
	心阳虚证		面色㿠白，畏寒肢冷，心胸憋闷或痛，舌质淡胖或紫暗，苔白滑，脉沉弱或结代
	心阳暴脱证		冷汗淋漓，四肢厥冷，面色苍白，神志模糊或昏迷，呼吸微弱，口唇青紫，舌质淡紫，脉微欲绝
阴血虚类	心血虚证	心悸怔忡，失眠多梦	头晕健忘，面色淡白无华或萎黄，唇色淡白，脉细弱
	心阴虚证		五心烦热，潮热盗汗，颧红，舌红少津，少苔，脉细数

表 8-8 所列内容中，"相同症"，多属于心病的定位症状，尤其是心悸、胸闷等，而自汗是气虚与阳虚的共同症状。如前所述，每个脏腑都有自己的"语言"，心的"语言"就是心悸、胸闷、血液运行失常、神志失常等。其次，各证的症状是有规律的，都是基础证的"症状群"的叠加。所以只要熟练掌握基础证的"症状群"，就可触类旁通。图 8-24 中的阴阳气血虚四大虚证与亡阳证，都可算基础证候。

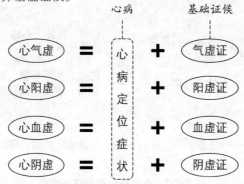

图 8-24　心病虚证示意图

（二）心病实证类

心病实证类主要包括痰迷心窍证、痰火扰心证和心火亢盛证（表8-9）。

若痰浊阻闭心窍，以致神志异常所表现的证候，称为"痰迷心窍证"。痰迷心窍的前提，是人体内先有痰浊。痰浊往往因为情志不遂，气郁痰凝，或感受外邪而酿生。生出的痰浊随气机上下，阻滞于心就会影响心主神志的功能，表现为神志失常。

若痰火扰乱心神，以致神志失常所表现的证候，称为"痰火扰心证"。痰火扰心证，邪气有二，一为痰，二为火，二邪相偕作祟。成因往往是由忧思郁怒日久，气郁化火，煎熬津液为痰；或外感热病，灼津为痰，致使痰火二邪扰乱心神。这两个成因，都是先有火，后有痰，痰由火热之邪煎灼津液而来。

心经火热炽盛所形成的实热证候，称为"心火亢盛证"。此证邪气只有火邪。成因或为暑邪内侵，或因情志郁结，气郁化火，或因过食辛辣、温补之品化热。

表 8-9　心病实证比较

证候	主症	兼症	舌脉
痰迷心窍证	精神抑郁，意识模糊，甚至昏不知人	面色晦暗，胸闷多痰，喉中痰鸣；或神志痴呆，喃喃自语，举止失常；或突然昏仆，不省人事，口吐涎沫，手足抽搐，口出猪羊叫声	舌淡白腻，脉滑
痰火扰心证	心烦失眠，神昏谵语，或狂躁妄动，打人毁物，不避亲疏	发热，口渴气粗，面红目赤，尿黄便秘，吐痰黄稠，或喉间痰鸣	舌红苔黄腻，脉滑数
心火亢盛证	心胸烦热，失眠，或狂躁谵语	面赤口苦，尿黄便干；或吐血、衄血；或肌肤疮疡、红肿热痛	舌尖红赤，苔黄，脉数有力

上述三个实证，邪气分解只有痰与火，基础证候有痰证、热证、实证。病位都在心，所以都有心病的定位症状，主要表现为神志异常，上述基础证症状列举如下。

① 痰证：痰鸣，吐痰黄稠，舌苔腻，脉滑等。

② 热证：发热，面红目赤，口渴，尿黄便秘，口苦，肌肤疮疡红肿热痛，各种出血，舌红苔黄，脉数等。

③ 实证：躁动，亢奋，有余，不通，气粗，狂躁，谵语，脉有力等。

④ 心病：神志异常的表现很多，比如神昏谵语，不避亲疏，打人毁物，失眠，心烦，精神抑郁，神志痴呆，喃喃自语，舌尖红赤（舌尖候心肺）等。

因此，可以将心病证的表现较为简单地理解为：心火亢盛证 = 心病 + 热证；痰火扰心证 = 心病 + 痰证 + 火证；痰迷心窍证 = 心病 + 痰证。当然实际情况不是这样简单地直接相加，但其基本构成因素还是很容易辨认出来的。

（三）心病虚实夹杂证

虚实夹杂证最根本的特征是正气虚的同时邪气实，二者叠加为虚实夹杂。心病虚实夹杂证临床常见的有心脉痹阻证，心脉指心脏的脉络，当心脏的脉络被堵住不畅通的时候，就称为"心脉痹阻"。

痹者，闭也，痹的本义是阻闭不通。能使心脉痹阻的邪气有瘀血、痰浊、寒邪、气滞等。痰饮、瘀血、气滞的产生都是人体正气不足的表现，人年老体弱或者长期生病都会正气亏虚，正气虚则心阳不振，温暖气血、运行气血的能力变差，就会导致瘀血、痰浊、寒邪、气滞等痹阻心脉而发为心脉痹阻证。

心脉痹阻证根据致病因素也就是病邪的不同，分为瘀阻心脉证、痰阻心脉证、寒凝心脉证和气滞心脉证。本证的特点是本虚标实。"本虚"，指正气虚，心阳不足；"标实"，指邪气瘀血、痰浊、寒邪、滞气等亢盛。心脉痹阻证比较见表 8-10。

表 8-10　心脉痹阻证比较

证候	相同症	不同症	疼痛特点	病邪
瘀阻心脉证	心悸怔忡，心胸憋闷疼痛，痛引肩背内侧，时发时止	心胸疼痛如针刺，舌质紫暗或瘀点、瘀斑，脉细涩中结代	刺痛	瘀血
痰阻心脉证		心胸闷痛，体胖多痰，身倦困重，舌苔白腻，脉沉滑	闷痛	痰浊
寒凝心脉证		心胸剧痛暴作，得温痛减，畏寒肢冷，舌淡苔白，脉沉迟或沉紧	剧痛	寒邪
气滞心脉证		心胸疼痛而胀，胸胁胀闷，善太息，舌淡红或暗红，苔薄白，脉弦	胀痛	滞气

从表 8-10 可以看出，无论什么原因造成的心脉痹阻，都有共同的心脉痹阻症状，即表格中的"相同症"。另外，造成痹阻的病邪不同，兼证不同，从表 8-10 可以看出，分别为瘀血、痰饮、寒邪、气滞的"症状群"，即表中的"不同症"。从"相同症"的表现可以看出，不通则痛，无论是什么病邪造成的心脉痹阻都会造成心胸部位疼痛。肩背内侧是手少阴心经循行经过的部位，所以疼痛时会牵扯到肩背内侧一起疼痛。疼痛时发时止，是因为痹阻的程度不是恒定不变的，心阳虚的情况也是随着人的身体状态有一定的波动范围的，当身体状况较好，痹阻的程度就会减轻，甚至可能暂时通畅，就不疼痛了，当劳累、情绪不良时，心脉就重新被痹阻，疼痛再次发作，这就是时发时止的原因。

（四）小肠病辨证

心与小肠相表里，即心与小肠有特殊的亲和性。心有实火可移热于小肠，小肠有实热，可沿着经络上炎于心。小肠主液，小肠有热，无论是由心火下移而来，还是小肠本身有实火都会出现小便异常，表现为小便赤涩、尿道灼痛，甚则尿血。同时舌红苔黄，脉数，往往兼有口舌生疮，赤烂疼痛。

二、肺与大肠病辨证

肺位于胸中，与大肠互为表里，其主要生理功能是主气、司呼吸、主声音，主宣发、肃降，通调水道，朝百脉主治节。

肺的主要病变主要表现为宣降失常和通调水道异常两方面。常见症状有鼻塞流涕、喉痛、胸痛、咳嗽、哮喘、咳痰、咯血、声音异常等。

大肠的主要生理功能是主传导、排泄糟粕，大肠的主要病变表现为传导失常而见便秘或腹泻，即大便异常。

图 8-25 为肺与大肠病辨证示意图。

肺病同样分成虚、实两类。

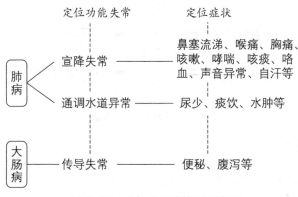

图 8-25　肺与大肠病辨证示意图

（一）肺病虚证类

肺病虚证以气虚和阴虚多见，主要包括肺气虚证和肺阴虚证（表 8-11）。

1. 肺气虚证

"肺气虚证"是指肺气不足，即肺的功能不足，其主气与卫外功能失职所表现的虚弱证候。肺气虚的形成原因，或为久病咳喘，耗伤肺气以致肺气虚；或者因为脾虚，人体精气化生不足，肺失充养所致。即或为肺气过度消耗，或因肺得不到应有的营养供应而起。

2. 肺阴虚证

"肺阴虚证"是指肺的阴液不足，以致肺失滋润所表现的虚热证候。阴液不足，即肺中津液不足，津液起滋润与濡养作用，肺中津液不足，肺失滋润，津液为阴，阴虚则热，为虚热。肺阴虚证的形成原因主要有以下几个方面：①由热病灼阴或燥邪伤阴，热邪耗气伤津，燥邪伤津液和特异性伤肺。②由痨虫❶侵蚀肺部所致。③由久咳久咯，耗伤肺气和阴液所致。

表 8-11　肺病虚证比较

证候	肺病定位症状	兼证定性症状	辨证依据
肺气虚证	咳喘无力、气短、动则益甚，咳痰清稀，语声低微等呼吸功能减弱的症状	神疲乏力、懒言、自汗、面色淡白、舌淡苔白、脉虚无力	咳喘无力、吐痰清稀和气虚症状同时出现
肺阴虚证	咳嗽无痰或痰少而黏，不易咳出甚至痰中带血、胸痛、声音嘶哑等	五心烦热、颧红盗汗、口干咽燥、形体消瘦、舌红少苔或无苔、脉细而数	干咳无痰或痰少而黏和虚热症状同时出现

　　由表 8-11 可以看出，与心病虚证类似，肺病虚证（图 8-26）同样可由基础证候组合而成。肺气虚除肺的定位症状外，同时具有气虚证的症状组合；而肺阴虚证，则是除肺部定位症状外，同时出现了阴虚证的症状组合。

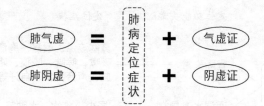

图 8-26　肺病虚证示意图

（二）肺病实证类

　　正气不虚且邪气亢盛者为实，导致肺病实证的邪气多为六淫与病理产物，具体为风、寒、燥、热和痰饮等。肺病实证主要包括风寒犯肺证、风热犯肺证、燥邪犯肺证、痰浊阻肺证和痰热壅肺证等（图 8-27）。

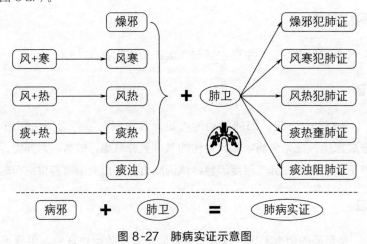

图 8-27　肺病实证示意图

---

　　❶ 古代的医学不发达，人们以为肺结核是感染了一种虫所致，这种虫就是"痨虫"，现在可以将痨虫理解为肺结核杆菌。

风寒侵袭人体，以致肺卫被束所形成的证候，称为"风寒犯肺证"；风热侵袭，导致肺卫受病者，称为"风热犯肺证"；燥邪侵犯肺卫所表现的证候，称为"燥邪犯肺证"；痰浊随气流行，上泛于肺，阻塞于肺，致使肺失宣降所形成的证候，称为"痰浊阻肺证"；若热邪犯肺，炼液为痰，即热邪煎灼津液使成痰浊，或者痰浊在肺中阻塞日久，郁而化热，就形成了痰与热共存于肺的局面。这样，痰热互结，壅滞于肺所形成的实热证候，则称为"痰热壅肺证"。

肺病实证类常见证候及其临床表现见表 8-12。

表 8-12　肺病实证比较

证候	主症	兼症	舌脉	辨证依据
风寒犯肺证	咳嗽，痰白稀薄	恶风寒发热，鼻塞流清涕，头身疼痛	苔薄白，脉浮紧	咳嗽、痰液清稀和风寒在表之象并见
风热犯肺证	咳嗽，痰黄黏稠	发热微恶风寒，流浊涕，或咽喉疼痛，口微渴	舌尖红，苔薄黄，脉浮数	咳嗽、痰黄稠和风热在表之象并见
燥邪犯肺证	干咳无痰，或痰少而黏	口唇、舌、咽、鼻干燥欠润，便干尿少，微有恶寒发热	舌苔薄白或薄黄，干燥少津，脉浮数或浮紧	肺系症状和干燥少津之象并见
痰浊阻肺证	咳嗽气喘，咳痰色白，量多易出	胸闷，喉间痰鸣	舌淡苔白腻，脉滑数	咳嗽、痰多色白，易咯出，而寒热之象不明显
痰热壅肺证	咳嗽气喘，咳痰黄稠，或胸痛，咳吐脓血腥臭痰	息粗，甚则鼻翼煽动，壮热口渴，烦躁不安，大便干结，小便短赤	舌红苔黄腻，脉滑数	咳嗽痰多和热象并见

从表 8-12 可以看出，这五个证当中，风热犯肺证、风寒犯肺证与燥邪犯肺证为表证，均有恶寒发热、苔薄、脉浮的表证表现；而痰浊阻肺证与痰热壅肺证为里证，不恶寒发热，苔不薄，脉不浮。表证病情较轻，里证相对而言病情较重。五证均见咳嗽吐痰，痰为人体的排出物，从所吐之痰的颜色、量、黏稠度方面，可以判断不同病邪。痰白而清稀，为寒；痰黄而稠为热；燥邪犯肺，因津液被燥邪所伤，故无痰或痰量少而黏；痰浊阻肺，痰色白，量多，易咯出；痰热壅肺，除痰之外尚有热邪为患，痰为黄色、质黏，热邪伤肺络，易出血，痰中往往带血。痰浊阻肺和痰热壅肺两证，痰均为主要致病邪气，可见痰证之舌脉，即苔腻，脉滑。五证之兼症，往往表现出病邪的性质，风寒犯肺为寒，流清涕；风热犯肺为热，流浊涕；燥邪犯肺的兼症，显示为"干"；痰浊阻肺的兼症，可听到痰鸣声，为"哮"喘；痰热壅肺的兼症，显示为"热"。从舌苔看，苔黄为热，苔白为寒。燥邪犯肺；若燥与热相结，为"温燥"，则舌苔薄黄；若燥与凉相结，为"凉燥"，舌苔薄白，所以燥邪犯肺的舌脉舌苔列举了黄与白两种情况。另，脉数为热，脉紧为寒。

（三）大肠病证

大肠病证以大肠湿热证为常见。多因感受暑湿热邪，或饮食不洁所致。湿热蕴结于大肠，导致大肠传导失职所表现出来的证候，我们称之为"大肠湿热证"。大肠病证的常见临床表现见表 8-13。

表 8-13　大肠病证的常见临床表现

证候	主症	兼症	舌脉
大肠湿热证	腹痛，里急后重，下利脓血，或暴注下泄，色黄而臭	肛门灼热，小便短赤，身热口渴，或恶寒发热	舌红苔黄腻，脉滑数或濡数

三、脾与胃病辨证

脾胃同居于中焦，二者互为表里关系，共同完成饮食物的消化、吸收与输布。脾的主要功能为主运化、主升清、主统血。脾的病变主要表现为运化水谷、运化水液、升清固摄以及统摄血液等方面的异常。常见的症状有腹胀腹痛，纳呆，便溏泄泻，肢体困重，水肿，脱肛、子宫脱垂等内脏下垂，便血、鼻衄等出血，月经过多，崩漏，紫癜❶等。

胃的主要生理功能为主受纳、腐熟水谷，胃病则受纳、腐熟水谷功能异常。胃主通降，以降为顺，胃失和降，常表现为胃脘胀或痛，食少，恶心，呕吐，呃逆，嗳气等。

图 8-28 为脾与胃病辨证示意图。

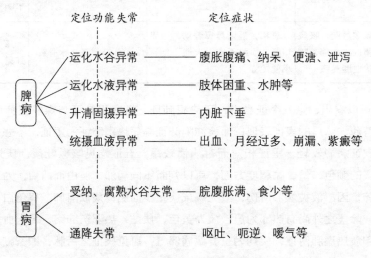

图 8-28　脾与胃病辨证示意图

脾病的证候同样可以分为虚、实两类，虚证有脾气虚、脾气下陷、脾不统血、脾阳虚等，实证有湿热蕴脾、寒湿困脾等。胃病常见的证候为胃阴虚证、胃热证、胃寒证、食滞胃脘证等。其中，胃阴虚证为虚证，其余为实证。

---

❶ 紫癜，以皮肤黏膜出现紫暗色斑块为主要表现的出血性疾患。临床以血液溢于皮肤黏膜之下，出现瘀点、瘀斑、压之不褪色为特征。多发于学龄儿童，常见于西医学血小板减少、紫癜和过敏性紫癜。

（一）脾病虚证类

脾病虚证类主要包括脾气虚证、脾气下陷证、脾不统血证和脾阳虚证。

脾病虚证指脾气不足，功能减弱所形成的一类证候。脾有多方面的功能，不同的功能不足，分别形成不同的虚证。其中，脾气不足，运化失常所表现的证候，称为"脾气虚证"，脾气虚证主要是运化水谷功能失常；若脾气虚，升举无力反而下陷所形成的证候，则称为"脾气下陷证"，也称为"中气下陷证"，中气下陷主要是脾主升清功能中的固摄脏器功能出现障碍；若脾气虚不能统摄血液而出血所形成的证候，则称为"脾不统血证"；若脾阳虚衰，失于温运所形成的虚寒证候，则称为"脾阳虚证"。

脾病虚证的成因或为先天不足，或因后天饮食失调、劳倦过度，或思虑太过，或久泻久痢，或其他慢性病损伤等。

脾病虚证的常见证候及其临床表现比较如表 8-14 所示。

表 8-14　脾病虚证比较

证候	相同症	不同症	舌脉	辨证依据
脾气虚证	腹胀腹痛，食后胀甚，纳少，便溏，神疲乏力，倦怠	面色萎黄，少气懒言，形体消瘦或浮肿	舌淡薄白，脉缓弱	纳少，腹胀，便溏和气虚症状
脾气下陷证		脘腹坠胀，或肛门重坠，便意频数，或久泄不止，或小便混浊如米泔，甚至脱肛、子宫下垂	舌淡苔白，脉弱	脾气虚和下陷症状
脾不统血证		便血、尿血、皮下出血、牙龈出血、鼻出血，或妇女崩漏	舌淡苔白，脉细弱	脾气虚和出血症状
脾阳虚证		腹痛喜温喜按，畏寒，四肢不温，或见肢体困重，浮肿，小便不利，或见带下量多，色白清稀	舌质淡胖，苔白滑，脉沉迟无力	脾气不足和虚寒性症状

表 8-14 中的"相同症"为脾病的定位症状，除此症状之外，脾气虚证的"不同症"，为气虚证的定性症状，即脾气虚证 = 脾病的定位症状 + 气虚证的症状。另外，脾气虚证是所有脾病虚证的基础证候，即使表 8-14 中其他虚证没有写上气虚的"证候群"，这些证候也在每个脾虚证里存在着，"相同症"里的"神疲乏力，倦怠"就是气虚证的表现。

如图 8-29 所示，脾气下陷证 = 脾气虚的症状 + "下陷"的症状，即脘腹、肛门重坠感，便意频数，久泻，小便如米泔或脏器下垂等，其中"米泔"指淘米水，尿液混浊如米泔为脾升清功能出现障碍，营养成分没有被吸收，而从尿液排出。同样的，脾不统血证 = 脾气虚的症状 + 各种出血的症状。脾阳虚证 = 脾气虚证的症状 + 阳虚的症状。阳虚是在气虚的基础上有了"怕冷"的症状。

腹痛可见喜温喜按，疼痛喜按是虚性疼痛，喜温是寒性疼痛；畏寒肢冷是虚寒；脾阳虚不能很好地运化水液出现了水液代谢障，肢体困重是湿邪困在四肢；浮肿、小便不利都是水液代

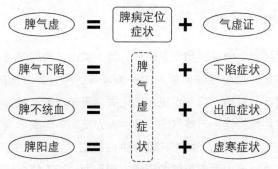

图 8-29　脾病虚证示意图

谢异常的表现；带下量多，色白清稀是虚寒。内有水湿，则脉滑；脉无力或弱为虚证。舌体胖是水湿在舌；脾虚气血生化不足，则舌质淡。

（二）寒湿困脾证与湿热蕴脾证

湿为长夏主气，五行属土，在脏与脾相合，所以湿与脾有天然的亲和性，湿邪最易伤脾。湿邪困阻中焦会导致脾胃运纳功能失常。常见病证为寒湿困脾证与湿热蕴脾证，前者为湿与寒相合困脾，后者为湿与热蕴结于脾。

寒湿困脾证多由过食生冷瓜果或嗜食肥甘，或久居寒冷潮湿之地或冒雨涉水或感受阴雨气候等引起。湿热蕴脾证多因感受湿热邪气，或过食辛热肥甘，或酗酒无度，酿生湿热所致。寒湿困脾证与湿热蕴脾证比较如表 8-15 所示。

表 8-15　寒湿困脾证与湿热蕴脾证比较

证候	相同症	不同症	舌脉	辨证依据
寒湿困脾证	脘腹痞胀或痛，纳呆，恶心呕吐，头身困重，便溏	口淡或肢体浮肿，或妇女白带量多，或面目肌肤发黄而晦暗如烟熏	舌淡胖，苔白腻，脉濡缓	脾失健运和寒湿中阻症状
湿热蕴脾证		小便短黄，或皮肤发痒，或身热起伏，或汗出热退，继而复热，或面目肌肤发黄而鲜明如橘子色	舌红苔黄腻，脉濡数	脾失健运和湿热内阻症状

表 8-15 中，相同症为脾病的"定位"症状，苔腻脉濡为有湿邪。另外，二者都会发为黄疸，但是黄疸颜色差别很大，寒湿困脾的黄疸为"阴黄"，色泽晦暗像烟熏，而湿热蕴脾之黄疸为"阳黄"，色泽鲜亮如橘，阴黄为寒，阳黄为热。两证不同之处在于一为寒湿叠加，一为湿热互结。口淡浮肿、妇女白带多而清稀及舌淡苔白为"寒"，小便短黄、舌红苔黄脉数为"热"。另外，湿热证的发热有突出的特点，就是身热不扬、身热起伏、汗出不解。

（三）胃病证候

胃病证候有典型的寒、热、虚、实之分。寒邪犯胃，阴寒之邪凝滞于胃腑，使胃的功能失常所表现的证候，称为"胃寒证"。胃寒证的成因，或因腹部受凉，或因过食生冷，或过度劳倦又感外邪等。"胃热证"是指胃中火热炽盛，胃的功能失常所表现的证候。其成因或为过食辛辣温燥之品；或长期情绪不良，气血郁滞，日久化热；或直接热邪犯胃，而导致胃腑火热炽盛。"胃气虚证"是指胃气不足，受纳、腐熟功能减弱，以致胃失和降所表现的证候；或由饮食不节，比如饥饱无常、吃不洁食物等损伤胃气，或者久病失养或先天胃弱引起。"胃阴虚证"是指胃阴不足，胃失濡润，和降失常所表现的证候。其成因或为热病伤阴、气郁化火后伤阴，或过食辛辣温燥之品、过服温燥药物，或吐泻太过等。"食滞胃脘证"是指饮食物停滞在胃腑而难以消化的证候。其成因往往是饮食过量或暴食暴饮伤及胃肠。胃病常见证候及其临床表现比较如表 8-16 所示。

表 8-16　胃病证候比较

证候	主症	兼症	舌脉	辨证依据
胃寒证	胃脘冷痛，遇寒加剧，得温则减，食后痛减	肢凉喜温，口淡不渴或喜热饮，或胃脘水声辘辘，呕泛清水	舌淡苔白，脉迟或弦紧	胃脘冷痛，遇冷痛剧
胃热证	胃脘灼痛拒按，或消谷善饥，或牙龈红肿疼痛、齿衄	口臭，渴喜冷饮，大便秘结，小便短黄	舌红苔黄，脉滑数	胃脘疼痛及实火内积症状并见
胃气虚证	胃脘疼痛、胀痛，食后胀甚，按之觉舒，食欲减退，时作嗳气	气短神疲、倦怠懒言	舌质淡，苔薄白，脉虚弱	胃失和降和气虚症状并见
胃阴虚证	胃脘隐隐灼痛，饥不欲食	胃脘嘈杂，或干呕呃逆，口燥咽干，大便干结，小便短少	舌红少津，少苔，脉细数	胃失和降与阴虚之象并见
食滞胃脘证	脘腹胀满疼痛、拒按，嗳气、呕吐、泻下酸腐	厌食，吐后腹痛得减；泻下不爽，或大便秘结	舌苔厚腻，脉滑或沉实	脘腹胀满疼痛，呕吐酸腐食臭

从表 8-16 内容可以看出，几个证候的"相同症"是胃痛和饮食方面失常，或者特别能吃，比如消谷善饥，或者想吃吃不了，比如饥不欲食，或者吃了以后痛苦减轻，或者吃了以后痛苦加重。胃气虚与胃阴虚是虚证，胃寒证、胃热证、食滞胃脘证是实证。虚证的疼痛喜按，实证的疼痛拒按；寒证的疼痛喜温，热证的疼痛喜寒。除此以外所有胃病证候都有通降失常的表现。归结起来说，胃病的定位症状是其受纳腐熟和主通降功能失常。除此之外，胃寒证有"寒证"的表现，胃热证有"热证"的表现，胃气虚证有"气虚"的表现，胃阴虚证有"阴虚"的表现。

四、肝与胆病辨证

肝位于右胁，胆附于肝，互为表里关系。肝的主要生理功能为主疏泄、主藏血。肝的病变主要表现为肝失疏泄和肝不藏血两个方面。

肝病常见的症状有情绪抑郁，或急躁易怒，乳房、巅顶、胸胁、少腹胀痛，眩晕，筋脉拘急，肢体震颤，手足抽搐，以及目疾、月经不调、睾丸疼痛等。图 8-30 为肝病辨证要点示意图。

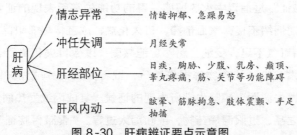

图 8-30　肝病辨证要点示意图

肝病的症状有其内在逻辑性。肝主疏泄，包括调畅气机、调节情志、促进消化、疏通水道与调理冲任。肝在志为怒，开窍于目，在体合筋。肝经循行路线绕阴器（即围绕外生殖器），走胸胁、少腹，过乳房，从头内部到达巅顶百会穴。另外肝五行属木，与风相同，有"风"之动摇性，肝病的症状有"生风"症状，称为"肝风内动"。

肝病的证候可以分为虚、实、虚实夹杂三类。虚证多见肝阴虚、肝血虚；实证多由气郁、火热、寒邪、湿热之邪侵犯所致；而肝阳上亢、肝风内动则属于本虚标实的虚实夹杂证。

胆的生理功能为主决断及贮存与排泄胆汁。胆病多见口苦、黄疸、惊悸、胆怯及消化异常等症状。胆病以胆郁痰扰证为常见。

（一）肝病虚证类

肝病虚证常见肝阴、肝血亏虚。其中，由于肝血不足，肝所系组织器官失养所表现的证候，称为"肝血虚证"；由于肝阴亏损所表现的虚热证候，称为"肝阴虚证"。肝病虚证的常见证候及其临床表现见表 8-17。

表 8-17　肝病虚证比较

证候	主症	兼症	舌脉	辨证依据
肝血虚证	头晕目眩，爪甲不荣，视物模糊或夜盲，或见肢体麻木，关节拘急不利，手足震颤，肌肉瞤动	面色无华，或见妇女月经量少，色淡，甚则闭经	舌淡脉细	筋脉、头目、爪甲失养和血虚症状并见
肝阴虚证	头晕眼花，胁肋隐隐灼痛，两目干涩，或见手足蠕动	面部烘热或颧红，口咽干燥，五心烦热，潮热盗汗	舌红少津，少苔，脉弦细数	筋脉、头目失养和阴虚虚热症状并见

在表 8-17 中，"主症"为肝病的定位症状，部位在头、目、筋脉、胁肋，且都有"肝风"的动摇特征。肝血虚证的"兼症"为血虚证的相关症状；肝阴虚证的"兼证"为阴虚证的相关症状。舌淡为血少；脉细为虚；舌红少津、少苔为阴虚内热；弦脉为肝之病脉，脉细数为虚热。肝病虚证示意见图 8-31。

（二）肝病实证类

肝病实证常由气郁、火邪、寒邪、湿热等导致。常见的证候有肝气郁结证、肝火上炎证和

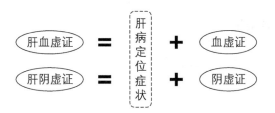

图 8-31　肝病虚证示意图

寒滞肝脉证。

　　"肝气郁结证"是指肝失疏泄、气机郁滞所形成的证候。肝主疏泄，主调畅气机和调节情志。反过来，肝的疏泄功能与调节气机功能也易受情志影响。当情志不遂，或者受到突然的、较大的精神刺激，或者有病邪阻滞在肝及肝经的时候，就会导致肝疏泄功能达不到正常水平，肝经气机郁滞。"肝火上炎证"是指肝火炽盛，气火上逆所形成的实热证候。其成因或由于肝气郁结，日久化火；或者由于火热之邪犯肝直接引起肝火；或受他脏火热之累，引起肝火等。"寒滞肝脉证"是指寒邪凝滞肝经所表现的证候。常由寒邪侵袭，凝滞于肝经，导致肝脉收引拘挛等引起，为实寒证。

　　肝病实证的常见证候及其临床表现见表 8-18。

表 8-18　肝病实证的常见证候及其临床表现

证候	主症	兼症	舌脉	辨证依据
肝气郁结证	胸胁或少腹胀满窜痛，情志抑郁，善太息	或咽部异物感，或瘿瘤、瘰疬，或胁下癥块，或乳房作胀疼痛，痛经，月经不调甚则闭经	舌苔薄白，脉弦	情志抑郁、胸胁、少腹胀痛或窜痛、脉弦
肝火上炎证	头晕胀痛，耳鸣，面红目赤，急躁易怒，失眠多梦	胸胁灼痛，口苦口干，或耳内肿痛流脓，或吐血、衄血，大便秘结，小便黄短	舌红苔黄，脉弦数	肝经循行部位实火炽盛
寒滞肝脉证	少腹冷痛，阴部收缩坠胀作痛，或巅顶冷痛	得温则减，遇寒痛甚，恶寒肢冷	舌淡苔白润，脉弦紧或沉紧	少腹、睾丸、阴囊坠胀冷痛

　　以上三证，均在肝经循行部位或者其系统连属部位如目、筋、胸胁、巅顶、乳房、少腹、阴囊、睾丸等出现症状。三者均出现肝之病脉——弦脉。肝气郁结必然伴随着情志抑郁，肝气郁结又是气滞，所以疼痛表现为窜痛、胀痛。肝主疏泄，疏泄的是全身气机，所以肝气郁结发病部位涉及面广，可见胸闷、善太息、咽喉如梗、瘿瘤、瘰疬，或者女性乳房胀痛、月经不调、痛经或经闭，如果血瘀在胁下，则胁下可见癥块等。肝炎上炎证为实热证，肝经循行部位一片"火热"，热会迫血妄行，所以会有出血症状，其疼痛为"灼痛"，除此之外，有"热证"的表现。寒凝肝脉证为实寒证，除肝经病变外，有"寒证"的表现。三证的疼痛性质各有特点。冷痛者，遇温则痛减，遇寒则疼痛加剧；灼痛者则遇热疼痛加剧；气滞的胀痛窜痛遇不良情绪则加剧。

　　所以，三证的证候简要来说，肝气郁结证为肝病与气滞，肝火上炎证为肝病与热证，寒滞肝脉证为肝病与寒证。

（三）肝病虚实夹杂证

肝病虚实夹杂证主要包括肝阳上亢证和肝风内动证。

1. 肝阳上亢证

"肝阳上亢证"是指肝肾阴虚，阴不制阳，肝阳偏亢所表现出的证候。

肝肾阴虚的原因，或者因为火热之邪耗伤肝肾之阴，或房劳过度耗伤肾阴，或者年老肾阴自然亏虚，或恼怒伤肝，郁而化火伤害肝阴。肝阴肝阳本应平衡协调，现在肝阴不足造成肝阳相对过剩，肝阴制约不住肝阳，人体上部就出现一派火热之象，同时人体下部会出现虚弱之象，所以肝阳上亢是上实下虚的虚实夹杂证，或者称为"本虚标实"的虚实夹杂证。虚者，肝阴真虚，为本；实者，人体上部肝阳过盛成火，为标。肝阳上亢证的临床表现见表 8-19。

表 8-19　肝阳上亢证临床表现

证候	主症	兼症	舌脉	辨证依据
肝阳上亢证	眩晕耳鸣，头目胀痛，面红目赤，急躁易怒，头重脚轻，行走漂浮，步履不稳	失眠多梦，腰膝酸软	舌红少津，脉弦或弦细数	头目眩晕胀痛，腰膝酸软，头重脚轻，病程较长

2. 肝风内动证

"肝风内动证"泛指以眩晕欲仆、抽搐、震颤等"动摇不定"症状为主要特征的一类证候。"肝风内动证"根据其病因病机的不同，可以分为肝阳化风证、热极生风证、阴虚生风证和血虚生风证四种。

"肝阳化风证"是指由于肝阳升发太过，亢逆无制的一类动风证候。"热极生风证"指由于邪热炽盛，燔灼肝经所导致的动风证候。"阴虚生风证"指由于阴液亏虚，筋脉失养所导致的动风证候。"血虚生风证"指由于血液亏虚，筋脉失养所导致的动风证候。肝风内动的常见证候及其临床表现见表 8-20。

表 8-20　肝风内动证比较

证候	主症	兼症	舌脉	辨证依据
肝阳化风证	眩晕欲仆，步履不正，肢体震颤，甚或突然昏倒，不省人事，口眼㖞斜，半身不遂	头摇头痛，项强，手足麻木，喉中痰鸣，舌强不语，语言謇涩	舌红苔腻，脉弦细有力	平素既有肝阳上亢的症状，又突见动风之象，甚或突然昏倒，半身不遂等症
热极生风证	手足躁扰，四肢抽搐，颈项强直，角弓反张，两目上视，牙关紧闭	高热烦躁，甚则昏迷	舌质红绛，苔黄燥，脉弦数	高热和动风之象并见
阴虚生风证	手足蠕动	眩晕耳鸣，潮热颧红，口燥咽干，形体消瘦	舌红少津，少苔，脉细数	阴虚和动风之象并见

证候	主症	兼症	舌脉	辨证依据
血虚生风证	肢体麻木,肌肉瞤动,手足震颤	眩晕耳鸣,面色无华,爪甲不荣	舌质淡白,脉细弱	血虚和动风之象并见

（四）胆病辨证

胆病以胆郁痰扰证为常见。"胆郁痰扰证"是指胆气郁滞，痰热内扰所表现的证候。

"胆郁痰扰证"的临床表现为：胆怯易惊，惊悸不宁，失眠多梦，烦躁不安，犹豫不定，胸胁闷胀，头晕目眩，口苦，恶心，呕吐，舌苔黄腻，脉弦数或滑数。这些临床表现中，既有胆怯易惊，或惊悸不宁、胸胁闷胀等胆病定位症状，又有头晕目眩、烦躁不安、多梦、口苦、恶心、呕吐、舌苔黄腻、脉弦数或滑数等痰热内扰的症状。其辨证依据为惊悸心烦失眠、眩晕和舌苔黄腻。

五、肾与膀胱病辨证

肾居下焦，与膀胱互为表里关系，主要生理功能为主藏精，主水，主纳气。肾在体合骨，开窍于耳与前后二阴，在志为恐，在液为唾，其华在发。

肾病的病变范围主要为生长发育和生殖功能障碍、水液代谢失常及二便失常、纳气失调以致呼吸失调等几个方面。其常见症状有腰膝酸软或痛，耳鸣耳聋，齿摇发脱，水肿，余沥不尽、遗尿、癃闭、小便失禁，五更泄泻，呼多吸少，男子阳痿早泄、遗精、精少不育，女子经少、经闭、不孕，小儿生长发育迟缓，成人早衰等。图 8-32 为肾病辨证要点示意图。

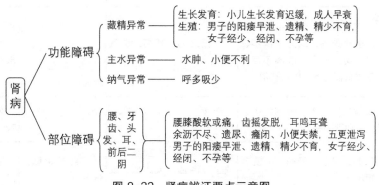

图 8-32　肾病辨证要点示意图

肾中所藏之精气的生理功能为主生长发育和生殖，齿为骨之余，腰为肾之府。上述所列肾病的病变范围及常见症状可从肾的生理功能与其所联系的部位进行分解。

肾病少有"邪气盛"的实证，多见"精气夺"的虚证，所以有"肾无实证"的说法。所以，肾病虚证主要为肾阴、阳、精、气亏虚所形成的证候。肾阴阳精气亏虚或由先天不足、后天失养、年老体衰所致，或因久病、房劳过度等所致。

"肾阴虚证"指由于肾阴亏损、失于滋养所致的虚热证候。"肾阳虚证"指由于肾阳虚衰，温煦失职所导致的虚寒证候。"肾精虚证"指由于肾精亏损，以致生长发育及生殖功能障碍所表现的证候。"肾气不固证"是指肾气亏虚，封藏固摄功能不足所表现的证候。"肾不纳气证"是指肾气亏虚，纳气功能失职所表现的证候。肾气不固证与肾不纳气证都属于"肾气虚证"。

膀胱的生理功能为贮藏与排泄尿液，它的病变主要表现为尿频、尿急、尿痛、尿闭等症。多为由湿热二邪侵袭所致的"膀胱湿热证"。

肾与膀胱的常见证候及其临床表现与比较见表 8-21。

表 8-21 肾与膀胱病证比较

证候	主症	兼症	舌脉	辨证依据
肾阴虚证	腰膝酸软，眩晕耳鸣，男子遗精、早泄，女子经少、经闭或崩漏	失眠多梦，口燥咽干，五心烦热，骨蒸潮热，盗汗，颧红，形体消瘦，小便黄少	舌红少津，少苔或无苔，脉细数	肾的常见症状与阴虚内热之象并见
肾阳虚证	腰膝酸软，或夜尿频多、癃闭，或性欲减退，男子阳痿、早泄、精冷，女子宫寒不孕；或身体浮肿，腰以下尤甚	形寒肢冷，尤以下肢为甚，面色㿠白或黧黑，神疲乏力，或见便泻稀溏，五更泄泻；或见小便频数、清长，小便短少，或心悸气短，或咳喘痰鸣	舌淡苔白，脉沉无力，尺部尤甚	性与生殖机能减退与畏寒肢冷、腰膝酸冷等虚寒之象并见
肾精虚证	小儿发育迟缓，身材矮小；成人早衰，健忘恍惚；性功能低下，男子精少不育，女子经闭不孕	智力低下，囟门迟闭，肌肉、骨骼痿软，动作迟钝；耳鸣耳聋，神情呆钝，两足痿软，发脱齿摇	舌淡，脉细弱	小儿生长发育迟缓，成人生殖机能低下及早衰
肾气不固证	或夜尿频多，余沥不尽，遗尿，小便失禁；或男子滑精、早泄；或女子月经淋漓不尽，带下清稀而量多，胎动易滑	神疲乏力，耳鸣，少气短气	舌淡苔白，脉弱	肾和膀胱不能固摄的症状
肾不纳气证	腰膝酸软，久病咳喘，呼多吸少，动则喘甚	神疲乏力，少气短气，声音低怯		久病咳喘，呼多吸少，动则喘甚
膀胱湿热证	尿频、尿急、尿痛，小便黄赤短小	伴有发热，腰部胀痛，或尿液浑浊，或尿血，或有砂石	舌红苔黄腻，脉滑数	尿频、尿急、尿痛和湿热症状并见

从表 8-21 中可以看出，这些证候共同的表现是前面所讲的肾的生理功能失常或者肾所联属的部位功能失常，也是肾病的定位症状。

"肾阴虚证"的证候由肾病的定位症状和阴虚内热的定性症状组成；"肾阳虚证"的证候由肾病的定位症状和阳虚的定性症状组成；"肾精虚证"的证候主要由生长发育与生殖功能障碍的表现组成；而"肾气不固证"的证候由肾和膀胱不能固摄的肾病的定位症状与气虚证的定

性症状组成;"肾不纳气证"的证候主要由肾气亏损和呼吸失调的表现所组成。"膀胱湿热证"的证候由尿频、尿急、尿痛、尿道灼热、尿血等膀胱定位症状与湿热证的定性症状所组成。

六、脏腑兼病辨证

凡两个或两个以上的脏腑同时发生疾病的病证,称为"脏腑兼证"。它包括脏与脏相兼、脏与腑相兼、腑与腑相兼三类相兼证候。常见的脏腑兼病的定义与成因见表8-22。

表8-22 常见脏腑兼病的定义与成因

证候	定义	成因
心肾不交证	指心肾水火既济失调所导致的心肾阴虚、心阳偏亢的证候	劳神太过、情志抑郁化火、虚劳久病、房事不节等导致心肾阴亏,虚阳偏亢,上扰心神
心脾两虚证	由于心血虚、脾气虚所形成的证候	思虑过度,暗耗心血;或饮食不节,损伤脾胃;或慢性失血,气血亏耗等
肝火犯肺证	肝经气火上逆犯肺,致使肺失清肃所表现的证候,又称"木火刑金"	郁怒伤肝,气郁化火;或邪热蕴结肝经,上逆犯肺
肝肾阴虚证	肝肾两脏阴液亏虚所形成的证候	久病伤阴,情志内伤耗阴,房劳太过耗精,温病日久灼阴
肝脾不调证	肝气郁结,脾失健运所表现的证候	情志不遂,郁怒伤肝,以致肝气郁结,失于疏泄,横逆乘犯脾胃所致,肝郁乘脾为肝脾不调证,肝郁犯胃则致肝胃不和证
肝胃不和证	肝气郁结,胃失和降所表现的证候	
肝胆湿热证	由于湿热蕴结肝胆,疏泄功能失职所表现的证候	外受湿热之邪,或嗜食肥甘,湿热内生,或脾胃运纳失常酿生湿浊,湿浊郁而化热,致使湿热蕴结肝胆

上述常见脏腑兼证的临床表现见表8-23。

表8-23 脏腑兼证常见证比较

证候	主症	兼症	舌脉	辨证依据
心肾不交证	心烦少寐,多梦,腰膝酸软或遗精	头晕耳鸣,健忘,五心烦热,潮热盗汗,口燥咽干	舌红少苔或无苔,脉细数	心烦不寐、遗精、腰膝酸软与阴虚内热症状并见
心脾两虚证	心悸怔忡,失眠多梦,食欲不振,腹胀便溏,倦怠乏力	头晕健忘,面色萎黄,或皮下出血,女子月经量少,色淡或淋漓不尽	舌质淡,脉细弱	心神失养与脾虚不运化症状并见
肝肾阴虚证	头晕目眩,肋痛,耳鸣健忘,腰膝酸软	失眠多梦,男子遗精,女子月经量少,五心烦热,盗汗颧红,口燥咽干	舌红少津,少苔,脉细数	腰膝酸软、肋痛、耳鸣、遗精和阴虚内热症状并见

证候	主症	兼症	舌脉	辨证依据
肝火犯肺证	胸胁灼痛,急躁易怒,咳嗽阵作,甚则咯血	头胀头晕,面红目赤,烦热口苦,痰黄稠黏	舌质红,苔薄黄	胸胁灼痛、咳嗽或咯血和实火内炽之象并见
肝脾不调证	胸胁胀满窜痛,腹痛便溏,或腹痛欲泻,泻后痛减	情绪抑郁,或急躁易怒,善太息,腹胀纳呆,大便溏结不调①	舌苔白,脉弦或缓弱	胸胁胀满、腹痛肠鸣、纳呆便溏、脉弦
肝胃不和证	胸胁胀满窜痛,胃脘胀满疼痛,呃逆嗳气,吞酸嘈杂	情绪抑郁,或急躁易怒,善太息,纳食减少	舌苔薄白或薄黄,脉弦	胸胁胃脘胀痛、呃逆、嗳气、脉弦
肝胆湿热证	胁肋灼热胀痛,寒热往来,身目发黄而鲜明	厌食呕恶,口苦,腹胀便溏,小便黄赤,或阴部瘙痒,湿疹,或带下色黄臭秽	舌红苔黄腻,脉弦数或滑数	胸胁胀痛、厌食、腹胀、身目发黄、阴部瘙痒和湿热内蕴症状并见

① 大便溏结不调,指的是大便时而干结,时而溏泄,不调和、不正常的状态。

同样的,脏腑兼证的临床症状都可以分解为脏腑定位症状与阴虚、血虚、实热、湿热等证的定性症状(图 8-33)。

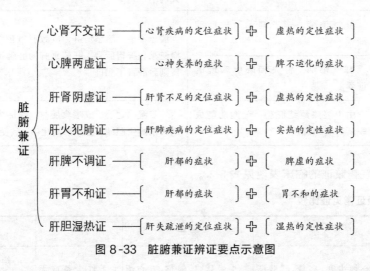

图 8-33　脏腑兼证辨证要点示意图

脏腑辨证是对前面所学阴阳五行、气血津液、脏腑经络学说、病因学说、病机学说、诊断学说等的综合运用。

脏腑辨证的统一规律是各脏各腑都有其功能失常和联属部位失常的症状,可以称之为各脏腑的"定位症状"。

八纲辨证、气血津液辨证所讲的各证,都是基础证候,比如阴虚证、阳虚证、气虚证、血虚证、寒证、热证、湿热证、气逆证、气滞证等都是基础证候,复杂病证都可以将其症状群分解,找到其基础证候元素。

第四节　其他辨证

在这里主要介绍六经辨证与卫气营血辨证，二者都是外感病证的辨证方法。

所谓外感病，即是人体感受外邪而发病，外邪即前面所述六淫、疫疠等致病邪气。外邪从皮毛开始侵犯人体，逐渐向人体内脏推进，由皮毛、肌腠，沿经络由表及里而内传脏腑，外邪侵犯人体部位越深，人体病情越严重。

六经辨证方法的创立者是《伤寒杂病论》的作者——东汉张仲景。卫气营血辨证的创立者是清代叶桂。六经辨证是辨别外感伤寒病的辨证方法，卫气营血辨证是论治外感温热病的辨证方法。

一、六经辨证

六经辨证是以阴阳为总纲，将外感病发生、发展过程中所表现的证候归纳为三阳证与三阴证两大类，用以说明邪正盛衰、病变部位、病势趋向和六经病证之间传变关系的一种辨证方法。从病变部位来说，以表里来分，太阳病属表，阳明病属里，少阳病属半表半里，而三阴病统属于里。从病变的性质及正邪关系分，凡正盛邪实，抗病力强，病势亢奋，表现为实为热的，多属三阳病证，为实证，治疗以祛邪为主；凡是抗病能力低下，病势衰退，表现为虚为寒的，多属于三阴病证，治疗以扶正为主。

六经病证的临床表现，均以经络、脏腑病变为病理基础。三阳病证以六腑病变为基础，三阴病证以五脏病变为基础，所以六经辨证基本概括了脏腑十二经的病变。六经辨证的主要证型及表里病位、邪正盛衰与治疗原则如图8-34。

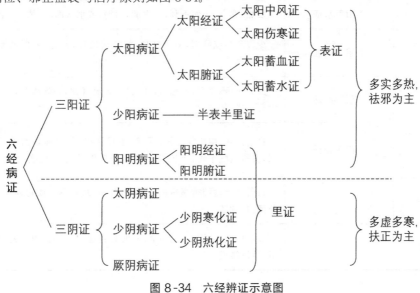

图 8-34　六经辨证示意图

(一) 六经病证的阶段性

① 太阳病证：风寒邪气侵袭太阳经，正邪抗争于肌表所表现的病证，称为太阳病证，为外感病的早期阶段。

② 阳明病证：是外邪传入阳明，胃肠化热化燥的证候，是外感病过程中，阳热亢盛，正邪相争最剧烈的时期。

③ 少阳病证：是外感疾病过程中，邪气内侵，邪正纷争于表里之间所表现的证候，少阳经属胆，主半表半里，此时病邪已离太阳之表，而尚未入阳明之里，位于表里之间，属于半表半里的热证。

④ 太阴病证：是外感疾病的中后期，邪由阳经传入阴经，为正气开始衰弱的阶段，病变性质属于脾阳虚衰，寒湿内盛的里虚寒湿证。

⑤ 少阴病证：是外感病中的后期阶段，损及心肾，阳气虚衰，阴血不足，病变以阳虚里寒为主，为疾病的严重阶段。

⑥ 厥阴病证：是六经病证的后期阶段，趋于病证的极期。足厥阴肝经络胆夹胃，常表现为肝、胆、胃的证候。

(二) 六经病证的临床表现

六经病证的主要临床表现见表 8-24。

表 8-24 六经病证简表

证型	证候	临床表现
太阳病证	太阳中风证	恶风发热,汗出,或见鼻鸣、干呕,舌苔白,脉浮缓
	太阳伤寒证	恶寒发热,无汗,头项强痛,身疼痛,或见气喘,舌苔薄白,脉浮紧
	太阳蓄水证	发热,恶寒,小便不利,少腹满,消渴,或水入即吐,脉浮或浮数
	太阳蓄血证	少腹急结或硬满,小便自利,如狂或发狂,善忘,大便色黑如漆,脉沉涩或沉结
阳明病证	阳明经证	身大热,不恶寒,反恶热,汗大出,大渴喜饮,心烦躁扰,面赤,气粗,舌苔黄燥,脉洪大
	阳明腑证	日晡潮热,腹满痛拒按,便秘,手足汗出,甚则神昏谵语,狂躁不得眠,舌苔黄腻干燥,或起芒刺,甚至苔焦黑燥裂,脉沉实
少阳病证	—	口苦咽干,目眩,寒热往来,胸胁苦满,默默不欲饮食,心烦喜呕,舌苔薄白,脉弦
太阴病证	—	腹满而吐,食不下,大便泄泻,时腹自痛,口不渴,四肢欠温,舌苔白滑,脉沉缓或弱

证型	证候	临床表现
少阴病证	少阴寒化证	但欲寐[①],畏寒肢厥,下利清谷,呕不能食,或食入即吐,或身热反不恶寒,甚至面赤,舌苔白滑,脉微细
	少阴热化证	心烦不得眠,口燥咽干,舌尖红,脉细数
厥阴病证	—	消渴,气上冲心,心中疼热,饥而不欲食,食则吐蛔

① 但欲寐,指神气衰微,想睡而不易睡着,为少阴病主症。由邪入少阴,心肾阳气衰竭所致。

注:此表引自王建主编《中医药学概论》第八版。

二、卫气营血辨证

外感温热病是中医学对于人体感受温热病邪所引起的急性热病的总称。具有起病急、发展快、变证多的特点。卫气营血辨证是外感温热病的辨证方法,它把外感温热病发生、发展过程中所表现的证候概括为卫、气、营、血四个不同阶段的证候类型,用来说明病位深浅、病情轻重以及各阶段的病理变化和疾病传变规律。

卫、气、营、血四证,从病情轻重而言,温热病邪由卫分→气分→营分→血分,逐步深入,病情逐渐加重。就其病变部位而言,卫分证主表,邪在肺与皮毛;气分证主里,病在胸、膈、胃、肠、胆等脏腑;营分证,邪热入于心营,病在心与心包;血分证则邪热已深入心、肝、肾。卫气营血辨证示意图见图 8-35。

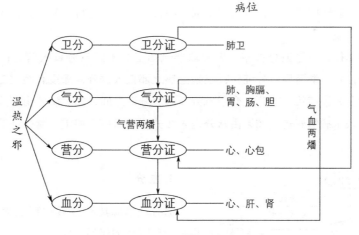

图 8-35 卫气营血辨证示意图

(一) 温热病的阶段性

1. 卫分证

卫分证是指温热邪气侵犯肌表,致肺卫功能失常所表现的证候,是温热病的初期阶段。肺主皮毛，卫气具有防御外邪的功能，卫分证常伴肺经病变。

2. 气分证

气分证是温热之邪入于脏腑，正盛邪实，正邪相争剧烈，阳热亢盛的证候。此时人体正气还很足，为实证阶段。

温热邪气进入气分的途径可由卫分传来，即邪犯卫分之后，继续侵犯气分，也可以不经过卫分证阶段，直入气分，但尚未入营血。气分证的范围很广，凡是温热病邪不在卫分，又不在营分、血分的一切证候，都属气分证。依据温热邪气侵犯肺、胃、胸膈、肠、胆等脏腑的不同而兼有不同的临床表现。常见的证候有邪热壅肺、热扰胸膈、胃热亢盛、热结肠道、热郁胆腑等。气分证的成因、表现及发展趋势见图 8-36。

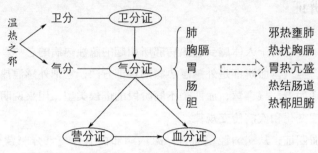

图 8-36 气分证的成因、表现及发展趋势示意图

3. 营分证

营分证是温热病邪内陷心营，以营阴受损、心神被扰为病理特点的证候，是温热病发展过程中较为深重的阶段。

温热入营的途径，一是卫分传来，即温热邪气由卫分不经气分直入营分；二是由气分传来，即先见气分证候，继而见营分证候；三是温热之邪直入营分，即没有经过卫分证或气分证阶段，直接见到营分证症状。营分证介于气分证与血分证之间，如果病邪由营分再进入气分，称为由营转气，表示病情好转，如果由营分进入血分，表示病情加重。营分证的成因、表现及发展趋势见图 8-37。

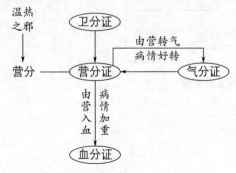

图 8-37 营分证的成因、表现及
发展趋势示意图

4. 血分证

血分证是温热病发展过程最为深重的阶段，也是卫气营血的最后阶段。

血分证多由营分证病邪不解而传入血分，即先见营分证，再见血分证；也可以由气分传来，即病邪由气分直入血分，称为"气血两燔"。

心主血，肝藏血，热邪深入血分，必然影响心肝两脏，热邪羁留血分耗伤人体阴液，久之，肾之真阴亦被耗伤，肾被累及，出现肾病。所以血分证以心、肝、肾病变为主，具有耗血、动血、伤阴、动风等特点。耗血即血液变少，被损耗；动血，即有出血现象；动风即人体出现"动摇"症状。

由上可知，温热之邪可以直犯卫气、气分、营分，引发相应证候。卫、气、营、分可以渐次相传，也可由卫分直入营分，或由气分直入血分。其中气分证与营分证同时出现为"气营两燔"，气分证与血分证同时出现为"气血两燔"。

（二）卫气营血病证的临床表现

卫气营血病证常见证候及其临床表现归纳如表 8-25 所示。

表 8-25　卫气营血病证的临床表现

证候	主证	兼证	舌脉	辨证依据
卫分证	发热，微恶风寒，口微渴，脉浮数	发热微恶风寒，头痛无汗或少汗，咳嗽，咽喉疼痛	舌边尖红，脉浮数	发热，微恶风寒，舌边尖红，脉浮数
气分证	壮热，不恶寒，反恶热，渴甚，面赤气粗，汗多，尿赤	热壅于肺：咳嗽，咳痰黄稠； 热扰胸膈：心烦失眠，坐卧不安 热入于胃：烦渴引饮，苔黄而燥 热结肠道：高热或日晡潮热，腹满痛拒按，大便燥结 热郁胆腑：寒热如疟，胁痛，口苦，心烦，脉弦数	舌红苔黄，脉数有力	发热，不恶寒，反恶热，口渴，尿黄，舌红苔黄，脉数有力等实热证表现
营分证	身热夜甚，心烦不寐	口干反不甚渴饮，时有神昏谵语，斑疹隐隐	舌质红绛，脉细数	身热夜甚，心烦或神昏谵语，斑疹隐隐，舌红绛，脉细数
血分证	身热夜甚，躁扰不安，神昏谵语，斑疹显露，多部位出血	或抽搐，角弓反张，目睛上视，牙关紧闭；或手足蠕动，瘛疭①；或持续低热，暮热早凉，五心烦热	舌质深绛，脉细数	身热夜甚，神昏谵语，斑疹紫黑，舌质深绛，脉细数

① 瘛疭，读音 chì zòng，为手脚痉挛、口斜眼歪的症状。

由表 8-25 所列症状可知，卫分证与气分证为实证，此时正气尚足，卫分证为表热证，气分证为里热证；营分证与血分证营阴受损，为虚证。

第九章

预防与治则

医学是预防与治疗疾病，保持健康的学科，预防和治疗疾病都是需要成本的，既需要物质成本又需要人力成本。一般来说，预防成本是远远低于治疗成本的，成功地预防疾病的发生，在保持健康的道路上是事半功倍的方式。

第一节　预防

中医学历来就非常重视疾病预防。早在《黄帝内经》中就提出了"治未病"的预防思想，强调"防患于未然"。《素问·四气调神大论》说："圣人不治已病治未病，不治已乱治未乱……夫病已成而后药之，乱已成而后治之，譬犹渴而穿井，斗而铸锥，不亦晚乎！"非常生动地指出了"治未病"的重要意义。它指出，最高明的圣人是预防为主的，做好预防工作，使人不生病，如果不预防疾病，等生病了再用药物治疗，就像渴了才想起来挖井找水，要战斗了才想起要铸造武器，就太晚了。

中医"治未病"的思想，主要包括"未病先防"与"既病防变"两个方面。

治未病：
未病先防
既病防变

一、未病先防

"未病先防"，就是在疾病发生之前做好各种预防工作，以防止疾病的发生。

在疾病发生的过程中，正气不足是疾病发生的人体内在条件，邪气入侵是人体发病的重要外在条件，未病先防的工作就是从这两个方面入手：一是提高人体的正气；二是规避邪气侵犯人体。提高人体正气与规避邪气的方式都统一在人的日常生活中。我们先从前面所述的各种病因（图9-1）来一一说起。对于"六淫"与"疫疠"等外邪而言，我们

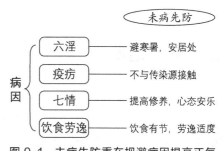

图9-1　未病先防重在规避病因提高正气

要做到知冷知热，天寒加衣，天热减衣，不冒犯风霜雨雪等不良天气，不过度的阳光照射，远离传染源，远离被污染的生活、工作环境等；从"七情过激"内伤病因来说，我们要提高个人修养，心胸开阔，少为大事小情"动心"，保持心情平稳，以使五脏安和；从饮食与劳逸角度来说，做到饮食有节，起居有常，劳逸适度。再从提高正气方面来说，饮食要保证足够的营养，不过劳亦不过逸，加强身体锻炼，养成良好的卫生习惯，保持居处洁净，主动接种疫苗等。

二、既病防变

人难免会生病，如果疾病已经发生了，我们怎么办呢？

1. 要早期诊治——早发现，早治疗

日常要有规律的体检，多学习掌握一些健康知识，有利于做到早发现，早治疗，发现越早，病情越轻，治疗可用的手段越多，人体正气消耗的越少。

《素问·阴阳应象大论》说："故邪风之至，疾如风雨，故善治者治皮毛，其次治肌肤，其次治筋脉，其次治六腑，其次治五脏，治五脏者，半死半生也。"这段话说明了早期治疗的重要性。外邪侵犯人体的时候，首犯皮毛肌肤，人体得表证，表证大多数时候表现为我们熟悉的"感冒"，将疾病消灭在感冒阶段，不使邪气深入脏腑，就不会大量消耗人体正气。另外我们在前面讲过，七情过激会直接伤害五脏，"治五脏者，半死半生"，所以要保持情绪稳定以使五脏安和，远离"半死半生"的危难处境。

2. 控制传变——防止病情变得更严重

人体是统一的有机整体，五脏六腑、四肢官窍之间在生理上相互联系、相互配合，在病理情况下相互影响、相互传变。如脏腑之间有表里相传，五脏之间有母病传子、子盗母气、相乘传与相侮传等。医生在掌握了各种传变规律的前提下，可以在病情未发生传变时采取措施预防传变。如张仲景在《金匮要略·脏腑经络先后病脉证》中说："见肝之病，知肝传脾，当先实脾。"即当发现肝病时，知道肝病易传脾，所以可以先采取健脾和胃之法，使脾气旺盛，因为五脏疾病传变的基本规律是"盛则传，虚则受"，如今脾气健旺不虚，则不受肝病之传，病位就不会波及脾。

第二节　治则

治则指治疗疾病的法则，中医学的治则是在整体观念与辨证论治精神的指导下制定出来的，对临床治疗立法、处方、用药，具有普遍指导意义。治则与治法不同，治则是治疗方法的总则，治法是治则的具体体现。比如"扶正祛邪"是治疗原则，补气、补血、补阴、补阳都是体现"扶正"原则的治疗方法，而发汗、涌吐、攻下都是体现"祛邪"原则的治疗方法。中医学的治则主要有治病求本、扶正祛邪与三因制宜等。

一、治病求本

"治病求本"就是寻找疾病的根本原因和关键病理机制，并针对该病因和病理机制进行治疗。《素问·阴阳应象大论》将其表述为"治病必求于本"。

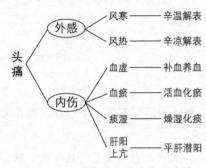

图 9-2　头痛证的治病求本治疗法

疾病的症状可能是一样的，但引起症状的原因往往是不一样的，对应的治疗方法也就不一样。比如头痛证以头痛症状为辨证依据，引起头痛的原因有很多种（图 9-2）。头痛证有外感头痛，可由风寒引起，宜用辛温解表法施治，也可由风热引起，宜用辛凉解表法治疗；头痛还可由内伤引起，血虚头痛，则应当补血养血，血瘀头痛，则应活血化瘀，痰湿头痛，则应燥湿化痰，肝阳上亢引起的头痛，应当平肝潜阳，这就是"治病求本"。

二、扶正祛邪

疾病的整个过程，就是正邪相争的过程，正邪相争的胜负，决定着疾病的进退，正胜于邪则病退，邪胜于正则病进。医生的职责就是扶助人体正气，打击病邪，帮助正气取得胜利，从而治愈疾病。

"扶正"就是扶助人体正气，增强体质，提高机体抗邪能力。"祛邪"即祛除病邪，将病邪驱除于人体之外，邪去则正安。"邪气盛则实，精气夺则虚"。扶助正气，多用"补虚法"，补气、补血、补阴、补阳都是扶助人体气、血、阴、阳等正气的治疗方法。除此之外，还可以用针灸、气功及体育锻炼的方法提高人体正气。祛除邪气，多用"泻实法"，比如风寒在表要祛风散寒，风湿为患要祛风除湿，风热在表要发散风热，脏腑有热要清泻里热等均为泻法。

扶正与祛邪方法虽然不同，但两者相互为用，相辅相成。正气足，有利于祛邪外出，邪气除，有利于正气的保存与恢复。

三、三因制宜

"三因制宜"是因时制宜、因地制宜、因人制宜的简称。它是指治疗疾病时要根据季节、地区及人的体质、性别、年龄等的不同制定适宜的治疗方案，也就是真正的"个体化治疗方案"。

1. 因时制宜

"时"，指时令、季节，为时间维度。"因时制宜"指根据不同的季节气候特点，来制定治疗用药的原则，也就是遣药制方要随时令而变，不可不考虑季节气候的影响。比如盛夏，天气炎热，人体肌腠疏松开泄，即使外感风寒，也不宜过度使用辛温发散的药物，以免开泄太过，耗伤人体气阴；而数九寒天，人体腠理致密，阳气内敛，要慎用寒凉药，以防寒药伤人体阳气。

2. 因地制宜

"地"，指地理环境，不同的地区意味着不同的水土条件、不同的气候条件、不同的物产、不同的物资供应、不同的体质特征、不同的生活习惯、不同的得病倾向，从而必须采取不同的治疗方法。根据不同地区的地理环境特点来制定治疗用药的原则，称为"因地制宜"。如同为风寒感冒，西北气候寒冷干燥，人体腠理致密，用辛温解表法，不仅药量要重，而且常用麻黄、桂枝等发汗作用较峻猛的药；而东南地区气候温热，人腠理疏松，同样的采用辛温解表法，不仅药量要轻，而且多采用荆芥、防风等药性比较温和的辛温解表药。这就是不同地区用药的区别，证同法同，药的轻重、药力大小却不同。

3. 因人制宜

"人"，指个体体质。"因人制宜"指根据患者年龄、性别、体质、职业的不同特点来制定治疗用药的原则。即在患者患同样证候的情况下，治疗原则与方法虽然相同，但遣方用药还是要根据患者体质情况，采取不同的治疗用药方案。比如一个30岁重80公斤的壮年男人，不能和2岁的小女孩用药一模一样，也不能和一个年过八旬体重50公斤的老年男人用药一模一样。

总之，三因制宜充分体现了中医学的个体化治疗思想。

主要参考书籍

［1］ 王建.中医药学概论 ［M］.北京：人民卫生出版社， 2016.

［2］ 张登本.中医学基础 ［M］.北京：中国中医药出版社， 2003.

［3］ 朱文锋.中医诊断学 ［M］.上海：上海科学技术出版社， 2001.

［4］ 李灿东.中医诊断学 ［M］.北京：中国中医药出版社， 2016.

［5］ 张家锡.中医诊断学 ［M］.成都：四川科学技术出版社， 2010.

［6］ 印会河.中医基础理论 ［M］.上海：上海科学技术出版社， 2013.

［7］ 郑洪新.中医基础理论 ［M］.北京：中国中医药出版社， 2016.

［8］ 孙国杰.针灸学 ［M］.上海：上海科学技术出版社， 2002.

［9］ 王庆国.伤寒论选读 ［M］.北京：中国中医药出版社， 2019.

［10］ 梁繁荣.针灸学 ［M］.北京：中国中医药出版社， 2020.

［11］ 梁繁荣.针灸推拿学 ［M］.北京：中国中医药出版社， 2019.

［12］ 马健.温病学 ［M］.北京：中国中医药出版社， 2018.